21世纪高等学校教材

护士职业化(案例版)

——护士职业生涯必读

贾启艾　编著

东南大学出版社

·南京·

内 容 提 要

本书针对护士职业化的核心议题,综合运用心理学、行为学、思维学、人际关系学、生涯规划、人际沟通、情商管理等学科成果,以职业化视角为切入点,围绕职业认知、职业情感、职业行为范畴,分4篇(总论篇、职业认知篇、职业情感篇、职业行为篇)论述。

本书的目的是反映护士的心声,化解护士的困惑;以调整护士心态为根本,以确立护士职业方向、打造护士的职业化水平、提高护士的岗位胜任指数为核心目标,诠释护士职业化成功之道,为护士的职业生涯提供科学指南。

本书的特色在于:体例新颖,结构清晰;语言晓畅,通俗易懂;观点独特,表述流畅;感悟其中,娓娓道来;自然真切,受益匪浅。

本书为护理学生规划职业生涯提供了指南,为护理人员强化职业化素养奉献了首选读本,可作为护理专业用书和护士培训教材。

图书在版编目(CIP)数据

护士职业化:护士职业生涯必读:案例版/贾启艾编
著.—南京:东南大学出版社,2014.4
　　21世纪高等学校教材
　　ISBN　978-7-5641-4796-9

　　Ⅰ.①护…　Ⅱ.①贾…　Ⅲ.①护士-工作-研究
Ⅳ.①R192.6

中国版本图书馆CIP数据核字(2014)第053454号

护士职业化(案例版)——护士职业生涯必读

出版发行	东南大学出版社	
出 版 人	江建中	
社　　址	南京市四牌楼2号	
邮　　编	210096	
经　　销	全国各地新华书店	
印　　刷	兴化印刷有限责任公司	
开　　本	700 mm×1000 mm　1/16	
印　　张	22.5	
字　　数	446千字	
版　　次	2014年4月第1版	
印　　次	2014年4月第1次印刷	
书　　号	ISBN 978-7-5641-4796-9	
印　　数	1—3500册	
定　　价	45.00元	

前　言

毋庸讳言,目前中国的护患关系"对立"甚至"敌对"的状况,在全球护患关系中是绝无仅有的。在如此恶劣的护理执业环境情况下,护士是坚守还是逃离,护士是天使还是魔鬼,这既是每个护士都必须抉择的问题,也是对护士群体的严峻考验和巨大挑战。

本书综合运用心理学、行为学、思维学、人际关系学、生涯规划、人际沟通、情商管理等学科成果,针对护士职业化成长的核心议题,以职业态度为切入点,围绕职业认知、职业情感、职业行为等范畴,以调整护士心态为根本,以确立护士职业方向、打造护士的职业化水平、提高护士的岗位胜任指数为核心目标,诠释护士职业化成功之道,为护士的职业生涯提供科学指南。

职业化就是自然人/社会人历练成职业人的过程(动态描述)。职业化是职业人通过工作状态的标准化、规范化、制度化的外化,通过情境性的训练内化,达成一套共同的职业认知、职业情感、职业行为的工作系统(静态描述)。职业化就是职业态度的科学化。

护士职业化是护士职业的体验历程。职业化的核心是职业态度。职业态度是个体对某一职业所持有的评价与心理倾向,包括职业认知、职业情感、职业行为等三方面因素。职业认知回答护理是什么,护士是干什么的,涉及的论域为职业体认、职业选择、职业角色、职业文化、职业价值、职业和谐等。职业情感涉及以什么样的心态去完成职业使命,包含职业情愫、职业压力、职业情商、职业伦理、职业法规等。职业行为解决怎样干,包括职业能力、职业思维、职业关怀、职业沟通、职业服务、职业冲突、职业教育、职业规划等。

职业认知是个体对职业的认识和评价以及对自己的职业个性、职业偏好以及面临的就业信息等方面的认识;职业情感是个体对职业的感情倾注和情感体验;职业行为是个体对职业对象产生的某种反应行为,是职业认知、职业情感的外显和结果,是判断职业态度的直接依据。三者相互渗透,相互作用,互为前提,共同发展。

职业认知——职业情感——职业行为,是一条不可分割的人类职业自控行为的流水线。但是,职业认知一般是以抽象的、精确的、逻辑推理的形式出现的,回答"是如何"的问题,例如:护理是什么,等等;职业情感一般是以直观的、模糊的、非逻辑的形式出现的,回答"应如何"的问题,例如:护士应该关爱患者,护士应该有慎独精神,等等;职业行为一般是以潜意识的、随意的、能动的形式出现的,解决"怎么办"的问题,例如,护理操作应该"三查七对",必须无菌操作,等等。作为一名职业化的护士,如果能够深刻理解和把握护理执业过程中"是如何"、"应如何"、"怎么办"的系列问题,就为其将"职业"升华为"事业"做了充分必要的准备,就能深刻理解南丁格尔的护理精髓,即护理是一门精美的艺术,而不是简单枯燥的护理技术。

《护士职业化》课程的开设,为进一步探索并建立良好的职业化提供了便利。其要义在于确立"以人为本"的宗旨,全面推进人的职业化的综合素质进程。

本课程以职业体验者对护理职业的体验过程为主线,培养目标以护理职业素养为本位,课程设置以护理职业岗位分析为导向,课程设计以护理职业活动为核心,课程编制以项目设计为单元基点,课程实施以临床护理实践为基础,教学组织以学生为主体,考查考核以临床实际客观要求为标准。

重点做好四项训练:知道职业化是"怎么一回事"的知识训练,即动态的知识储备;与他人相比的"怎样做"的技能训练,即独特的动态竞争优势;"怎样做好"的态度训练,即人之存在意义,是职业化的源动力;"怎样持续做好"的精神训练,即人之存在价值,是职业化的核心驱动力。训练过程利用事件的表现形式为解析载体,挖掘产生现象背后的根本问题,探寻事物的规律,达到受益终身的效果。

本书就是以此为框架构建职业化的知识体系和训练体系,揭示护士职业化成长的过程和规律。本书试图通过职业化引擎为护士寻找调整职业心态的良方,提供打开通向职业幸福之门的钥匙,提供解开护患关系这道难解方程式的有效路径。倘能如此,那也就足矣。

贾启艾

2014 年 2 月

目　录

第一篇　总　论

第二篇　职业认知篇

第三篇 职业情感篇

第四篇　职业行为篇

第一篇 总 论

第一章 绪 论

内容摘要

　　阐述职业化是什么、为什么要职业化、怎么样学习职业化。即介绍职业化及其密切相关的概念，重点论述职业化的必要性和重要性，以及提升职业化的途径和方法。

◇ **认知目标**

　　1. 解释职业、专业、职业化、专业化的含义。

　　2. 分析职业、专业和事业、职业化与专业化之间的联系与区别。

◇ **能力目标**

　　1. 举例说明职业化的价值。

　　2. 评估自身的职业化状况。

　　3. 明白提升职业化的途径和方法。

◇ **情感目标**

　　认识职业化的必要性和重要性，初步识别职业化的情感。

❀ **读一读**

　　摘自全国职业院校技能大赛的相关报道。

　　决定胜负的有时是"职商"。

　　对于参加全国职业院校技能大赛高职组护理赛项的202位选手来说，自己的一举一动都像是被拿到了放大镜下被人审视。

　　"放大镜"后是从医院里请来的戴着"三道杠"白色护士帽的资深护士。她们平时和蔼可亲，但成了裁判员之后，眼光格外挑剔，连选手们细微的差错也不放过。

　　赛场设定的是重症监护室的常见场景：护士巡视病房，遇见一位意识不清的病人，需要实施心肺复苏术，然后进行心电监测，最后还需静脉输液治疗。病人由真人扮演，只不过，静脉输液的针头，扎入的是一段假肢。

　　然而，选手在比赛中并非在规定时间内按部就班做完这些步骤就能得到裁判的青睐。他们还需要表现出另外一些素养，虽然有时这些素养是极难衡量的，例如心肺复苏术的对象，即使那位昏迷者只是一具模拟人，但他们也得表现出对"病人"的关爱。

"喂，喂，喂！您能听得到我说话吗？"一位选手焦急地对模拟人喊，看上去好像躺在床上的真是她的病人。

在做心电监测时，她为充当病人的志愿者解开衣扣，贴上电极片，期间不断地与他说话，使他放松；但是操作做完之后，还是忘了为病人盖好被子。

比赛副总裁判长、解放军总医院主任护师张黎明告诉记者，最后盖好被子是一个必不可少的动作。遮挡是为了保护病人的身体隐私，维护病人权益。如果选手忘记这一点，就会被扣分。

"光会照顾人，护士跟月嫂有什么区别？"张黎明说，护士必须具备职业精神，这是比赛要着重考查的内容。

在比赛时，选手们经常要用消毒液洗手。据张黎明介绍，以前的此类比赛中，洗手是"只说不做"的。如今护理首次成为全国职业院校技能大赛高职组的比赛项目，在比赛中强调洗手，是为了让选手知道，从读护理学校开始，就应养成洗手的习惯。

比如，护士需要格外注意核对病人身份，以免出现"打错针"、"吃错药"甚至"开错刀"的情况。张黎明说，在医院里，这种情况并不少见。在美国，学校甚至会聘请好莱坞演员扮演病人，给医生和护士出难题。

承办护理比赛的天津医学高等专科学校的党委书记杨文秀对记者说，护士是一个"以人为本"的职业，选手能否把病人真的当成一个"人"去护理，能否通过言谈举止让病人产生安全感，和谐医患关系，都是重要的扣分或加分因素。

议一议

请从职业化视角，说说技能大赛给你的启示。

第一节　职业化相关概念

一、职业与专业

职业是指人们专门从事的某项工作或岗位，而某种专业只有发展到一定的程度才可能有与之相对应的职业产生。

（一）职业

1. **职业的含义**　是否经常有人问你："你的职业是什么？"

中国的"职业"一词，最早见于《国语·鲁语》，古代的"职"和"业"是各有所指。"职"是指官事，"业"是指农牧工商。现代的"职业"是指从业人员为获得主要生活来源所从事的社会分工的类别。国外在神学上把"职业"定义为"天职"。"天职"（vocation）在汉语中一般译为"职业"。这个词本来对应于英语中的 calling（神召）一词，内含宗教上的概念,即上帝安排的任务。

我们认为:职业是人们参与社会分工,利用专门的知识和技能,为社会创造物质财富和精神财富,获取合理报酬,作为物质生活来源并满足精神需求的工作。

小贴士

(1) 对于职业的含义,学者们的诠释各异。

① 美国社会学者塞尔兹认为,职业是一个人为了不断地取得收入而连续地从事的某种具有市场价值的特殊活动。强调职业的技术性、经济性和社会性;

② 日本就业问题专家保谷六郎认为,职业是有劳动能力的人为了生活所得而发挥个人能力,向社会贡献而连续从事的活动。强调的是人们从事某种职业的目的性和社会价值。也就是说,人们从事某种职业的目的是获得报酬,获得生存的经济条件;

③ 美国教育学家、哲学家杜威解释,"职业不是别的,是从中得到利益的一种活动"。强调的是职业的经济性。也就是说,人们通过从事某种职业而获得相应的报酬,满足人们的利益需求;

④ 泰勒在《职业社会学》著作中提出的观点:"职业是一套成为模式的与特殊工作经验有关的人群关系"。强调的是职业的规范性、社会性和专业性;

⑤《现代汉语词典》的解释:职业是个人在社会中所从事的作为主要生活来源的工作。

(2) 对于职业的含义,各门学科解释也各不相同。

① 从社会学角度说,职业是社会分工体系中的一种社会位置,象征着与已经成为模式并与专门的工作相关的人群关系和社会关系;它经过国家确定和认可,同个人权利和利益紧密相连;

② 从经济学角度说,职业是社会分工体系中劳动者所获得的一种劳动角色,具有社会性、连续性、稳定性和经济性。这也是美国经济学家阿瑟萨尔慈的观点,职业是人们为了获取经常性的收入而从事的连续性特殊活动。

2. 职业含义的诠释　职业含义从 4 个方面揭示出其内在联系:① 个人与社会的关系:与人类的需求及职业结构相关,强调社会分工。对不同需求的分工是个人和社会的关系,也是职业结构的关系。② 知识技能与创造的关系:与职业的内在属性相关,强调利用专门的知识和技能,即利用专门的知识技能创造物质财富和精神财富。因此引入职业化的概念。③ 创造财富和获得报酬的关系:与社会伦理相关,强调创造物质财富和精神财富,获取合理报酬。④ 工作和生活的关系:与个人生活相关,强调物质生活来源并涉及满足精神生活。

3. 职业的特征　职业的特征表现在七个方面:

(1) 同一性。在某一类职业中,其劳动条件、工作对象、生产工具、操作内容、人际关系等都是基本相同的或相似的,人们会形成同一的行为模式和共同语言,很容易认同。只有基于职业的同一性，才能构成职业工会、同业公会、行业等社会组织，打上职业的社会印记。这些印记对人们职业的选择产生影响。

(2) 差异性。不同职业间有着巨大的差异，包括职业活动内容、个人行为模式、职业社会心理等。一般来说，人类社会作为一个有机体，必然存在分工，存在多种多样的职业。各类职业间大相径庭，社会职业差异还在继续加大。这种差异导致了不同职业者的不同社会人格，以及人在职业转换中的矛盾和困难。

(3) 层次性。尽管从社会需要的角度来看，职业间不应存在高低贵贱之分，但是在现实社会中人们对不同职业的看法(职业的社会评价)存在着层次，即有高低贵贱之分。这种职业社会评价的层次性，根源于各种不同职业的体力、脑力付出的不同，工作复杂程度的不同，以及工作岗位所需的教育资格条件、在工作组织权力结构中的地位、工作内容的自主权、收入水平、社会声望等方面的差异。这些差异本身是一种客观存在而非人的主观意愿。因此，应当承认职业的层次性。这就要求应当通过给人们创造平等竞争、自由择业的机会，促进人的向上流动，进而促进社会的健康发展。

(4) 市场性。职业地位的层次性决定职业存在高低之分。但是，在不同的职业中也存在市场性。即某一职业地位很高，如果具备这一职业任职条件的人很多，供大于求，自然市场价位就会降低，择业也就困难。相反，一些脏累工作、危险工种、工作环境较差的职业，如果选择此类职业的人较少，待遇也就会相应提高。因此，职业具有市场性。

(5) 基础性。职业是个人和社会存在和发展的基础。因为职业给人们解决了生活的经济来源。只有有了职业生活，才有其他一切生活的基础。

(6) 广泛性。职业问题涉及社会的大部分成员；也涉及社会的经济、政治、心理、教育、伦理等许多领域，因而它具有广泛性。就个人而言，一个人生活的方方面面，都与职业相联系。

(7) 时代性。职业的时代性特征有方面含义：一方面，职业随着时代的变化而变化，一部分新职业产生，替代一部分过时的职业；另一方面，每一个社会都有自己的"时尚"，它表现为该社会中的人们所热衷的职业。个人与时代精神的关系，也往往反映在其职业取向上。

🌷 小贴士

有人认为，职业有三个基本特性，即社会性、连续性和经济性。职业的社会性是指职业是为社会所需要的，是劳动者进行的社会生产的劳动。职业连续性也称稳定性，指劳动者应连续地从事某社会工作，或者从事该项工作相对稳定。职业的经济性指劳动者从事某项工作必定要从中取得经济收入。

日本就业问题专家保谷六郎认为职业有五个特性：① 经济性，即从中取得收入；② 技术性，即发挥个人才能与专长；③ 社会性，即承担社会分工，履行公民义务；④ 伦理性，即符合社会需要，为社会提供有用的服务；⑤ 连续性，即从事的劳动相对稳定，非中断性的。

4. 职业的功能 ① 推进社会向前发展;② 维护社会安全稳定;③ 满足人的各方面需要;④ 促进人的全面发展手段;⑤ 实现人生价值的途径。

练一练

1. 根据职业含义,请说出哪些是职业? 哪些不是职业?

① 农民,② 政治家,③ 企业家,④ 学生,⑤ 小偷,⑥ 公务员,⑦ 志愿者,⑧ 家庭主妇,⑨ 空姐,⑩ 运动员,⑪ 企业经理,⑫ 家教,⑬ 义工,⑭ 保姆,⑮ 举报人。

2. 根据所提示的内容,选择你的答案,认清自己的职业。

(1) 心理定位——把工作当作(差事、事业、信仰)。

(2) 角色定位——你是谁、这是哪、你来这里干什么。

(3) 交际定位——同事、同志、伙伴、朋友。

(4) 成长定位——梦想、归宿、现在。

3. 说说你的家族职业树。

(1) 在你的家族选择的职业中,重复最多的是:_____。

(2) 家族的人们认为,从事_____最好;最好不要从事_____。

(3) 在你的家族中对各种职业的评价,是否都有强烈的好恶呢?

(4) 家族的人们对彼此的职业,感到最满意或羡慕的是什么?

(5) 家族的人们希望你将来从事什么工作? 理由是什么?

(二) 专业

1. 专业的含义 专业(profession)或称专门职业,指通过特殊的教育或训练掌握了业经证实的认识科学或高深的知识,具有一定的基础理论的特殊技能,从而按照来自非特定的大多数公民自发表达出来的每个委托者的具体要求,从事具体的服务工作,借以为全社会利益效力的职业。例如医生、律师等。

小贴士

国内有学者综合相关文献,列出关于专业的主要的代表性的四方面观点。

(1)《教育大辞典》第3卷(上海教育出版社,1991)将专业定义为:中国、苏联等国高等学校培养学生的各个专业领域。大体相当于《国际教育标准分类》的课程计划或美国学校的主修。根据社会职业分工、学科分类、科学技术和文化发展状况及经济建设与社会发展需要划分。

(2)《教育管理辞典》(海南人民出版社,1989)将专业定义为:高等学校或中等专业学校根据社会分工需要而划分的学业门类。各专业都有独立的教学计划,以体现本专业的培养目标和要求。这个定义基本与《辞海》的解释一致,认为专业是一种学业门类。

(3) 周川《专业散论》(载《高等教育研究》1992)从广义、狭义、特指三个层面来理解专业。从广义角度看,专业即某种职业不同于其他职业的一些特定的劳动特点。狭义的专业,主要是指某些特定的社会职业。特指的专业即高等学校中的专业。它是依据确定的培养目标设置于高等学校(及其相应的教育机构)的教育基本单位或教育基本组织形式。

(4) 潘懋元、王伟廉主编《高等教育学》(福建教育出版社,1995)的定义:专业是课程的一种组织形式。因而在谈到课程时,其中也就包含了这种组织形式。

2. 专业的特征　一般来说,通用专业的特征包括六个方面:① 运用专门的知识与技能;② 经过长期的培养与训练;③ 强调服务的理念和职业道德;④ 享有有效的专业自治;⑤ 形成坚强的专业团体组织;⑥ 需要不断的学习进修。

国内学者总结护理专业的七个特征:① 为人类和社会提供不可缺少的健康服务;② 具有系统的理论知识体系;③ 实践者要求达到一定的专业水准(越来越多的国家要求护士具备高等教育的水平);④ 具有自主性,并制定政策法规监督其专业活动;⑤ 有伦理准则和道德规范指导护理实践;⑥ 有专业组织或学术团体支持和促进护理实践活动;⑦ 实践者以护理作为终生的事业。

🌷 小贴士

美国社会学家利伯曼(M. Lieberman)提出专业工作的八个特征:① 范围明确,垄断地从事于社会不可缺少的工作;② 运用高度的理智性技术;③ 需要长期的专业教育;④ 从事者无论个人、集体,均具有广泛的自律性(autonomy);⑤ 在专业的自律性范围内,直接负有作出判断、采取行为的责任;⑥ 非营利,以服务为动机;⑦ 形成了综合性的自治组织;⑧ 拥有应用方式具体化了的伦理纲领(code of ethics)。

教育学家、美国卡内基教学促进会前任主席舒尔曼(Lee Shulman)认为当代专业原则上至少有六个特点,并对专业教育加以限定:① 服务的理念和职业道德;② 对学术与理论知识有充分的掌握;③ 能在一定的专业范围内进行熟练操作和实践;④ 运用理论对实际情况作出判断;⑤ 从经验中学习;⑥ 形成一个专业学习与人员管理的专业团体。

🌷 链一链

作为一个专业,必须具备一定的条件,包括:① 以服务为目的的或利他的。护理应是一种为社会服务的专业,其目的是为提高人们的健康水平的,而不是完全着眼于报酬。② 需要具有一定的教育水平。护理作为一门具有科学性的和艺术性的专业需要具备较深厚的教育基础。目前认为护理专业应有大学水平,还应有接受继续教育的机会。③ 自主性。一般是由专业组织进行同行监督和自我检查等来维持高质量的服务标准为成员谋福利、争取政治地位等,如美国护士协会(ANA)和全国护理联盟等组织,我国的中华护理学会。④ 具有科研的理论基础。护理作为新兴的专业就更需要在原有理论的基础上努力开拓新理论、新技能以适应社会的变迁和需求。

议一议

您认为护理作为专门职业,必须具备和完善哪些特征? 例如:中国特色的护理理论是什么? 中国特色的护士誓词是什么?

(三)专业与职业关系

专业为职业服务,职业对专业起导向作用。专业是学业门类,职业是工作门类。专业与职业之间有四种关系。

1. 专业包容职业 在这种情况下,个人的职业发展一直在所学专业的领域内,选择的职业与学习的专业相吻合,能够做到学以致用。例如护理专业的学生毕业后成为一名临床护士。

2. 专业为核心,职业包容专业 指以专业为核心发展职业,个人的职业发展以所学专业为核心,向外扩展。在这种情况下,选择的职业与学习的专业虽然方向一致,但职业发展超出所学专业领域,需要根据自己的职业规划,在学好专业的基础上通过选修、自学提高自己所从事职业的素质。例如护理专业的学生毕业后成为某专科领域的护士。

3. 专业与职业交叉 以专业为基础发展职业,个人的职业发展在所学专业基础上有重点地沿某一方向拓展。所学专业在个人职业发展中仍有重要意义,需要在职业生涯规划的指导下,在学好本专业的基础上,同时辅修或自学自己规划要从事的其他专业课程。例如护理专业的学生毕业后成为营养师、心理咨询师。

4. 专业与职业分离 个人规划要从事的职业与所学专业基本无关,所学专业的某些方面在个人职业发展中有一定的重要性,但方向并不一致,这时应尽早调整专业;若为时已晚,应辅修其他专业。例如护理专业的学生毕业后成为产品推销员。

练一练

1. 从你所学的专业出发(例如护理专业),分析本专业所对应的职业群的相关职业信息,了解并把握你的专业与未来职业的关系。分析的重点主要体现在三个方面:① 与本专业对应职业群有关的职业资格;② 科技进步对本专业对应的职业群及相关职业群的影响,以及这些职业群的演变趋势;③ 与本专业相关的职业机会与前景。

2. 请尝试回答十个问题。

(1)怎么理解专业?

(2)我们的专业是什么?

(3)我们的专业学什么?

(4)我们专业的就业出路?

（5）我们专业要求的通用素质？

（6）我们专业的一流人才都有谁？

（7）我们专业的相关专业是什么？

（8）我们专业的学习资源有哪些？

（9）我们专业发展趋势怎么样？

（10）我能不能采访几个本专业的成功人士？

二、职业与事业

（一）事业的概念与特征

1. 事业的概念　《现代汉语词典》定义：人所从事的具有一定目标、规模和系统而对社会发展有影响的经常活动。如革命、科学文化等活动。

2. 事业的特征　事业具有目标性、经常性、持续性和长期性。因为目标明确，为了实现目标需要积极主动，其成就感主要体现于精神层面。事业长期性的特点，决定了事业没有时限，贯穿人生。例如南丁格尔的护理事业、林巧稚的妇产事业。

（二）职业与事业的区别和联系

1. 职业与事业的区别　事业是终生的，而职业是阶段性的；职业仅是作为一个人谋生的手段，事业则是自觉的，是由奋斗目标和进取心促成的，是愿为之付出毕生精力的一种职业。

（1）职业型与事业型的区别。职业型在工作时间，处于职业状态；在业余时间，则处于休闲状态，享受生活。八小时以内和以外分得清，职业称职，生活幸福，家庭和睦，社会和谐。事业型则把职业工作当成最大兴趣，当成终身事业，对家庭等视而不见。全部精力和热情都倾注在职业上，职业就是其一切，可以为职业牺牲一切。

（2）职业感与事业感。每个人对自己所从事的工作都有个自我定位。有人认为，工作主要是为了生存，对工作所确立的是一种职业认同感；有人则认定，所从事的工作不仅仅是一份谋生的职业，更是一份值得为之付出和献身，并在此过程中获得自我价值实现的事业。

读一读

事业感是自觉的，总是与某种价值关怀联系在一起。德国思想家马克思·韦伯认为，有的人之所以愿意为工作献身，是因为他们有一种"天职感"，他们相信自己所从事的工作是神圣事业的一部分，即使是再平凡的工作，也会从中获得某种人生价值。大凡富有事业感的人，他们通过工作所获得的，不仅仅是物质、荣誉等外在回报，更重要的是获得了内心的满足感和自我价值的实现。因此，他们很少计较报酬、在乎功名，他们所做的一切，只为追求一个完美的境界。在这样的境界中，他们会发现自己生存的意义，感受到幸福和自我满足。例如白求恩，为了中国人民的抗日战争不远万里来到中国，并为之献出了宝贵的生命。

🌼 悟一悟

你认为,护理是你的职业还是事业呢?

2. 职业与事业的联系

(1) 职业有时是事业的初级阶段。有的人在他退休(失去职业)后,能利用在职业中所掌握的专业技能知识从事不受时间限制的相关的活动,并以此为乐和具有成就感。如司法部门人员退休后也可以从事一些不带有原职业职权的法律知识的公益咨询活动等。在这种情况下,其原来所从事的职业就成为了其事业的初级阶段,即积累专业技能知识的阶段。

(2) 职业与事业有时重合。对自由职业者而言,他们热衷于自己所从事的活动,并以此为生活的主要来源,可以自由地决定自己所从事的活动。也就是说,你一生奋斗的目标才是你的事业。例如保护环境、保护动物等自由职业者。

🌼 读一读

2000 年 11 月,法国里昂的一次室内田径大奖赛。

6 名选手进入 60 米栏的决赛,刘翔站在第五道,第六道是一位美国选手。发令枪响过,第六道的美国选手在跨第二个栏的时候就摔倒了。刘翔是第三个冲过终点的。但是,刘翔这样的兴奋与喜悦仅仅保持了 2 秒钟,裁判和大屏幕就同时宣布:第五道刘翔没有成绩。原来,裁判误将那个摔倒的美国选手当成刘翔了。因为在裁判看来,中国人是不会在这个项目上跑出好成绩的。这给刘翔非常大的刺激。他说:"我一定要用自己的实力证明给这些人看,让他们知道——中国人是可以在短跑上有所作为的!"

2004 年 8 月,雅典奥运会刘翔夺金! 刘翔的话终于成了事实。刘翔让世界震惊了。8 月 31 日,当他随中国奥运代表团凯旋,走下飞机旋梯时,深情地说出了五个字: "祖国,我爱你!"

🌼 议一议

1. 请从职业化视角,审读刘翔的成功因素。

2. 你认为,刘翔把田径运动当成是职业还是事业?

(三) 工作意味着什么

🌼 读一读

你在为谁工作

"我们到底在为谁工作?"这是在很多人心中都曾有的疑问。"救死扶伤,为病人工作?""养家糊口,为薪水工作?",等等。

我们所从事的护理工作平凡且很辛苦,虽然也希望工作得有意义、有乐趣、有价值,但现实有时候却总是事与愿违。工作压力太大、太累,还时常得不到病人或家属的理解,加上检查多、考试多,在我们周围,听到的都是抱怨和无奈,仿佛很难体验到工作的开心和乐趣。但我想对大家说:当生命在我们手中得到延续的时候,我们应该感到骄傲,因为与死神的战争,我们赢了! 我们在为生命创造奇迹的同时,何尝不是一次小小的自我目标的实现呢? 所以,不管我们从事的是什么样的工作,都要明白一点:那就是我们是在为自己工作!

只有好好工作,才能满足我们的各种需要,包括物质的和精神的。只有有了工作的机会,才能有展示自己的机会,才能让自己充分发挥能力。我们所做的一切工作,都是实现自我目标的重要组成部分。如果这山望着那山高,那么只能是今天工作不努力,明天努力找工作!

我们必须要用感恩的心去工作。曾经读到过这样一个故事:有个愤世嫉俗、心中无法平静的人求见作家海伦·舒克曼,向她请教如何解除令人不快的念头。海伦只回答:"从今天起,请你每天写下一件令你感激的事。"刚开始,这个人思索很久才能想出今天有什么好感激的事。但是,随着时间的推移,他逐渐感受到大自然的无私与美好,发现有许多人和事值得感谢。最后,他看见这世界上一切都是赐予,一切都是光明。他的胸怀无限开阔,愤恨从此消失无踪。当我们怀有感恩的心去工作,特别是当工作得到病人的理解和认可时,更要心怀感激:生病的人都能理解我们了,自己还有什么理由不好好工作呢?

对于"你在为谁工作?"这个问题的正确回答,将有助于我们解除困惑,调整心态,重燃工作激情,使人生从平庸走向杰出。在工作中,不管做任何事,都应该将心态回归到零。把自己放空,本着学习的态度,将每一次任务都视为一种新的开始,一段新的体验,一扇通往成功机会的大门。千万不要视工作如鸡肋,食之无味,弃之可惜。其结果,工作过程是心不甘情不愿,于公于私都无裨益。

当你丧失工作激情,当你开始推诿责任,当你对工作产生怨恨的时候,请暂时停下手中的工作,静静反思这个简单而又包含着深刻人生意义的问题——你在为谁工作?

想一想

你在为谁工作? 请尝试写出你的答案:

1. 你在为谁工作　我们到底在为谁工作呢? 工作着的我们都应该问问自己,如果不在年轻的时候弄清这个问题,不调整好自己的心态,我们很可能与成功无缘。工作意味着什么? 工作不仅仅是谋生的手段;工作意味着梦想的实现;工作是一种责任;工作是一种使命;工作是一种追求!

左拉说过:"世界上最伟大的法则就是工作。"就个人而言,没有工作就没有生存,没有工作就没有事业发展,也就没有了人生前程。对整个人类而言,如果人人都不工作,就没有人类辉煌的历史,也没有现在高度文明的生活,更没有未来的希望。是工作促成了人类的起源,是工作推动了人类的发展,更是工作使人类成为万物的主人。

🌷 **小贴士**

据美国社会学家怀兹调查:当你拥有一笔不必工作也能维持生计的遗产时,你会不会脱离职业人的行列？结果发现,竟有80%的人回答:即使自己生活富裕,仍然愿意继续工作。因为工作是一种乐趣,希望自己的内心经常保持充实感,维持自己的健康,促进人际交往,证明自己是活生生的人,保持自尊心,等等。

2. 工作是要用生命去做的事 美国前教育部部长说:"工作是需要我们用生命去做的事!"工作决定你的活动范围。工作使你获得生活满足感。纪伯伦说:"工作即最大的爱。"我们应该将我们的医院视作是实现人生价值、体验人生幸福的最好场所。依据对工作的态度,将员工分为:先知先觉的人,后知后觉的人,不知不觉的人。不知不觉的人工作很辛苦,不知为什么工作,得过且过,浑浑噩噩虚度时光;后知知觉的人仅仅把工作当成谋生的手段,落入工作的繁忙里面,每天奔波劳碌;而先知先觉的人是在为自己工作,把工作当成一种享受,因为在这类员工的心目中工作是生命成长的一个契机、一个机遇,把工作当作享受,而非仅仅是糊口和赚取金钱的工具。

🌷 **读一读**

有人说,大家都这么说:

我只拿这点钱,凭什么去做那么多工作;

我为医院干活,医院付给我报酬,等价交换而已;

我只要对得起这份薪水就行了,多一点我都不干;

给我多少钱我干多少钱的活。

难道你也这样说吗？

最可怕的是,你都这么做了吗?!

🌷 **想一想**

1. 请问:你属于哪类型的员工呢?

2. 你为什么要工作?

3. 你了解护士的工作吗？你认为护士的工作能给你带来什么？能实现你多年的梦想吗？能带给你生活上的变化与挑战吗？

🌷 **诵一诵**

薪水算什么,要为自己而工作。

今天工作不努力,明天努力找工作!

我们不能要求老板有风度,但是我们应该要求自己做事有原则。

我们不能命令老板做什么,但是我们却能让自己按照最佳的方式做事。

我们不应该因为老板的缺点借口不努力工作,最终埋没自己才华,毁灭自己前程。

3. 别只为薪水工作　工作有着比薪水更加丰富的内涵。工作是人生的一种需要。工作是获得乐趣和享受成就感的需要,只有积极地、创造性地工作,才能取得成就,才能体会到成就带来的快乐。工作是学习和进步的需要。薪水是工作价值的一种物质反映,是对我们工作中的一种回报。工作的报酬不仅局限于薪水,它只是工作的一种最直接,也是最低级的报酬方式。只为薪水而工作是一种短视行为,受害最深的不是别人,而只能是自己。金钱只是埋藏在精神底下的物质因素,它和发展机会、自我实现的概率等等共同构成衡量薪水高低的标准。注重才能和经验的积累远比关注薪水的多寡更重要。工作不是我们为了谋生才去做的事,而是我们用生命去做的事!

(四)将工作演变为事业

1. 确立事业信仰　对待工作的态度有好多种:有的人仅把工作当做一种谋生的工具,当做一个"饭碗",甚至当做为了生存不得已而为之的负担。总认为工作是为别人干的,是为单位干的。于是,抱着一种敷衍应付的态度,当一天和尚撞一天钟,不求上进,得过且过;有的人把工作当做一种表演,把岗位当做戏台,只作虚功,不求实效;有的人把工作当做事业,当做实现自身价值的舞台,充满激情,勤奋扎实,兢兢业业,倾心尽力。这种工作态度,不是每个人都能做到的。这就需要调整心态,甘于寂寞,放弃来自繁华世界的诱惑;这就需要加倍付出,以苦为乐,放弃娱乐和休息的时间;这就需要敢于面对来自世俗的眼光。

把工作仅仅当成谋生的手段,还是当成终生为之奋斗的事业,结果将天壤之别。把工作当成事业来干,意味着胸怀壮志,工作中渗透的是一种干事业的激情,是"想干事、会干事、干成事",是一种勇气——面对机遇,敢于争先;面对艰险,敢于探索;面对落后,敢于奋起;面对竞争,敢于创新。

从工作过渡到职业,从职业过渡到事业,其与金钱的关系越来越弱。例如:白求恩大夫不远万里来到中国,帮助中国人民抗战,路途远吗? 很远:不远万里;事情多吗? 很多:每天工作 14 小时以上;收入高吗? 很低:几乎没有——在给聂荣臻将军的遗书中,请求将军给点钱转给他的妻子。显然白求恩干的是事业,既不是职业,更不是工作,而是去完成他的反法西斯战争的理想。又如南丁格尔、林巧稚,等等。

2. 把工作当成事业干　富有事业感的人通过工作所获得的是内心的满足感和自我价值的实现,在功名之外努力追求着一个完美的境界,发现自己生存的意义,感受幸福和自我满足。① 把工作当做事业干,要有一种使命感、责任感。要把自己的工作和单位乃至国家的兴衰联系在一起,要精益求精、尽善尽美地做好工作,把做好工作作为赋予自己的一种使命,赋予自己的一种历史责任。② 把工作当做事业干,需要我们充满激情。这种激情,就是一种欲望,一种冲劲,一种闯劲,一种不服输的精神。③ 把工作当做事业干,需要淡泊明志。这就要求沉下心来,脚踏实地地做事,精心细致地做事,克服浮躁的情绪,克服好高骛远、急于求成的心态。

🪷 诵一诵

事业是一种人生。事业是一种不断充实与完善的人生,是来去匆匆的脚步,是永葆青春的面容,是勇于进取的过程,是回首往事时的无怨无悔的归宿。

事业是一种高度。它坐落在人的内心深处,耸立在幼年的志向里,绵延在壮年的走向中,铭刻在沧桑的岁月里,跳动在时代的脉搏中。

事业是一种境界。事业是我们理想的苍穹;追求事业是我们生命意义的真实所在;所有爱事业的人都会被重新塑造。

事业是一种追求。事业是达到理想彼岸的过程,是探险者披荆斩棘的足迹,是跋涉者风雨兼程的脚步,是有志者一往无前的气概,是思想者心无旁骛的憧憬。

事业是一种激情。事业不是一时的冲动与勇气,不是短暂的奉献与牺牲;事业是恒久的期盼与梦想;事业是矢志不移的决心与行动。

事业是一种牺牲。事业就像高尔基笔下塑就的丹柯,掏出自己的心作为火把,照亮前程,引领大家走出森林的羁绊,自己却化作了草原上的繁星。

事业是一种心态。事业是一种百折不挠的乐观,一种临危不乱的冷静,一种宠辱不惊的从容,一种担当大局的忍辱负重,一种对他人的理解和认同。

事业是一种忍耐。没有一蹴而就的成功,需要一步一步地跨越,那惊心动魄的日子要一天天挺住。

事业是一种力量。事业是一种你中有我、我中有你的合作,一种刚柔相济的结合。事业所指向的地方,即使荒原也会滋生绿草,即使荆棘的小路也会变成坦途。

事业是一种劳动。事业是一种实实在在的投入,是从无到有的发展,是积少成多的富足,是量变到质变的转换,是付出与回报成正比的简单算术。

事业是一种感悟。事业是一种对时机的把握,一种对定位的选择,一种游刃有余的韬略,一种化险为夷的本能,一种人性魅力的释放,一种心与心的交融。

事业是一种欣慰。事业是漫长等待中出现的倩影,是接近目标时心的躁动,是与痛苦割舍不开的感觉,是充斥每一根神经的幸福与满足。

🪷 小贴士

专业、职业、事业的区别

专业指的是某一人群在某一阶段用于谋生的技能,或所从事的具体业务的作业规范。俗称"谋生技能"。

职业指的是在社会上承担某一项责任,并以此作为主要生活来源的工作,是一个工作岗位。俗称"谋生手段"。

事业指的是做了自己喜欢的事情,有了一定的成就,又帮助了别人。俗称"理想追求"、"功成名就"。

练一练

你认为职业与事业还有哪些区别，请填写在下划线上。

职业：为别人做；全力应付；转移问题；迟到早退；_____。

事业：为自己做；全力以赴；解决问题；早到迟退；_____。

三、专业化与职业化

专业化和职业化是同一过程的两个不同发展阶段，即专业化是职业化的基础和前提，职业化是专业化的发展趋势和终极目标。

（一）专业化

1. 专业化　指一个普通的职业群体在一定时期内，逐渐符合专业标准、成为专门职业并获得相应的专业地位的过程。专业化更多地强调专业知识和业务能力，由专业领域的量化标准进行衡量。

链一链

搜索护士专业发展历程资料，体会专业化的含义。

2. 护士专业化　指护士职业具有自己独特的职业要求和职业条件，有专门的培养制度和管理制度。其基本内涵包括：① 护士专业既包括学科专业性，也包括教育专业性，国家对护士任职既有规定的学历标准，也有必要的职业知识、职业能力和职业道德的要求；② 国家有护士教育的专门机构、专门教育内容和措施；③ 国家有对护士资格和护士教育机构的认定制度和管理；④ 护士专业发展是一个持续不断的过程。

护士专业化是一个发展的概念，既是一种状态，也是一个不断深化的过程。从这个意义上，护士专业化就是"护士个体专业水平提高的过程以及护士群体为争取护士职业的专业地位而进行努力的过程"。护士专业化在本质上强调的是成长和发展的历程，包括三个层次：① 指护士个体的专业水平提高的过程；② 指护士群体的专业水平提高的过程；③ 指护士职业的专业地位的确立和提升的过程。

议一议

中国护士专业化道路，我们所面临的机遇和挑战有哪些？

（二）职业化

职业化是个舶来品，是根据英文演绎过来的。在英文中形容专业、职业化是一个词 professional。对职业化的界定，有多种不同的表述，具有代表性的诠释：职业化就是一种工作状态的标准化、规范化、制度化，即要求在合适的时间、合适的地点，运用合适的方式，说合适的话，做合适的事，使员工在知识、技能、观念、思维、态度、心理上符合职业规范和标准。主要包含职业化素养、职业化行为规范、职业化技能三部分。其中，职业化素养是职业化最根本的内容。

职业化就是职业人在职业资质、职业态度、职业意识、职业道德、职业行为、职业技能等方面的职场行为与操守规范,是一种潜在的文化氛围,是一种在职场中专用的语言和行事规则,就是为了达到职业的要求所要具备的素质和追求成为优秀职业人的历程。

读一读

一位出租车司机的职业水准

我要从徐家汇赶去机场,于是匆匆结束了一个会议,在美罗大厦前搜索出租车。

一辆大众发现了我,非常专业地停在我面前。这一停,就有了后面的这个让我深感震撼的故事,像上了一堂生动的职业化课。

"去哪里?"

"机场。"

"好的。"司机好像没有停下来的意思,继续说:"我在徐家汇就喜欢做美罗大厦的生意,这里我只做两个地方:美罗大厦和均瑶大厦。接到你之前,我在美罗大厦门口兜了两圈,终于被我看到你了。从写字楼里出来的,肯定去的不近。"

"哦,你很有方法嘛!"我附和了一下。

"做出租车司机,也要用科学的方法。"他说。

我一愣,顿时很有些兴趣:"什么科学的方法?"

"要懂得统计。我做过精确的计算,我每天开 17 个小时的车,每小时成本 34.5 元……"

我打断了司机的话:"怎么算出来的?"

"你算啊,我每天要交 380 元的份子钱,油费大概 210 元左右。一天 17 小时,平均每小时固定成本 22 元,交给公司平均每小时 12.5 元油费。这是不是就是 34.5 元?"

我有些惊讶,我打了 10 年车,第一次听到有出租车司机这么计算成本,于是打算继续和他交谈下去,也用来打发在路上的无聊时间:"以前的司机都和我说,每公里成本 0.3 元,另外每天交多少钱之类的。"

"成本是不能按公里算的,只能按时间算。你看,计价器有一个检查功能,你可以看到一天的详细记录。我做过数据分析,每次载客之间的空驶时间平均均为 7 分钟。如果上来一个起步价 10 元,大概要开 10 分钟,也就是每一个 10 元的客人要花 17 分钟的成本,就是 9.8 元。不赚钱啊。打个比方,如果说做浦东、杭州、青浦的客人是吃饭,做 10 元的客人,就会连吃菜都算不上,只能算是撒了些味精。"

太强了,这位师傅听上去真不像出租车司机,到像是一位成本核算师。"那你怎么办呢?"我更感兴趣了,看来去机场的路上还能学到新东西,于是继续问。

"千万不能被客户拉了满街跑,而是通过选择停车的地点、时间和客户,主动决定你要去的地方。"

我非常惊讶,这听上去很有意思。

司机继续说:"有人说做出租车司机是靠运气吃饭的职业,我以为不是。你要站在客户的位置上,从客户的角度去思考。"

这句话听上去很专业,有点像很多商业管理培训老师说的"Put yourself into others shoes"。

"给你举个例子,医院门口,一个拿着药的,一个拿着脸盆的,你带哪一个?"

我想了想,说不知道。

"你要带那个拿脸盆的。一般人小病小痛的到医院看一看,拿点药,不一定会去很远的医院。拿着脸盆打车的,那是出院的。住院哪有不死人的?今天二楼的谁死了,明天三楼又死了一个,从医院出来的人通常会有一种重获新生的感觉,重新认识生命的意义,健康才最重要。那天这个说:走,去青浦。眼睛都不眨一下。你说他会打车到人民广场,再去坐青浦线吗?绝对不会!"

我不由得开始佩服起这个出租车司机。

"再给你举个例子。那天人民广场,三个人在前面招手。一个年轻女子,拿着小包,刚买完东西;还有一对青年男女,一看就是逛街的;第三个是个里面穿绒衬衫的,外面羽绒服的男子,拿着笔记本包。我看一个人只要3秒钟,之后毫不犹豫地停在这个男子面前。这个男的上车后还没说去什么地方就忍不住问我'为什么你毫不犹豫地开到我面前?前面还有两个人,他们要是想上车,我也不好意思和他们抢。'"

司机回答说:"中午的时候,还有十几分钟就1点了。那个女孩子是中午溜出来买东西的,估计公司很近;那对男女是游客,没拿什么东西,不会去很远;你是出去办事的,拿着笔记本包,一看就是公务,而且这个时候出去,估计应该不会近。"

那个男的就说:"你说对了,去宝山。"

"那些在超市门口、地铁口打车,穿着睡衣的人可能去很远吗?可能去机场吗?机场也不会让她进啊。"司机越说越有兴致。

"有道理!"我越听也越感觉有意思。

"很多司机都抱怨,生意不好做,油价又涨了,都从别人身上找原因。我说,你总是从别人身上找原因,自己将永远不能得到提高。从自己身上找找看,问题出在哪里。"

这话听起来好熟,好像是"如果你不能改变世界,就改变你自己",或者Steven Corvey的"影响圈和关注圈"的翻版。

"有一次,在南丹路一个人拦车,去田林。后来又有一次,一个人在南丹路拦车,还是去田林。我就问了,怎么你们从南丹路出来的人,很多都是去田林呢?人家说,在南丹路有一个公共汽车总站,我们都是坐公共汽车从浦东到这里,然后搭车去田林的。我恍然大悟。再比如你看我们开过的这条路,没有写字楼,没有酒店,什么都没有,只有公共汽车站,站在这里拦车的多半都是刚下公共汽车的,再选择一条最短路径打车。

在这里拦车的客户通常不会高于 15 元。所以我说,态度决定一切!"

我听十几个总裁讲过这句话,第一次听出租车司机这么说。

"要用科学的方法,统计学来做生意。天天等在地铁站口排队,怎么能赚到钱?每个月就赚 500 元钱怎么养活老婆孩子?要用知识武装自己,学习知识可以把一个人变成聪明的人;一个聪明的人学习知识可以变成很聪明的人;一个很聪明的人学习知识可以变成天才。有一次一个人打车去火车站,我问怎么走。他说了一条路线,我说慢,于是我说了一条路线,他又说绕远了。我告诉他没关系,我经常走比他有经验,按他那么走 50 元,按我的走法,等里程表 50 元了,我就翻表,他只给 50 元就好了,多的算我的。最后按我的路走,多走了 4 公里,却快了 25 分钟,我只收了 50 元,乘客很高兴,省了 10 元钱左右。这 4 公里对我来说就是 1 元多钱的油钱,但我相当于用 1 元多钱买了 25 分钟。我刚才说了,我一小时的成本 34.5 元,我多合算啊!"

听完司机的话,我也越加佩服他。司机也没闲着,继续说:"在大众公司,一般一个司机三四千,做得好的大概五千左右,顶级的司机大概每月能有七千。全大众 2 万个司机,大概只有两三个司机,每月能拿到八千以上,可谓万里挑一。我就是这两三个人中间的一个,而且很稳定,基本不会有大的波动。"

太强了!到此为止,我已经对这个出租车司机佩服得五体投地。

我常常说我是一个快乐的车夫。有人说,你是因为赚的钱多,所以快乐。我对他们说,你们错了,正是因为我有快乐、积极的心态,所以赚的钱多。要懂得体味工作带给你的美。堵在人民广场的时候,很多司机抱怨,又堵车了,真是倒霉。千万不要这样,用心体会一下这个城市的美,外面有很多漂亮的女孩子经过,非常现代的高楼大厦,虽然买不起,但却可以用欣赏的眼光去享受。开车去机场,看着两边的绿色,多美啊!再看看里程表,一百多了,就更美了!每一样工作都有她美丽的地方,我们要懂得从工作中体会这种美丽。

🌸 议一议

请以该出租车司机为案例,全面分析职业化的知识、技能、观念、思维、态度、心理在职业规范和职业标准中所起的作用。

(三)职业化与专业化的关系

1. 专业化是职业化的前提　职业化是建立在专业化的基础上。例如:从护士的专业化与职业化来看,分属两个不同层面的概念。专业化与护士的专业知识、劳动熟练程度与劳动技能相关,其水平、等级应该由卫生部门来认证;而职业化则与护士的劳动性质、劳动对象与社会劳动分工体系有关。对护士来说,职业化的基础是专业化,缺乏专业化的护士不可能顺利地、出色地从事自己的职业活动;专业化是职业化的前提,职业化是专业化的必然结果。护士的专业化可以通过护士的资格认证来衡量,而护士的职业化则要在成熟的社会劳动分工体系中才能凸显出来。

2. 专业化是社会分工的结果　　既然职业是基于不同行业及职位的划分,那么不同行业就会有不同的行业要求,不同职位也会有不同的任职资格要求,例如护士——护师——主管护师——副主任护师——主任护师。因此,职业化就是建立在这种"术业有专攻"的基础上,要求人们要有完成工作所必须具备的专业知识和职业技能,不仅能够合乎工作的要求,能够胜任工作,而且能够建设性地开展工作,这是职业化和非职业化的一个基本标志。

链一链

搜索护士职位及其相应的专业任职资格条件,规划自己的专业发展道路。

第二节　职业化的必要性和重要性

读一读

权威调查显示,在中国 500 强企业中,80％以上强在垄断;而世界 500 强企业,80％以上则强在竞争。强大的竞争力需要超强的执行力,更需要高水平的职业化。中国企业最需要学习的就是职业化。

有资料显示,90％的公司认为,制约企业发展的最大因素是缺乏职业化的员工;有86％的人认为,企业领导者职业化素养亟待提高。目前中国企业与世界 500 强企业的竞争,其实质就是人才的竞争。在人才的竞争中,国内企业最为劣势的就是企业员工的职业化程度不够。

议一议

打造护士职业化团队,对于护理事业产生哪些积极影响?

一、职业化的现状

世贸组织前总干事穆尔认为:中国的今天很像 100 年前的英国,30 年前的日本。对于中国企业而言,我最大的感觉就是中国企业的管理不够完善,员工不够职业化。

(一)企业职业化问题根源

企业职业化问题根源在于:① 从企业发展历程来看,未受工业化洗礼;② 从文化与价值观视野,崇尚"为官",缺乏对技术尊重;③ 在劳动力培训方面,偏重知识与考试,缺乏技能和素质培养;④ 从行为习惯养成方面,重概念与重实质,缺乏对程序和方法的兴趣。

中国大学教育最缺的一门课就是职业化。中国大学培养了一大批"专业化"但不"职业化"的"人才"。日本管理学大师大前研一指出,不是这个世界上人才太少,而是所谓的人才都不够专业化!目前,中国护士在高等护理教育和临床实习过程中,从职业化和专业化方面都面临着严峻的挑战。

（二）员工职业化问题

有人统计，目前中国企业的效率是美国的 1/25，日本的 1/26，为何有如此大的差距？主要就是中国企业的员工目前还不够职业化。

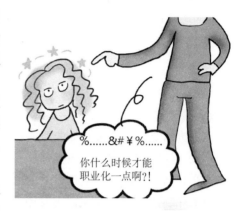

美国学者的调查表明：绝大多数人在工作中仅发挥了 10%～30%左右的能力。如果受到充分的职业化精神教育与职业化培训，就能发挥其能力的 50%～80%。

中国护士在参与国际救援，与世界其他国家护士协同配合的工作中，我们的职业化水平与发达国家的差距应该是显而易见的。在开展优质护理服务实施责任制整体护理过程中，护士的认同度和参与度，都与护士的职业化水平有关。

🌸 **读一读**

同样的汽车部件，在国内组装成的汽车就是比不过在国外组装成的汽车。因此，"原装进口"一度成为"质量优良"的代名词。差距在哪？国内并非没有优秀的技术工人，恰恰相反，中国的一些优秀技工在欧美等国举办的国际技能大赛上亦经常拿奖。中国企业靠自我领悟的多，靠业务规范的少，其实就是"不够职业化"。尽管企业中有很多在个人单项技能评测表现优异的员工，但由于缺乏职业规范，他们在企业组合成为一个团队时，就使企业的工作质量和工作效率表现得像一条起伏无序的"曲线"。在国外企业中，经过职业化培训后，每一个员工有明确的工作规范，每一个岗位都有标准的岗位职责，因此，他们的操作就可以统一在一个非常规范的职业层面，保证在一条"直线"上，从而得到最佳的工作效果。

综观国内企业，缺乏一套标准的、规范的职业培训。虽有出类拔萃的人才，但在整体的平均水平上却大大落后于国外。有专家说，中国的人才，尤其在 IT 行业，专业化程度不比美国的差。同样的一个人，他的工作效率比美国的工作效率要高。但是，当这些人摆在一起的时候，他这个效率就没有了。其核心的问题就是职业化的问题，这是一种潜在的文化氛围，或是一种潜在的行为准则。

🌸 **想一想**

中国护士与国外护士在职业化方面有哪些差距？

二、职业化的价值

一般来说，社会的职业化程度是整个社会文明程度的体现，行业的职业化程度决定该行业的发展前景和发展水平。中国足球与欧洲、南美的足球运动水平的差距,就体现在各国足球运动员职业化水平的不同;普通宾馆酒店与五星级酒店的差距也包括酒店服务员职业化水平的不同;中国护理与国外护理的差距也就是护士的职业化水平的不同。

🌷 诵一诵

职业化能力是每一个人的核心竞争力。职业化能力是每一个团队的核心竞争力。职业化能力是每一个组织的核心竞争力。职业化能力是每一个国家的核心竞争力!

(一)职业化对组织的价值

(1)促进组织关键人才的培养。一个职业化的组织有系统的人才培养和管理体系,为单位源源不断输送关键人才。

(2)推动组织实现目标。职业化的组织是一个有战略的组织,是一个有执行系统保障的组织。职业化要求通过有效的绩效管理机制去实现组织的目标。

(3)实现组织的可持续发展。一个职业化的组织是具有优秀文化的组织,是具有创新能力的组织。

(二)职业化对员工的价值

职业化是个人追求职业价值的过程。职场价值公式(value＝giving－taking－cost－damage),即(价值＝付出－收入－成本－损耗)。在损耗一定的条件下,只有尽可能地提高付出,才能提高自己的职业价值。

职业化是决定工作价值大小的主要因素。即工作价值＝个人能力×职业化的程度。也就是说,如果一个人有 100 分的能力,而职业化的程度只有 50%,那么其工作价值显然只发挥了一半。如果一个人的职业化程度很高,那么能力与价值就能够得到充分稳定地发挥。

🌷 小贴士

推行职业化的目的:① 明确员工的职业发展通道,激发员工的工作热情;② 明确员工的工作标准,不断提高做事的能力;③ 开放多种职业晋升通道,认可员工的工作表现;④ 加强职业经理人队伍的建设;⑤ 为考核、晋升、薪酬等人力资源的管理工作提供重要依据;⑥ 作为工作的指南,引导员工去正确地做事;⑦ 职业化引擎员工,终身学习,可持续发展。

第三节 职业化的路径

读一读

职业化极致——魂牵梦绕

《我的兄弟叫顺溜》有一段剧情是陈大雷的部队被日本人当做国民党 55 师围困在后岗,战斗打得异常惨烈! 一向所向披靡的日本人竟然连续 5 次被陈大雷的部队击退!

在恼羞成怒的日本人发动第 6 次冲击之前,陈大雷给活着的几个班排长布置作战计划。

陈大雷说:"明天我们天一亮,我们就革命到底了! 现在,我给大家布置一下作战计划,经过这一战,你们几个班长排长的战术素养会有很大提高!"

有个排长笑着说:"司令,我们明天就死了,还提高战术素养干吗?"

陈大雷就给战士们讲了一个故事(以下的我都指陈大雷):我爹去年死前的前一天,照样下地种土豆。我娘就说:"你都这样了,还种土豆干啥? 种出的土豆你也看不到了!"我爹就说:"我是庄稼人,种地是我的职责,我不能让地荒了!"

班长排长们听完,似乎懂了些什么……

这时,陈大雷补充说:"我们是军人! 就算明天要死了,我们也不能丢掉战术素养的学习!"

议一议

从职业化视角,审读故事给你的启示?

一、职业化的途径

(一)改变传统观念

从事一种职业就是参与社会分工,创造财富与别人交换,满足自己的需求。但是,我们靠什么参与分工呢? 靠的是知识、技能、观念、思维、态度、心理。很多人无法将自己很好转化为职业人的最主要原因是观念转变问题。我们要成为优秀的职业人,就是要完成从"要"到"给"的转变,这是我们从自然人向社会人、从学生到职业人的根本性的转变。

1. 与危机赛跑的核心观念　认识到危机,提高自己的职业化程度,提高自己的职业化素质和职业化能力。为了生存和发展,我们必须跑在最前面,赢得这场赛事的胜利。想要保持领先,获得胜利,我们必须拥有决胜之本——职业化。

2. 拥有工作幸福感　真正的工作快乐感和工作安全感不是你的单位给你的,而是你自己拥有的。如果说你重视职业化素质,重视职业化能力,去提升自己的职业化程度,那么你永远都有工作的安全感,永远都有工作的快乐感。

3. 打造属于自己的铁饭碗 真正的铁饭碗和金饭碗不是你的单位给你的,而是你自己有职业化素质和职业化能力。如果你有一定的职业化程度,你就有了真正的可雇用性。也就是说,真正的铁饭碗和金饭碗不是别人给你的,是你自己去构建的。

诵一诵

1. 有了职业化,走遍天下都不怕!
2. 对职业化素养的关注程度,往往决定了你的成就。
3. 职业化的过程,就是和不良习惯作斗争的过程。
4. 职业化塑造都是简单的道理,可是往往会制约你的成功。
5. 今天你不重视职业化素质修炼和职业竞争力提升,明天你就会失去你的工作!

(二)重新塑造自我

职业化是 21 世纪的超级竞争力。一个人想从普通到优秀,从优秀到职业化,就一定要提高自己的职业化程度。职业化塑造就是每一个人打破旧的习惯与坏的习惯,重构新的习惯与好的习惯。重新并不是一切从头开始,每个人身上都会有或多或少的优点和缺点。所谓扬长避短,就是重新塑造自我,只是要你更全面、更优秀,有一个成功的人生。别说一切不可以改变,能够认识自我、发展自我、完善自我、超越自我的人就是真正的强者。

读一读

世界上寿命最长的鸟是老鹰,其寿命可以长达 70 岁甚至 80 多岁。当一只鹰活到 30 多岁的时候,羽毛会变得特别浓密,让它飞不起来;爪子会变得很修长但很柔软,以至于无法去抓取食物;嘴巴会变得修长而且柔软,让它没法去捕猎。老鹰只有飞到悬崖上去,用自己的嘴巴不停地击打坚硬的岩石,嘴巴才会脱落,新的锐利的嘴巴才能长出来,才能将自己浓密的羽毛一根一根的拔掉,将自己修长的指甲一根一根的拔掉。整个过程长达 150 多天,老鹰只能够靠喝露水为生。没有这个过程,老鹰就会死亡;只有这个过程,老鹰才能够获得第二次生命。

想一想

从普通走向优秀,从学生走向职业人,我们应该学习老鹰的哪些品质?

二、职业化方法

(一)善于学习

职业化中的"化"是转变、转化的意思,是职业本质规律被揭示和展露的过程,是人类探索社会自然事物本质的活动过程。因此,职业化要求人们对待职业的活动过程必须坚持学习的态度。

1. 读书 书尤药也,善读可以治愚。要善于读书、善于高效率的读书。应该将有限的生命用于价值最大化的学习,应该读与自己专业、行业、本职工作相关的书,应该读一些能够提升自身素质的书。

2. 读事　所谓读事就是别人能够把事情做得漂漂亮亮,我们要去学习他们为什么能够把事情做得漂漂亮亮的学问。读万卷书,行万里路。社会可以教会学校里学不到的知识。

3. 读人　世事洞明皆学问,人情练达即文章。每个人都有优点和优势,每个人都可以成为学习的对象。要向领导学习,要向同事学习,要向下属学习,甚至要向敌人学习,向竞争对手学习,要从失败中学习。向成功者学习:千万不要有自己什么都比别人优秀的心态,否则就会妒忌别人、诋毁别人、压制别人、打击别人;向你的上级、你的老板学习:其之所以能够成为上级、老板,则必定有过人之处。

🌷 读一读

消息1　山东省县级以上公立医院院长职业化培训

山东省卫生厅下发了《关于加强全省县级以上公立医院院长职业化建设的意见》,指出自2013至2015年,省卫生厅将组织完成全省全部县级以上公立医院院长的首轮职业化集中培训,通过开展医院管理、政策、法规及相关知识的系统化培训,全面提升院长的管理能力和职业水准,提高医院管理的科学化、精细化、专业化水平,为加快推进公立医院改革与发展奠定坚实基础,培训合格者省卫生厅将颁发《山东省公立医院院长职业化培训合格证书》,并将其作为现阶段医院院长任职的重要依据和公立医院评审的必备条件。

消息2　中英国际护理论坛开幕

2013年4月20日,由中国医院管理研究中心主办的首届中英国际护理管理高峰论坛在京开幕,主题是"创新护理管理模式,促进护理事业发展"。

论坛围绕护理管理模式创新与护理职业化管理、护理岗位管理与资源配置、护理人员绩效考核与薪酬管理、专科护理技术与品质建设、护理人员分层使用与管理、护理规范化与精细化管理等内容进行交流与研讨。来自全国各地的200余名护理管理人员参加了论坛。

🌷 议一议,链一链

1. 请说说2则消息给你什么样的启示?

2. 请以"医院院长职业化"、"医生职业化"为关键词,了解相关资讯,认识护士职业化的迫切性。

（二）积极实践

职业化水平的提高,必须依靠职业化主体的实践——思考——知识的有机结合。积极实践的路径是思考与行动。

1. 思考　孔子说:"学而不思则罔,思而不学则殆"。职业化实践需要职业化知识指导,如何实践,需要什么知识,如何获得相关知识,如何把知识运用于实践,如何提升职业化能力,都要认真深入地思考。所以思考贯穿于学习和实践的全过程。在实践第一的前提下,思考是中心环节。在相同的实践机会条件下,职业化能力的不同,其差异主要在于是否重视思考,是否善于思考。

2. 行动　知识就是力量,是指知识运用转化为生产力所发挥的能量。学习本身不是目的,最终是学以致用,是实现知信行的统一。运用学习的理论指导行动,用实践来检验学习的内容。例如,上大学本身并没有价值,有价值的是将在大学学习到的东西应用于工作,付诸于行动。

📖 读一读

发达国家企业非常重视职工的职业化培训,把教育培训看做是获取与保持企业竞争力的一项具有战略意义的人力资源活动。在美国企业,每个雇员平均每年须接受15个小时的教育培训,小公司教育培训费用每年平均21.8万美元。目前,已有包括麦当劳、肯德基在内的1 200多家美国跨国公司都开办了管理学院,如:摩托罗拉建有自己的大学,每年在培训上的投资高达1.2亿美元;GE公司每年投入培训、教育的经费高达9亿美元,董事会不惜花费大量时间投入人力资源管理,包括亲自授课。

日本一般的新人入社教育要持续1~3个月,每天都吃住在饭店,公司在每个新职员身上平均花费高达400万日元。可见日本公司对员工培训的重视程度。在日本企业中,不管是学士、硕士和博士,都要从零开始,参加新人职业培训。日本三菱化学株式会社的每个新员工进入公司,都要学习公司办事流程,要非常清楚自己的上级是谁、如何汇报工作、通过什么渠道汇报工作等。只有员工通过了职业化教育和试用阶段,才能安排正式的工作岗位。

🌷 议一议

1. 对于开设职业化课程,你有什么建议。

2. 缩短国内外职业化培训的差距,我们应采取哪些行动?

3. 在职业化培训和职业化教育中,我们必须借鉴的经验和教训有哪些?

第二章　护士职业化

内容摘要

　论述职业化的含义、类型，简述职业化的因素，分析职业化的六个特征。

◇ **认知目标**

　　1. 解释职业化的含义和类型。

　　2. 分析护士职业化的特征。

◇ **能力目标**

　　1. 理解职业化因素的内涵。

　　2. 辨析职业化含义。

◇ **情感目标**

　　在护士职业化中初步体会职业化的情感。

🌸 **读一读**

职业化范例

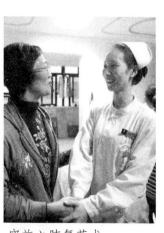

　　武汉"最美护士"肖芳所表现出的人工呼吸行为，就是一种标准的护士职业化行为。

　　2011年11月10日中午12点左右，武汉市中山大道旁，50多岁的市民王素芬一边吃馒头，一边来到路边的体彩店旁边摊点准备买豆浆。没想到，喉咙突然被卡到，一口气上不来，王大妈一下子昏倒在地。

　　大家看到王大妈的脸色越来越青，喊也喊不出话，手脚抽动。驻足围观的路人除了赶紧拨打120呼叫救护车外，基本上束手无策。正在此时，一位穿着白大褂的护士从旁边小巷冲了过来，跪在地上，双手连续按压大妈胸部，实施心肺复苏术。

　　一分多钟过去了，病人没什么反应。在情急之下，这名女护士口对口给大妈做起人工呼吸。一次人工呼吸后，大妈腿脚仍然在抽搐。护士没有放弃，继续按压心脏，并开始做第二次、第三次人工呼吸……

　　几分钟后，女护士从王大妈口中取出一块馒头碎渣，王大妈恢复了心跳与呼吸。随后，闻讯赶来的救护车急救人员将大妈送往医院救治。在脱离危险后，王大妈的女儿几经辗转才找到这位救命"天使"。

记者调查

"作为护士，这是职业本能"

记者调查了解到，这名被誉为"最美护士"是湖北省中山医院神经外科主管护师肖芳。

"倒在地上的王大妈当时脸色发青，手脚抽搐，瞳孔散大，一看就是呼吸、心跳骤停的征象。"接受记者采访时肖芳说，"我经过专业培训，实施现场施救，也是情势所逼。我只是抱着试一试的心理，做了一个护士应该做的。"

"肖芳实施的心肺复苏术，是一个资深护士应该具备的基本技能。"中山医院护理部主任肖红著说，"肖芳难能可贵的地方，在于她不了解病人其他方面的情况下，不顾自身传染疾病的危险，直接施行人工呼吸，而且一个人完成90次以上的心肺按压动作，这需要极大的勇气与体力。"

谈起当时的情况，肖芳只是笑笑说，"这没什么，作为护士，这是职业本能，碰到哪个护士都会这么做的。"当时听到有人喊"有人晕倒了！救人呀！"跑过去一看，发现倒在地上王大妈，嘴唇发紫，脸色发乌，脉搏没有。"我经过准确判断后，就像平时训练一样，马上按压做心肺复苏，配合做人工呼吸。"

当被问起是否想到病人会有传染或其他疾病会影响自己时，肖芳说，"救人是凭职业本能，当时完全想着救人，并没考虑其他。就跟我正常上班一样。"

延伸阅读

热赞救命天使，呼唤高尚医德

记者在中山医院了解到，从事护理工作十年的肖芳在神经外科的22名护士中，只有她和护士长职称最高，为主管护师。神经外科的一位护工童润芝告诉记者说，肖护士为人热情，对病人很亲切，总是能非常耐心、细心地对患者讲解和处理。

"能不能出手救人，一是看会不会，二是看愿不愿。"肖红著介绍说，肖芳平时就乐于助人，周末有同事有事找她顶班时，她总能爽快地答应。虽然医院经常搞人工呼吸训练，但是一般情况下，医院都配有专门的器械"呼吸球囊"，给病人辅助呼吸。口对口的人工呼吸现在很少了。肖芳的及时相救很难得，但也很自然。

中山医院副院长刘群男介绍说，肖芳原本就非常优秀，已经连续四年获得医院"优秀护士"称号，三次被康复出院的病人评为"明星护士"。

面对自己救人的举动，肖芳只是说，救人是凭自己的职业习惯，当时完全投入，并没有考虑其他的，救患者的过程和平时的演练几乎一模一样。凭职业习惯完全投入，这是出于可敬的职业精神和娴熟的职业技能；把一个自己本无抢救义务的普通路人当做患者来悉心拯救，表现出一个护士优秀的职业化素质！

悟一悟

作为一名护士，肖芳在职业化的哪些方面值得我们学习？

第一节　职业化的性质

一、职业化含义

（一）职业化的内涵表述

职业化的内涵有多种表述，现列举有代表性的部分。

1. 三要素说法　主要包含职业化素养、职业化行为规范、职业化技能三部分（见图 2-1）。

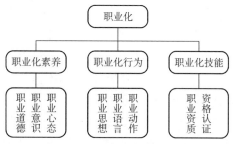

图 2-1　职业化内涵示意图

最杰出的管理思想家美国亨利·明茨伯格将职业化分为三个层次，由内而外依次为职业素养、职业技能和职业行为，职业行为（见图 2-2）。① 职业素养应该体现出一种职业态度，而不是凭个人兴趣各行其是；② 职业技能应该掌握岗位要求的专业技能；③ 职业行为做事要符合岗位特定的行为规范。

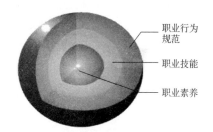

图 2-2　职业化因素的同心圆层次结构图

2. 一个中心、三个基本点说法　职业化的一个中心：提供客户满意的服务。职业化的三个基本点：① 为高标准的产出负责——为客户考虑；② 团队协作——互相信赖；③ 为自己的职业生涯负责——不断学习。

3. 四要素说法　以国际通行的概念分析，职业化的内涵包括四个方面，有两种说法。

第一种说法：① 以"人事相宜"为追求，优化人们的职业资质；② 以"胜任愉快"为目标，保持人们的职业体能；③ 以"创造绩效"为主导，开发人们的职业意识；④ 以"适应市场"为基点，修养人们的职业道德。

第二种说法：① 职业化的工作技能：像个做事的样子；② 职业化的工作形象：像个干那一行的样子；③ 职业化的工作态度：做事情力求完美，把事情尽量做好，有这种态度才能叫做职业化或者专业化；④ 职业化的工作道德：对一个品牌信誉的坚持。

4. 多要素说法　主要包括：① 职业化就是训练有素；② 职业化是国际化的职场准则；③ 职业化是职场专用语言和行为规范；④ 职业化是职业精神、态度和价值观；⑤ 职业化是按职业的标准化塑造自己；⑥ 职业化是精于此道，乐于此道；⑦ 职业化，就是别人不能轻易替代；⑧ 职业化就是快乐地做每天必须做的事情；⑨ 职业化，就是细微之处做得专业；⑩ 职业化，就是理性地对待工作。

5. "五化"说法　职业化，就是道德社会化、性格角色化、言行专业化、能力结果化、结果认同化。

道德社会化，当你从事一种职业，担任一种职务的时候，你的所作所为必须符合社会公德。性格角色化，无论自己原先是什么性格，在职场上，你的所作所为、性格表现必须要符合你的职业角色和职务角色。就像一个医生无论他内心是否对这个手术感到紧张与否，他都不可能向躺在手术台上的病人诉说自己有多紧张。职业化要做到言行专业化，就是规范化加上程序化。职业化最后要落实到能力结果化，结果认同化，也就是说，不管你自己觉得能力有多强，必须拿出结果；不管你自己觉得结果多好，必须得到别人的认同，如果别人不认同，那就需要调整。

6. 职业态度核心论说法　作者认为，职业化的核心是职业态度。职业态度是个体对某一职业所持有的评价与心理倾向，包括职业认知、职业情感、职业行为等三方面因素。职业化是围绕职业态度三方面展开的，职业认知回答职业是干什么的、职业情感回答职业应该以什么样的态度干、职业行为回答怎样干。

职业化是自然人/社会人历练成职业人的过程（动态描述）。职业化是职业态度的科学系统化，即自然人/社会人通过工作状态的标准化、规范化、制度化的系统外化，通过情境性的自我内化，达成一套共同的职业认知、职业情感、职业行为的工作系统（静态描述）。

职业认知——职业情感——职业行为，是一条不可分割的人类职业自控行为的流水线，是护士职业的体验历程。职业认知一般是以抽象的、精确的、逻辑推理的形式出现的，回答"是如何"的问题，例如：护理是什么，等等；职业情感一般是以直观的、模糊的、非逻辑的形式出现的，回答"应如何"的问题，例如：护士应该关爱患者，护士应该有慎独精神，等等；职业行为一般是以潜意识的、随意的、能动的形式出现的，解决"怎么办"的问题，例如：护理操作应该"三查七对"，必须无菌操作，等等。作为一名职业化的护士，如果能够深刻理解和把握护理执业过程中"是如何"、"应如何"、"怎么办"的系列问题，就为其将"职业"升华为"事业"做了充分必要的准备，就能深刻理解南丁格尔的护理精髓，即护理是一门精美的艺术，而不是简单枯燥的护理技术。

护士职业化主要围绕职业态度主题，着重阐述职业认知、职业情感、职业行为的相关范畴，论述职业化系统的重点环节。职业认知回答护理是什么，护士是干什么的，涉及的论域为职业体认、职业选择、职业角色、职业文化、职业价值、职业和谐等；职业情感涉及以什么样的心态去完成职业使命,包含职业情愫、职业压力、职业情商、职业伦理、职业法规等;职业行为解决怎样干,包括职业能力、职业思维、职业关怀、职业沟通、职业服务、职业冲突、职业教育、职业规划等。

🌷 **小贴士**

　　《美国传统词典》对职业化(professional)的解释:① 遵循某种专业标准开展工作;② 具有某种专业特长或是某一领域的专家;③ 全身心投入到给定的工作并视之为职业或靠它维持生计。职业化的词源本是"profess",意思是"向上帝发誓,以此为职业"。职业化素质高的人称为职业人。典型的职业人包括医生、律师、会计师、咨询师、职业经理人等。

🌷 **读一读**

　　职场人士经常困扰的问题:为什么有些企业不招聘应届毕业生?为什么有些人经历丰富、专业很好,求职却屡受打击?为什么得不到提升,也得不到高薪?为什么有些人工作总是没有成就感,总是厌倦工作?总是缺少职业竞争力?为什么总是陷入人际关系的危机中?为什么频繁跳槽,可总是找不到感觉?等等。

　　相反的,为什么有经验的"海归"大受欢迎?为什么有外企背景的人找工作相对容易很多?为什么有些人学历低收入却很高?为什么有些人总是能够得到赏识和重用?为什么有些人工作总是有激情很快乐?

🌷 **想一想**

　　面对上述问题,你能应用职业化的内涵寻找出答案吗?

　　(二)职业化类型

　　职业化类型,一般从三个层级展开,企业职业化、经理人职业化、团队职业化。

　　1. 企业职业化　　企业职业化是指企业体系、机制、流程和制度要符合管理规律,为人员的职业化提供良好环境。企业的职业化主要包括五个主要内容,分别是治理结构、制度流程、机制模式、基础管理、作业指导。

　　2. 经理人职业化　　企业管理和运营是一项艰巨而复杂的任务,带领企业在市场上冲锋陷阵的将领就是企业经理人。成功的企业是为社会创造价值和财富的主体,而企业获得成功是离不开优秀的经理人的。优秀的职业经理人在国内外都是经济社会中最有价值的稀缺资源。

🌷 **小贴士**

　　提升我国经理人职业化水平任重而道远。调查显示,在中国,经理人职业化水平在世界60个国家中排名第58位。在人员层面上,经理人职业化是整个企业职业化的核心内容。而经理人职业化的中心内涵是诚实守信,对经理人的职业要求是尽职尽责。经理人要培养和提高职业化水平,尽到管理者的责任,就要从专业化、职业道德、职业心态三个方面入手。

3. 团队职业化　企业的成功除了要有优秀的职业经理人以外,还要打造一支优秀的职业化团队。纵观国内外优秀企业的成功之道,都离不开企业的团队职业化的成功。职业化团队建设重点在树立职业理念,调整职业心态;养成职业行为,恪守职业操守;协调人际关系,掌握沟通技巧;实施计划控制,推行目标管理;营造鼓励创新的文化氛围,建立有效的创新激励机制,保证员工积极持久地参与创新。

🌷**小贴士**

据统计,在美国 301 家顶级公司使命宣言当中出现频率最高的词语包括:客户(customers)出现 211 次,团队(communities)、团体(team)、团队合作(teamwork)263次,创新(innovation)、原创性(initiative)等 174 次;诚信(承诺、可靠、信赖、道德准则等)192 次,员工(employers、individual)236 次。因此,团队的职业化对于企业成功具有决定性意义。

二、职业化因素

职业化因素包括职业道德、职业意识、职业态度、职业行为、职业资质、职业技能六个方面的主要内容。

(一)职业化因素冰山理论

美国学者斯潘塞于 1993 年提出了一个著名的素质冰山模型。所谓冰山模型,就是将职业化因素划分为表面的冰山以上部分和深藏的冰山以下部分。其中,冰山以上部分的职业资质、职业行为、职业技能等,是外在表现,是容易了解与测量的部分,相对而言也比较容易通过培训来改变和发展。而冰山以下部分的职业道德、职业态度、职业意识等,是人内在的、难以测量的部分,不太容易通过外界的影响而得到改变,但却对职业人的行为与表现起着关键性的作用(见图 2-3)。

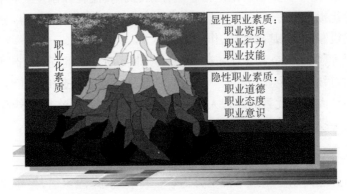

图 2-3　职业化因素冰山理论示意图

🌸 **小贴士**

职业化相关理论

20 世纪初，职业（profession）、职业工作者（professionnist），以及职业化（professionalization）等概念从欧洲大陆再度回到英美国家，逐渐形成了以特征归属模式（Attribute Model）和程序发展模式（process Model）为代表的两大学术派别。特征归属模式以 A. M. Carr Saunders 1933 年出版的《职业研究》为代表，将职业解释为一种固定的社会文化形态，强调职业本身的社会价值和内涵，并试图通过高等教育、专业考试、团体准则、利他主义道德观、社会经济地位，以及专业自治程度等一系列指针对职业的行为特征进行社会学意义上的描述和界定。A. M. Carr Saunders 的方法为职业化研究开辟了先河。继后，John A. Jackso 在其著名的《职业与职业化》一书中列举了鉴定职业化特征的一系列标准，包括理念认同、价值认同、语言认同以及凌驾于职业团体成员之上的权力，等等。后人把这种以职业特征为标准的研究模式称之为特征归属型，该模式强调职业工作者必须具备三个方面的要素：① 通过高等教育获得的理论素养和知识专长，二者缺一不可；② 公认的，以公众服务为目的，不计较金钱利益得失的职业道德标准；③ 程序发展模式通过自我规范、自我控制和自我设定职业标准而最终达到的职业自治和职业垄断。

（二）职业化因素简析

1. **职业道德**　就是与人们的职业活动紧密联系的符合职业特点所要求的道德准则、道德情操与道德品质的总和，是人们在职业生活中应遵循的基本道德，即一般社会道德在职业生活中的具体体现，是职业品德、职业纪律、专业胜任能力及职业责任等的总称。职业人必备的职业道德主要内容是爱岗敬业、诚实守信、办事公道、服务群众、奉献社会。

🌸 **诵一诵**

世界上有两件东西能够深深地震撼人们的心灵，一件是我们心中崇高的道德准则，另一件是我们头顶上灿烂的星空。

——康德

🌸 **读一读**

在国内，去医院看病时，无论前面有多少病人在排队等候，只要有人认识医生，他就可能优先得到诊治。如果需要住院，要托门路找关系才能优先得到床位，而没有关系则需要排队等候。那些没关系的病人要尽快得到治疗，就要靠给医生送钱、送礼以建立与医生的短期"人情"，使医生更加尽心尽力。病人用金钱买"人情"的这种现象恰恰折射出了我国一些医生职业道德和职业素养的缺失。

相比之下，在西方，医生把治病救人看作自己的天职。不管病人的贫富贵贱、与自己有无朋友关系，都一视同仁。没有人想到去托关系，因为良好的职业化环境使人们相信所有的医生都会遵守职业道德,都会对病人尽职尽责,就像人需要呼吸和吃饭一样的自然。西方人特别讲规则,法治比较健全,所以职业化氛围很浓;但中国人情色彩比较浓,规则和法制意识薄弱,职业化文化和氛围比较弱,需要整个社会的参与和关注。

🌸 链一链

搜索护士职业道德内容,写在下划线上_____。

2. **职业意识**　职业意识是职业道德、职业操守、职业行为等职业要素的总和。职业意识是约定俗成、师承父传的。职业意识是用法律、法规、行业自律、规章制度、企业条文来体现的。职业意识有社会共性的,也有行业或企业相通的。

职业人的职业意识主要有角色意识、目的意识、问题意识、行动意识、变革意识、计划意识、短板意识、客户意识、成本意识、利润意识、市场意识、营销意识、经营意识、战略意识、效率意识、质量意识、责任意识、团队意识、创新意识、服务意识、完美意识、细节意识、舍弃意识、系统意识、健康意识、危机意识、人才意识,等等。

🌸 读一读

一家国有餐厅的女工应聘到麦当劳做保洁员。这个女工在国有餐厅也是清洁员,每天也要抹桌子、擦玻璃。在她看来麦当劳的玻璃已经够干净了,比原来的那家国有餐厅不知干净多少倍。可是主管还是要求她每天必须认真地擦一遍。这天她忍不住问主管:"玻璃这么干净,为什么还要擦?"主管回答:"因为这是你的职责。作为保洁员,你要让玻璃比昨天更干净。"

对于麦当劳员工来说,不管玻璃有多干净,地板有多清洁,也一定要擦,因为那是员工的职责。不擦就是失职!而对于国营餐厅的保洁员来说,只要玻璃干净说得过去,就可以不擦。这位女保洁员的这个疑问非常具有代表性,它反映了东西方两种不同的职业意识。

麦当劳之所以能够在全球拥有 1.5 万个连锁店,成为全球食品业的"航母",其中最重要的原因就是员工高度的职业意识。

🌸 想一想

根据你所从事的职业和自身实际状况,说说哪些是你最必需的职业意识。

3. **职业态度**　职业态度是指个人职业选择的态度,包括选择方法、工作取向、独立决策能力与选择过程的观念。概括地说,职业态度就是指个人对职业选择所持的观念和态度。人与人之间只有很小的差异,这种差异就是对事对物的态度。

职业人具备的职业心态主要有积极的心态、主动的心态、空杯的心态、双赢的心态、包容的心态、自信的心态、给予的心态、行动的心态、学习的心态、老板的心态、羞耻的心态、奉献的心态、服从的心态、竞争的心态、专注的心态、感恩的心态,等等。

读一读

据资料记载,世界上培育企业董事长、CEO最多的学校不是牛津,也不是哈佛,而是西点军校。因为西点军校在"国家、责任、荣誉"的价值观指导下,锤炼了学员强烈的规则意识和领导力。只有遵守规则的人才能获得更大的自由。一个了解企业文化并认同企业文化规则的人,无论他做什么,都会"从心所欲不逾矩"。

许多国外企业在选择员工时,首先考察其与自己企业的文化相容性。中国留法学生陆小姐在学校各方面表现都十分优秀,毕业后想在法国找一份工作,应聘时自觉表现不错,结果还是没被录取。她十分纳闷,前思后想觉得自己表现十分优秀,为什么没被录取呢? 忽然想到刚进去时,面试官盯着她的长辫子若有所思的神情。于是,她毅然地剪掉了心爱的长发,再次应聘时就顺利地得到了理想的职位。因为,在这个企业里,所有的女性都是齐耳短发,企业认为这样才显得干练,具有创新精神和效率。长辫子意味着保守、太女性化、低效的表现。GE(通用电气公司)等绝大多数企业都把认同企业文化能干、认同企业文化不能干、不认同企业文化能干作为选拔、提升员工的标准。因此,许多企业新员工培训时,最重要的课题就是企业文化培训。对于员工来说,具有归零心态,积极参与文化建设,成为一个真正的企业人,是每一个员工都必须面对的问题。这是员工职业化的必由之路。

4. 职业行为 职业行为是指人们对职业劳动的认识、评价、情感和态度等心理过程的行为反映,是职业目的达成的基础。从形成意义上说,它是由人与职业环境、职业要求的相互关系决定的。职业行为包括职业创新行为、职业竞争行为、职业协作行为和职业奉献行为等方面。职业行为就是职业人要坚守的正确行事规范。职业行为包含职业人对工作、对企业、对老板、对同事、对客户、对自己等方面的行为规范。坚守这些职业行为,就是职业化素质的成熟表现。一个职业化程度高的人,能够严格按照行为规范来要求自己,使自己的语言和动作符合自己的身份,符合职场的行为规范。

读一读

美国布奇逊中心医院的心脏科主任麦克拉斯医生是极负盛名的心脏移植专家。一次,有两个人迫切需要进行心脏移植手术:一个是32岁的病人坎贝尔,最多只能活4个月;一个是政治家62岁的弗尼斯,最多只能活5个月。弗尼斯的身体由于受心脏的影响,肾脏和肝脏的受损程度已超过了标准,而坎贝尔的受损程度没有超过标准。当只有一颗心脏供应时,麦克拉斯医生把它优先给了坎贝尔。麦克拉斯说:"我是一名医生,不是政治家,对任何病人我一视同仁,不管他的身份高低。现在,我的职责就是让极其宝贵的心脏能在病人体内发挥最好的作用,让他们活得更长,所以,我选择了坎贝尔。"一月后,弗尼斯心脏终于停止了跳动。他的死成了一条轰动全国的新闻,医院迅速作出了解雇麦克拉斯的决定。尽管失去了一切,但麦克拉斯是始终坚持自己的行医准则的医生,公正和良心使他成为了医学界职业化的代表。

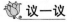 **议一议**

你认为,在中国的医疗界医生对于此种情况会做出如何选择呢?

5. **职业资质** 职业资质就是从事本职业的基本素质和能力要求,是能够胜任本职业的基本标准,是对职业在必备知识和专业经验方面的基本要求。资质是能力被社会认同的证明,如 MBA、注册会计师、注册护士、注册律师等就是一种资质。获得一定的资质是具有一定职业标准能力的外在证明。每一种职业都有相应的职业资质模型,都有一个相对公平公正的准入标准,形成对从事该职业的独特要求,因此,拥有职业资质是职业化最基本的要求。作为一个职业人,必须具有良好的职业资质,这是进入某一职业领域的通行证。例如,会计人员务必首先获得会计从业证书,律师从业人员首先必须获得律师资格证书,职业经理人最好能够获得 MBA 证书,护士必须拥有护士执业资格证书,等等。

6. **职业技能** 职业技能是工作岗位对工作者专业技能的要求,职业化必备职业技能主要有角色认知、正确工作观与企业观、科学工作方法、职业生涯规划与管理、专业形象与职业礼仪、高效沟通技巧、高效时间管理、商务写作技巧、团队建设与团队精神、人际关系处理技巧、谈判技巧、演讲技巧、会议管理技巧、客户服务技巧、情绪控制技巧、压力管理技巧、高效学习技巧、激励能力提升、执行能力,等等。

链一链

搜索护士职业技能大赛的标准内容,体会护士技能大赛的全面内涵。

第二节　职业化的特征

职业化突出特点是干哪行像哪行的样子。"最美护士"肖芳的救死扶伤行为,就显示出护士职业化的鲜明特点。

一、系统性

职业化是将职业工作状态的标准化、规范化、制度化进行系统化,形成职业人行事的一套规则。

1. **标准化** 为在一定的范围内获得最佳秩序,对实际的或潜在的问题制定共同的和重复使用的规则的活动,称为标准化。护理标准化的内容包括护理组织管理标准化、护理质量管理标准化、护理技术管理标准化、护理信息管理标准化、护理服务模式标准化、病房布局设施标准化、护理质量考核标准化,等等。

护理实行标准化管理就是在护理管理工作中以标准的制订和贯彻的形式来进行计划、组织、协调、监督和控制,标准化过程就是推广新思路、新技术、新经验的过程;开展护理标准化管理是护理科学管理水平提高的标志。

例如临床实施的护理标准化的护理程序、循证护理，这些特有的职业标准被视作护理工作的职业化标记。

读一读

德国出口到中国的一台机器，安装调试作业文件上有一个要求"顺时针拧紧360度，然后逆时针拧回90度"，中方调试工程师一算，360减去90，不就是3/4圈吗，直接拧到3/4就行了。结果机器装好时间不长就出了问题，德国工程师来了重新按照调试文件要求操作了一遍，解释的原因是应力释放。这就叫"职业化"。职业化的核心就是训练有素，就是从事某一职业的人员，能够按照职业素养、职业行为规范和职业技能所提出的职业要求，实施职业过程的状态，按照既定的行为规范开展工作是职业化的具体体现。

想一想

1. 我国目前临床护理实施的总标准和具体标准是什么？
2. 我国的护理标准与国际护理标准能够接轨吗？

小贴士

所谓作业标准化，就是对在作业系统调查分析的基础上，将现行作业方法的每一操作程序和每一动作进行分解，以科学技术、规章制度和实践经验为依据，以安全、质量效益为目标，对作业过程进行改善，从而形成一种优化作业程序，逐步达到安全、准确、高效、省力的作业效果。

2. 规范化　从事任何一种职业，都要遵守其应有的职业规范。每一职业都要有自身的职业规范，形不成职业规范，就难以成为职业。我们从最美护士肖芳感人事迹中，不难看出她所遵守救死扶伤的护士行为规范。遵循职业行为规范，这是员工职业化的基本要求。员工遵循职业行为规范愈自觉、愈严格、愈到位，就愈能体现员工的职业化素质。规范化是职业化员工的标志。

3. 制度化　制度化是职业化的保证。制度化指所有从业人员都要遵守工作中的制度、纪律和其他一切规则。职位和职位之间、职位和组织之间、组织和社会之间的广泛联系要通过相应的制度、规则来建立。制度是行为规范，它对工作中的人进行约束，以减少工作的随意性和主观性对工作造成的冲击。

二、情景性

职业化要求在合适的时间、合适的地点，运用合适的方式，说合适的话，做合适的事，这就构成了职业情境。职业化就是一个人脑海中意识影像的存在的情境，即某一种场景是以意识的形态存在的。当你进入到相应的情境之中，则决定你行为的某种惯性就会起作用，形成"潜意识"的职业惯性。在哪一个岗位上，顺应那个岗位的情境需求，在自己的脑海里生成各式各样的情境输入、操练、强迫性记忆、再操练。即情境生成——情境再现——情境重复,形成职业化的潜意识。一旦类似的状态或场景出现,潜意识就支撑着采取相应的行为和措施。例如护士的"三查七对"、无菌操作、七步洗手等。

三、导向性

职业化素质具有导向性。即实用导向的知识、专业导向的技能、价值导向的观念、结果导向的思维、敬业导向的态度、成功导向的心理。职业化的最终导向是以责任为中心、结果为导向、工作为首选、理性为基础、服务为灵魂、品质为保障。品质为保障(见图 2-4)。

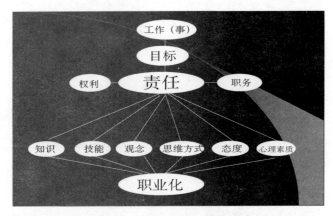

图 2-4　职业化导向示意图

1. 以实用为导向的职业知识和以专业为导向的职业技能　知识和技能的要求是实用与专业。例如职业教育就是要实用和专业。因此,职业教育提出了"以就业为导向"的宗旨。虽然为了提高素质和修养需要学习相关知识,但也要考虑与职业相关的知识内容。除素质教育之外,职业化教育中很重要的是要有一个导向性的、实用的知识价值。

2. 以价值为导向的职业理念和以结果为导向的职业思维　员工要树立为企业创造价值的信念,企业要确立按照员工创造的业绩给予报酬的理念。如果有的员工想:我创造的价值少的话,加班行不行啊?那么是不行的。因为在工作中,是以结果和价值为导向的,也就是依据你为企业创造的价值为标准的。如果价值创造不当,就会增加很多的额外成本。作为一名职业人,关键是你要能够保质保量地把工作做完。

3. 以敬业为导向的职业态度和以成功为导向的职业心理　敬业是一种职业态度,也是职业道德的崇高表现。一个没有敬业精神的人,即使能力再强也不会得到同事的普遍尊重和认同;而能力相对较弱但具有敬业精神的人,却能够找到自己发挥的舞台,并在实现自身价值的同时得到广泛的尊重和认同。根据盖洛普公司公布其 2011—2012 年对全球 142 个国家和地区雇员对工作投入程度的调查:全球雇员敬业度中日垫底,全球员工的敬业的比例仅为 13%,而中国远远低于世界水平,敬业员工只有 6%。

在以成功为导向的职业心理中必备要素是成功的欲望和沟通的技巧,具备自我认知、自我激励、情绪控制等基本要求。

四、全面性

职业化的基本要求是职业素养全面和职业技能娴熟。

1. **职业素养深厚** "最美护士"肖芳的职业素养无疑是非常深厚的,这主要包括她具有浓厚的敬业精神和娴熟的职业技能。职业素养是否深厚是评价一个人能否具备职业化素质的一项重要评价指标。如有的人对工作缺乏敬业情感,对工作不负责任,做事情马虎、草率;遇到困难常常抱怨领导和单位,有这种工作行为的人只能说明其职业素养的浅薄。

2. **职业技能娴熟** 评价一个人是否具备职业化素质,就要考察其职业技能是否娴熟。无论从事某种职业,都有一个如何提高职业技能问题。护士要为病人提供满意的护理服务,必须具备娴熟的护理操作技能。职业技能不娴熟者,不能称之为职业化的人。"最美护士"肖芳的职业技能极为娴熟。她利用心脏按压及三次口对口人工呼吸,让病危患者转危为安,如果没有娴熟的护理技能,是很难做到这一点的。

五、自主性

即要求职业人要有良好的职业觉悟,认识到不是在为别人工作而是在为自己工作。如果个体仅仅把职业看作为谋生的手段,那么个体在从事职业的过程中就难以体现其主观能动性,也不能体现个体作为一个人的作用。即使经过长期重复训练,也只能使个体的行为动作表现为机械式条件反射的熟练,而这种职业特征只能适用于简单劳动。但是,职业岗位的静态机械工作性能比例日趋减少,动态个性化、人性化要求越来越高。这就要求职业人对职业本身能够充分认识和了解,用身心去探索、体会和感悟职业规律特征,力求个体与职业的"融合"甚至"化合",达到个体与职业的一体化状态,顺应职业岗位的动态特性。

六、理性

每一位职业人都会对自己的职业投注感情,而这种感情应该是客观、理性和成熟的。即要有良好的职业意识,正确地认识并理解工作。工作不是兴趣、不是爱好,也不是事业,不是"自由的生命的表现",不是"生活的乐趣",尽管工作并不排斥这些。但工作最基本的含义,是为我们的生活提供来源。换言之,工作只是我们生存的基础。理性是要在理性思维的基础上塑造职业化素养,并在职业生涯中不断强化理性思维模式,引领自己发挥职业发展的正能量,从容淡定地享受工作的快乐,帮助自己获得更大的职业发展空间,实现人生价值。很多人在工作中出现问题,与其缺乏理性思维,缺乏职业化的思维模式和行为模式有关。任何一个组织都有其自身运行规则和规律的,这就需要组织成员表现出更多的理性特征,并用理性去指导自己的行为。理性思维是最起码的前提,一个人只有具备了足够的理性才能明白自己身上本能自发的东西哪些是对的,哪些是错的;才能明白别人的行为哪些是职业的,哪些是不职业的,哪些是应该学习的,哪些是应该摒弃的。因此,要求尽量客观、冷静、理性地对待工作,即双赢策略,主观为自己,客观为企业,创造业绩,成就自己,不掺杂过多的个人情感,不因个人情绪和好恶而影响工作。

诵一诵

1. 停止一切抱怨!
2. 职场上没有绝对的公平。
3. 除了老板,公司少了谁都照转。
4. 如果你不知道,就承认自己不知道。
5. 做工作不是谈恋爱,不指望所有的人都是你喜欢的。
6. 你的薪资不是由你所创造的价值决定的,而是由可替代你的市场成本决定的。

自我检视

将相关内容,续写在下划线上。

1. 我从事的职业是什么? _____
2. 我的职业经历有多少? _____
3. 我是否熟知职业化的内容? _____
4. 我是否认同职业化的要求? _____
5. 我的职业化进程在哪一段? _____
6. 我的职业化短板在哪里? _____
7. 我的职业化优势在哪里? _____

第三章 职业态度——态度决定一切

> **内容摘要**
>
> 总述职业态度的基本内涵，分述忠诚、敬业的基本要求。

◇ **认知目标**

  1. 解释职业态度、忠诚、敬业含义。

  2. 说明职业态度模式各因素的内在联系。

◇ **能力目标**

  1. 正确运用职业态度模式，解读职业。

  2. 应用忠诚、敬业品质，树立职场自我。

◇ **情感目标**

  应用职业态度模式，初步建立职场的忠诚、敬业的品质。

读一读

  一则"三个泥瓦匠砌墙"的故事，在传播中演绎出不同的版本，但都凸显一个中心思想，即认知决定态度，态度决定一切。

  当年，马丁·路德(16世纪德国著名宗教改革家)在路过一个建筑工地时，工地上有3个建筑工人，他们在共同砌一堵墙。这时，这个小孩子从旁边经过，好奇地问他们：你们在干什么呀？

  第一个建筑工人头也没抬，没好气地说：你连这个也不知道呀？我们在砌墙！

  第二个建筑工人抬起头来告诉孩子：我们在盖一间房子。

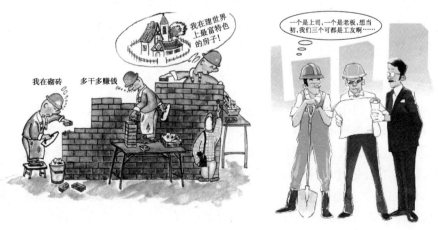

第三个建筑工人一边干活一边唱歌,脸上的笑容像一朵花,他热情地对该孩子说:我们在盖一间非常漂亮的房子!不久的将来啊,这里将变成一个美丽的花园,人们会在这里幸福地生活。说不定啊,你的爸爸妈妈也会带着你住进来呢!

10年之后,第一个人仍是一名只会砌墙的建筑工人,第二个人成了这支建筑队的队长,第三个人是拥有20支建筑队的大型建筑公司的总经理。

悟一悟

三个人的回答,反映了不同的职业态度模式。不同的态度模式反映了不同的人生观,而一个人的人生观是决定其命运的关键因素。初入职场的人都必须经历从"社会人"到"职业人"的转变,积极主动地工作,树立积极的职业态度;必须明确地告诫自己:生存依靠什么?靠自己!成功依靠什么?靠态度!

第一节　职业态度的多维视角

心态和谐是一种专业能力,是职业成功的基础,是人生幸福的源泉,也是人生的至善境界。和谐心态作为一种能力,通常表现为一种发现职业快乐的敏感,一种追求事业成就的执著,一幅人生幸福长卷的自然舒展。

一、职业态度解读

(一)态度诠释

无论是在日常生活中,还是在心理学理论中,态度都有着丰富的含义。主要有三种观点:① 态度主要是情感的表现,反映个体对特定的人、事物或观念的好恶;② 态度是情感和认知的统一;③ 态度不仅包含有情感和认知的成分,更重要的是具有行为的倾向或意向。第三种观点,普遍地被人们所接受。即态度由认知、情感和行为三种心理成分构成。其中,认知成分是指个体对特定的人、事物或观念的认识和信念;情感成分是个体对特定的人、事物或观念的感情或情绪反应;行为成分是个体对特定的人、事物或观念的反应倾向。显然,态度是建立在个体与外部世界和自我的关系的基础之上的。

(二)职业态度含义

职业态度是指个人职业选择的态度,包括一个人的求职动机、自我的职业定位、职业忠诚度以及敬业程度,等等。职业态度是一个集合概念。哈佛大学的研究表明,一个人成功的所有因素,其中积极、主动、努力、毅力、乐观、信心、爱心、责任心等态度因素占80%左右。因此,无论你选择何种职业,成功的基础都是源于你的态度。

具体地说,职业态度是指个人对在社会中所从事的并以其为主要生活来源的工作的看法和采取的行动。职业态度的内涵极其丰富,可以从各个层面诠释。例如,孔子提倡的有教无类是理念层面;拿破仑说:军人以服从为天职是行为层面;文天祥的"人生自古谁无死,留取丹心照汗青"是精神层面;广东省中医院护士长叶欣殉职于抗击"非典"是生命层面。每一个层面都诠释了不同时代、不同国籍、不同职业的人们对职业态度内涵的深刻理解,尤其是叶欣的壮举展现了护理人员救死扶伤的社会主义人道主义的精神风貌。

职业态度在很大程度上制约职业的成功。例如,你怎样对待生活,生活就怎样对待你;你怎样对待别人,别人就怎样对待你。也就是说,一件事的最初态度决定了其最后的成功,是成功的最关键因素。事实证明,在任何组织中某人的地位越高,其所表现出的态度越佳。

二、职业态度模式

职业态度模式由 3 部分组成,即职业的价值认知、情感反映和行为倾向。

（一）价值认知

价值认知的主体是参与某种具体价值认识活动的人,价值认知的客体不是客观事物,而是反映事物的某些属性对人的效用关系,即价值关系。护士职业的价值认知是指护士在职业的属性和功能对其需求满足程度的基础上,对其职业的一种主观评价,是护士对护理专业的目的、意义及作用的看法,对护理的理解,等等。联结主体需求和客体价值的桥梁是主体满意度。满意度高,主体对客体价值评价高;满意度低,主体对客体价值评价低。职业价值认知是围绕主体需求这一中心展开的,客体价值的有无及大小是以能否满足主体需要的程度来评价的。也就是说,主体需要是衡量客体价值大小的尺度。因此,护士职业价值的大小,要以护士需求的满足程度来衡量。

卫生部 2010 年在全国范围内开展"优质护理服务示范工程"活动,达到以患者满意、社会满意、政府满意为目标。但是,护士是护理服务的主体,没有百万护士的满意,就没有各方面的满意。优质护理服务工程,作为系统工程,首先必须提升护士的价值和价值认同。否则,就会出现部分护士把优质护理服务工程的"夯实基础护理"简单理解为"无陪护"的"洗头洗脸"工程。

读一读

请看南丁格尔奖获得者巴桑邓珠作为一名男护士对护理职业的理解。

慈祥而平和的巴桑邓珠,2003 年 8 月从胡锦涛主席的手中接过了国际护理界最高奖——"南丁格尔奖",成为中国唯一获得该奖的男护士,也是唯一获此殊荣的藏族护士。

1951 年巴桑邓珠出生于康定县甲根坝乡一户农牧民家里。"小时候,我做梦都想当一名医生",须发斑白的巴桑邓珠说。

巴桑邓珠与卫生结缘是在 1971 年。那年,他怀着成为一名"门巴"(藏语:医生)的愿望,走进了甘孜藏族自治州卫生学校。可事与愿违,他被分配到护理专业,这让他苦

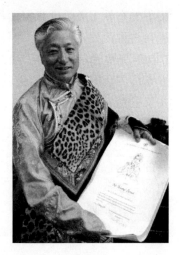

闷了很久。走进护理课堂,巴桑邓珠听得最多的一个名字就是南丁格尔。渐渐地,追求人道、博爱、奉献的南丁格尔精神成了他生活的一部分。卫校毕业后,巴桑邓珠被分配到州医院手术室,成为当地第一代藏族男护士。

想一想

说说你对护理职业的理解。

(二)情感反映

情感作为一种主观心理活动,是人脑对于一种特殊的客观存在——事物的价值关系的主观反映。例如护士对专业的喜爱或厌恶、对病人的热情或冷漠都是其主观对护理这一客观事物的体验。情感与价值的关系实际上就是主观与客观的关系,价值决定着情感,情感的状态及其变化从根本上取决于价值的状态及其变化;情感也不是完全消极的,它具有一定的自主性和相对独立性,情感对价值具有一定程度的反作用。护理职业的要求护士对情感投入程度相对较高,与之相应的是护士情感消耗也较大。如果护士对自己的职业价值认可度高,就会感到工作愉快,工作充满热情,积极主动关怀照护病人。反之,如果护士对自己的职业价值认可度低,工作不愉快,职业倦怠,就会重创个人职业生涯的发展。巴桑邓珠说:"我的爸爸妈妈信奉佛教,佛教讲普度众生;我是共产党员,共产党讲为人民服务,这都要求人们充满爱心。护士是一个更需要爱心和同情心的职业,希望今天年轻的护士们能够喜爱自己的职业,在工作中给病人更多的关爱。"

(三)行为倾向

护士的行为倾向是护士个体对对象以何种态度行动的倾向。护士一旦对自己的职业有了明确的认识和情感选择,也就有了职业行为的基本倾向。护士的护理行为必须受护理理念等观念情感制约,这样的护理行为才是护理技术、科学和艺术的完美结合。即使简单的护理技术操作,如果参与了护士的博爱情怀和敬业态度,就会让病人感受到白衣天使的风采。例如:"医生与护士就像雄鹰的两只翅膀,缺一不可。"巴桑邓珠用这样的比喻理解护士这个职业。要做就要做得最好!他立下誓言。从到甘孜藏族自治州医院那天起,他利用各种时间像海绵般汲取着专业知识,迅速成为医院护理骨干。岁月流逝,一晃就是30年,当初与他同时分配做护理的男同事,纷纷改行做了医生或从事管理。尽管同样有很多改行的机会,但是巴桑邓珠始终没有放弃护理工作。从普通护士到护士长,从护士长到总护士长,他一步一步实践着自己的誓言。

(四)职业态度模式结构要素

职业态度模式结构的三个要素,应该是协调统一的。职业价值认知是形成职业态度的重要环节,决定情感反映和行为倾向,影响其职业行为的方向、方式以及结果。职业认知是个体对职业的认识和评价以及对自己的职业个性、职业偏好以及面临的就业信息等方面的认识;职业情感是个体对职业的感情倾注和情感体验;职业行为是个体对职业对象产生的某种反应行为,是职业认知、职业情感的外显和结果,是判断职业态度的直接依据。三者相互渗透,相互作用,互为前提,共同发展。

在职业态度模式三个要素中,职业情感主要涉及内心体验的性质和心理基础;职业态度主要涉及个体与世界的关系,并以职业认知因素和职业情感因素为基础,表现为特定的行为倾向;价值观则是在生命成长历程中发展起来的稳定的自我意识,与职业态度中的职业认知因素相关联。因此,职业情感、职业态度、职业价值观目标是以个体与世界的关系为基础,围绕职业态度整合起来的。其中,职业情感通过情感因素被整合进来,而价值观则通过职业认知因素被整合进来,职业态度则在职业情感和职业价值观的综合引导下,通过具体的行为倾向表现出来(见图3-1)。

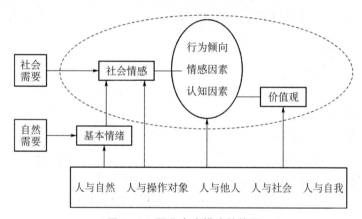

图 3-1 职业态度模式结构图

🌸小贴士

态度决定论原理

情绪 ABC 理论是由美国心理学家埃利斯创建的。情绪 ABC 理论认为激发事件 A(activating event)只是引发情绪和行为后果 C(consequence)的间接原因,而引起 C 的直接原因则是个体对激发事件 A 的认知和评价而产生的信念 B(belief),即人的消极情绪和行为障碍结果(C),不是由于某一激发事件(A)直接引发的,而是由于经受这一事件的个体对它不正确的认知和评价所产生的错误信念(B)所直接引起。错误信念也称为非理性信念。

第二节　职业态度展示职业忠诚

读一读

　　一个年轻人到标准石油公司做推销员,由于家境不好,他很珍惜这次工作机会,对公司很热爱。每次出差住旅馆时,总是在自己的姓名后面加上一个括号,写上"标准石油每桶四美元",平时的书信和收据也这样写,天天如此。"每桶四美元"的签名一直伴随着他,这种做法引起了同事们的注意,于是就送了他一个"每桶四美元"的绰号,真名却渐渐被人们淡忘了。后来,董事长洛克菲勒听说了他的事迹,非常感动,感慨地说:"没想到会有这样爱自己公司的员工。"他接见了这个年轻人。后来洛克菲勒退位,出乎意料任命这个员工为标准石油公司的 CEO。他就是阿基勃特——美孚标准石油公司的第二任董事长。

议一议

　　请问:你是如何理解忠诚的?

一、忠诚诠释

　　1. 忠诚含义　忠诚是指人们对某人、某种理想、某种职业、某个国家、政府或组织等的忠实状态或程度。《说文解字》指出:"忠,敬也,从心。"段玉裁补入"尽心曰忠"四字。"忠"的根本要求是全心全意,尽心竭力;"诚"是真实无妄的态度和言而有信、脚踏实地的行为;"忠诚"合起来是指以中正方直的心理,全心全意地对待自己所从事的事业、所献身的组织和所面对的人物。忠诚就是诚实处事、以诚待人、以信立业。

　　2. 忠诚第一,能力第二　一个基本共识:即无论你本事有多大、能力有多强、技能有多高、天资多聪慧、公司多么需要你、上司和老板多么赏识你,你都必须把忠诚放在第一位。每一家优秀的企业最看重的是员工的忠诚观念,认为忠诚第一,能力第二,忠诚是一名优秀员工应当具备的基本素质。忠诚第一,能力第二,强调忠诚观念与个人能力的兼顾,只有二者兼而有之的员工才可以在工作上永远立于不败之地。

　　"忠诚第一,能力第二"对员工的具体要求包括勇于负责、忠诚于公司、忠诚于老板、忠诚于团队、忠诚于自己、具有较强的执行力、自动自发、注重细节、敬业乐群等诸多方面。

　　企业大都不缺少有能力的人,但缺少的是对企业绝对忠诚的人。对老板而言,有能力而不忠诚是一件非常可怕的事情。可以说,忠诚至上是企业用人的至高准则。忠诚的员工永远都是老板的最爱。

　　3. 忠诚是人类的美德　忠诚是工作的美德,是事业成功的基石,是人生的大智慧,谁能够坚守忠诚,谁就会脱颖而出!忠诚不仅具有道德价值,而且还蕴含着巨大的经济价值和社会价值。可以说,忠诚是对任何员工道德品质的最基本要求,这其实也是员工的基本任务。忠诚是做人的准则之一,没有忠诚,也就失去了立足之本。

4. 忠诚是一种能力　忠诚不仅是一种品德,更是一种能力。忠诚能力是其他所有能力的统帅和核心。因为如果一个人缺乏忠诚,他的其他能力就失去了用武之地。在激烈的竞争中,人才之间的较量,已经从单纯能力对比延伸到了品德方面的对比。在所有的品德中,忠诚越来越得到组织的重视,因为只有忠诚的人,才可能有资格成为优秀团队中的一员。

读一读

消息1　护士长"逃离"事件

张德丽——成都市儿童医院血液科的护士长,20年如一日的行动践行了南丁格尔的护理理念。然而今天,护患关系紧张、待遇微薄以及职业的劳累和耻辱感,让曾有的光荣与梦想都消失殆尽,以至于天使不得不选择逃离。

记者:为什么要离开这个医院、这个岗位呢?

张德丽:其实也没有什么很直接的原因,日积月累吧。我从护士学校毕业就来到儿童医院,每天和娃娃打交道,快20年了。这些娃娃已经成为我生命的一部分。但我现在下决心离开,只是想暂时离开这个让我感到太多压力甚至耻辱的职业。

记者:在一般人心目中,护士这个职业应该是很受人尊敬的、很崇高的,为什么会有"耻辱感"呢?

张德丽:现在工作压力太大了,听说甚至有病人带着摄像机、录音笔来医院看病,这让医生哪敢给他们看病呀?! 有人提醒我们,千万不要说自己是医生,恐怕要遭打。你想,当年选择的是"白衣天使",并为之骄傲和付出,可现在周围的一切都在暗示我们,这个职业是可耻的。

消息2　全国每年两成护士转行

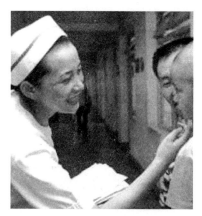

据统计,上海三甲医院每年护士的流失率在20%左右;浙江省护理学会牵头完成的《浙江省护理人员工作和职业现状调研报告》显示,浙江省近5年护理人员离职总人数达到平均每家医院40.3人;市区医院在职护士离职率也高达5%~10%以上。而在接受调查的4 411名护士中,有55.9%表示,如果有合适岗位,会脱离临床护理。为什么有这么多护士辞职?浙江省护理学会的调查结果显示,个人或家庭原因占41.3%,薪酬原因占29%,工作压力原因占24.7%。2011年底,九三学社北京市委曾针对北京的各级医院做过一次深入调研。结果显示,37%的被调查者不想继续做护士,其中二级医院达到44%。

另一份调查显示,护理专业本科生毕业后从事护理工作的不到 1/10,还有很多护理专业学生通过考研深造转到了其他专业。

🌸 **想一想**

　　从职业忠诚角度,我们如何解读这两则消息。你是如何看待护士转行或跳槽的?

二、忠诚的价值

　　忠诚、诚信、责任、公正是职业道德的基本内涵,也是现代职场生涯的通行证。忠诚代表着诚信、守信和服从,体现着个人的道德素质,关系着个体生命的质量,也影响着组织和社会的核心竞争力,更维系着国家民族的凝聚力和向心力。

　　忠诚建立信任,忠诚建立亲密。只有忠诚的人,周围的人才会信任你、承认你、容纳你;只有忠诚的人,周围的人才会接近你。你不忠诚于你的事业和他人,事业和他人就不会忠诚于你。如果你能够用忠诚的标准来要求自己、支配自己,明白什么该做、什么不该做、什么时候做,你将是一个受尊重的人、一个对国家对社会有贡献的人。

　　1. 忠诚是一种职业的责任感和使命感　责任感是可以创造奇迹的一种信念,坚守这种信念,就应当使自己现有的生命时时处处无愧于自我的人生。责任感与责任不尽相同。责任是指对任务的一种负责和承担,而责任感则更注重强调一个人对待任务、对待组织的态度。责任感的强弱决定了对待工作的态度是尽心尽责还是应付了事。责任感是我们在工作中赖以战胜种种压力和困难的强大精神动力,它使我们有勇气迎难而上,甚至可以把某种艰巨的任务完成得相当出色。一旦失去责任感,即使是做自己最擅长的工作,也会心不在焉,应付了事。

　　目前,在我国实行的是市场经济条件下求职者与用人单位的双向选择,使更多的人从事自己所感兴趣的工作,用人单位也能挑选自己所需要的合适人选,更好地发挥人的积极性。这与职业忠诚并不矛盾。现代人们所倡导的忠诚不再是传统意义上的效忠,而是更多注重对医院价值观、医院理念包括医院文化的认同。因为职业忠诚并不仅仅是为了从职业中获取某种利益,而且是将自己的工作当成信仰,将每一次任务当成使命。

　　2. 忠诚是行为的导向　忠诚是保证人们坚定不移地走向成功的方向,是支持人们在遇到阻难时能以更重的责任感和使命感去面对,是克服困难的勇气与毅力的精神源泉。你忠诚于你的医院,你就会为医院说好听的话、做尽责的事,时时处处以自身的良好形象维护医院的利益;你忠诚于你的护理岗位,你就会兢兢业业、任劳任怨、尽心尽力。反之,你不忠诚于你的医院和护理岗位,你就不会死心塌地维护医院利益、就不会对护理尽职尽责。因此,忠诚度决定着职业的成功度,决定着人生的价值度。

　　3. 忠诚是一种人品　忠诚是中华民族的优良传统,是医院考验护理人员的标尺。忠诚代表着坚贞、高洁和气节,永远不能够抛弃,这是原则问题也是人品问题。医院选择忠诚的人作为一种群体,是一种具有责任的选择。护士对医院忠诚就是对医院目标

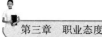

的忠诚,是对自己事业的忠诚。

读一读

致加西亚的信

故事地点:古巴。

背景:美国和西班牙发生战争,古巴是西班牙的殖民地。

人物:古巴将领加西亚、美国总统、罗文(一个送信人)。

事件:这个发生在古巴丛林里的小故事,已经广为流传了 100 多年,而记载了这个不足 2000 字故事的小册子,是有史以来全世界最畅销图书的第六名。

1898 年,美西战争爆发,美国必须立即跟西班牙的反抗军首领加西亚取得联系,而加西亚在古巴丛林的山里,没有人知道确切的地点。美国总统麦金莱急需一名称职的特使去完成这项极其重要的任务,军事情报局向总统推荐了安德鲁·罗文——美国陆军的一位年轻中尉。罗文接受任务后,没有问:"加西亚在什么地方?""到哪里能找到加西亚?"而是把信装进一个油纸袋里封好,吊在胸口,就立即出发了,没有任何人跟随前往。直到他潜入古巴岛,古巴的起义军才给他派了几名当地的向导,几经冒险,或者用他自己谦虚幽默的话来说,仅仅受到了几名敌人的包围,然后设法逃了出来。

三个星期后,他终于把信送给了加西亚将军,一个在战争中发挥着关键性作用的人。

悟一悟

当罗文中尉接受任务时,既没有确切地点,又没有联络手段,怎么能把信送到? 谁是加西亚? 这一切都是未知数,而罗文只是接受了任务,明确目标,专注目标,不辱使命,进而赢得了战争的胜利。如果罗文没有忠诚于军人职业,忠诚于祖国的精神,当他受命于危难之中,就不可能历经千难万险完成一件似乎不可能完成的任务。一百年来"送信"已成为忠诚、敬业、主动创造性工作的象征。这一故事所揭示出的忠诚敬业的精神,正是人性中光辉的一面。

三、职业忠诚

职业忠诚主要是对于自己所从事职业的认真负责态度及愿意为此献身的精神。简言之,就是一种对事业的献身精神和忠诚意识。人的成功,离不开职业;职业的成功,离不开忠诚。

职业忠诚并不是一个职业人与生俱来的优秀品质,是随着职业人从业时间的延续,逐步建立和不断提高的一个过程,是由职业人对职业的感性认同,逐步发展、升华为对职业理性认知的一个过程,是一个不断实践——认识——再实践——再认识的过程。

读一读

在海尔流传着一个故事:有一位姑娘在海尔的洗衣机一分厂工作,她 19 岁的时候进入海尔集团,这个姑娘的名字叫王俊晟。她接受 3 年海尔文化的洗礼,3 年之后得了疾病,被诊断为白血病。就在她将要离开人间的时候,她跟她的亲人提出她最后的一个愿望:她要最后再看一眼她所工作的海尔。就在她去世之后,她的家人让她的灵车在海尔的大门口整整停了 15 分钟。这说明了什么呢? 只有一点,就是海尔文化的魅力使得海尔人这样热爱这个集体。

在海尔还流传着一个故事:有一位进入海尔工作的大学生,在一段短暂的时间之后离开海尔,到深圳的一家非常著名的大企业集团当了部门经理。可是不久,他就给张瑞敏总裁写了一封信,他的信上说,我现在在深圳的这家公司工作,收入很高,但是我总觉得我缺了点什么,我仔细地想缺什么? 缺的是文化,缺的是团队精神,缺的是透明的人际关系。

悟一悟

从海尔人的忠诚案例,反思你所在的护理团队的忠诚度,体会护理文化建设的必要性和重要性。

(一)职业忠诚的相关因素

1. 与职业收入有直接的紧密联系　我们很难想象在市场经济社会,哪一个医院能够以极其有限的职业报酬,留住人才获得职业人的无限忠诚。

2. 与职业努力有着密切的关系　职业人要使自己的职位不断得到提升,除了要做到对职业忠诚外,还必须锲而不舍地倾注职业努力,不断提高自己的职业能力,不断取得职业成绩,不断提升上司和老板对自己的信任度。

3. 与职业发展状态相关联　一般而言,职业人的职业提升程度与其职业忠诚度成正比。职业人的职位越高,其职业忠诚度相对也越高。

(二)职业忠诚是一种对事业的献身精神

以对待事业的态度来对待工作中的每一件事,并当成自己的使命,就能发掘自己的潜力,即使是烦闷、枯燥的工作,也能从中感受到乐趣,完成任务的同时,将这项工作真正变成一项事业。职业忠诚要求职业工作者必须热爱自己所从事的工作,把职业升华为事业,即将自己的一生与其所从事的事业联系起来,在事业的成功中实现人生的价值。忠诚是团队与组织的灵魂。因此,忠诚不仅是个人的行为,而且是一个团队行为,是一个团队为医院目标投入和奋斗的行为。没有忠诚度的集体是团伙,高度忠诚的集体是团队。

(三)职业忠诚是一种优良的劳动态度

在这个世界上,只有平凡的人,没有平凡的工作;不论做什么工作,关键要看用什么样的态度去对待,用怎样的方式去完成,只有超乎寻常的忠诚和敬业精神才是成功的可靠保障。身在职场的人应该把忠诚作为职场生活方式。现在部分年轻人以玩世不恭的态度对待工作,他们频繁跳槽,觉得自己工作是在出卖劳动力;自以为是、盲目骄傲、好高骛远、眼高手低,他们蔑视敬业精神,嘲讽忠诚,对工作环境不能适应,不珍惜所得的工作,就不可能全力去发挥工作潜能。忠诚的人认为,职业和岗位只是分工的不同,并无高低贵贱之别。梁启超认为,任何一种职业都是有无穷的趣味和无尽的快乐的,只要你肯继续做下去,趣味自然会发生,快乐也自然会出现。每一职业之成就,离不了乐观向上之奋斗。人生能从自己职业中领略出趣味,发现快乐,生活才有意义和价值。

🌷 读一读

一项调查显示:学术资格已不是公司招聘首先考虑的条件,更重要的是新招来的员工要有正确的工作态度。大多数雇主认为,迄今为止,这是公司在雇佣工作人员时最优先考虑的;其次是工作人员应该具有职业技能,接着是工作经验。

美国联邦储备银行总裁丽贝特·博伊尔说:"公司聘用人的标准是敬业精神。我认为,工作是一个人的基本权利,有没有权利在这个世界上生存则看他能不能认真地对待工作。公司给一个人工作,实际上是给一个人生存的机会,如果能认真地对待这个机会,也才对得起公司给予的待遇。"毫无疑问,工作态度已被视为组织遴选人才时的第一标准。

🌷 议一议

两则资讯给你的求职应聘和职业生涯规划产生什么影响?

(四)职业忠诚是一种精益求精的职业品质

职业忠诚不是一般的道德宣教,它必须落实到具体的职业活动中,落实到对所从事的职业和技术的钻研和精通中。只有在业务上精益求精,始终做到学而不厌、习而不倦、勤苦钻研的人才能在本职岗位上有所建树。没有卑微的职业,只有卑微的职业态度,而对职业的态度,完全取决于是否把工作看成是一种责任、一种使命。只有把职业当成一种责任、使命,才能够把工作做到尽善尽美。

🌷 专家建议

谨慎跳槽。现代社会比以前有更多的诱惑,更容易使人迷失方向。身在企业,一定要谨慎跳槽。频繁跳槽会使自己的心态变得越来越浮躁。频繁跳槽是心浮气躁的一种表现,也是一种对自己极端不负责任的表现。这山望着那山高的人永远也不会成功,一个频繁跳槽的人必然会降低自己的"职场资信等级"。一个员工一旦失去了成就事业最宝贵的忠诚精神,变得心浮气躁,凡事敷衍塞责,遇难而退,最终只能在频繁的跳槽过程中一无所获,落得个竹篮打水一场空的悲惨下场。职场上,一名员工的工作能力加上其工作态度,决定他的报酬和职务。

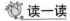 **读一读**

谁说下一份工作会更好——唐骏谈跳槽

在工作中一旦遇到挫折,应该立足于现实,及时调整好自己的心态。如果你有实力,就一定能东山再起。

很多人被领导批了一次,就觉得很没面子,决定不干了。同时对单位也不抱希望了……

二十几岁,别那么脆弱。在人生路途中这点刺激算什么呢!如果因为被批评而随意离职,那么这样的人又怎么能成就大事呢?

每个人都有疲劳期、都有被领导不理解的时候。你能做的就是调整你的心态、跟上团队的脚步,立足现实继续努力。多与自己的上司沟通,让他倾听你的意见和心声,抱有信念和梦想,为自己的梦想努力。

在你三十岁之前不要谈条件,不要动不动就跳槽。三十岁以前是你人生积累的最佳时期,也就是你的付出时期。当你积累到一定阶段,也就是三十岁之后再去向单位谈价钱,因为那时候的你才真有资本!

没有好的组织愿意要经常跳槽的员工!这样的员工没有忠诚度,留不住!这样的员工不踏实,无法用!这样的员工无法适应职场环境!任何组织惧怕没有忠诚度的员工!

议一议

你认同上述观点吗?为什么?

第三节　职业态度决定敬业程度

读一读

美国 NBA 篮球比赛风格就是敬业程度的典型代表。每场比赛的最后一节,都是整场四节比赛中时间最长的,尤其是最后几分钟,暂停不断,犯规不断。如果是只相差 1~2 分的胶着状态下,频繁的暂停以布置战术,犯规以争取时间,大家都能理解;但有些分数相差很远的场次也是如此,即使是垃圾时间,上替补球员也是打得有板有眼。奇怪吗?不奇怪。因为他们知道自己是职业球员。这就是职业球员对所从事职业的态度。比赛的胜还是负是水平问题,球员积极还是消极是态度问题。水平可以不如人,但在态度上一定要对得起花钱来观赏比赛的球迷,要让他们觉得钱花得值。

议一议

美国 NBA 运动员的职业化,对中国护士职业化有哪些积极的借鉴作用?

一、敬业是一种职业态度

（一）敬业是职业道德的崇高表现

1. 敬业精神的强度取决于一个人的职业态度的高度　一个没有敬业精神的人，即使有能力也不会得到人们的尊重和接受；能力相对较弱但具有敬业精神的人却能够找到自己发挥的舞台，并步步实现自身的价值，最后更有可能发展成为广受尊重的人。在我们这个国度里，人不论职位高低，没有贵贱之分，敬业精神始终如一。无论我们做什么工作，有多么远大的理想，首先是要把我们的本职工作做好。即使是很普通的人，也应有很强的敬业精神。

2. 敬业是人类社会最为普遍的奉献精神　敬业看似平凡，实则伟大。敬业程度就是在合适的场合下表现出合适的行为，是一个人在职场环境中的态度、道德、礼仪等各个方面的综合体现。在今天，一个人的敬业程度决定了他在职场中的发展前途，一个护士团体敬业程度决定了这所医院在市场环境下到底能走多远。

（二）让敬业成为一种习惯

1. 忠诚和敬业是相互融合的　忠诚更多的体现在内心，敬业则外在地表现在具体工作上尽职尽责、一丝不苟、善始善终。忠诚敬业的回报就是无限多的关注和无处不在的发展机会。工作意味着责任，忠诚地对待自己的工作，敢于承担自己在工作中的责任，无论是什么工作，最关键的是你是否做好了你的工作。

2. 敬业就是敬重工作　一个人不论从事何种职业，都应该敬重自己的工作，不放弃工作中的任何一件小事，在工作中表现出恪尽职守、忠诚不二的精神，这才是真正的敬业。评价一个人做事的效果，只要看他工作时的精神和态度即可。一个人工作起来精力充沛，激情饱满，就能够做到精益求精和力求完美；相反，做起事来总感到受了束缚，感到工作枯燥，没有丝毫趣味，很少能做出成就。

🌷 读一读

自己建造的房子

有个泥瓦匠手艺很好，老板非常器重他。一天，泥瓦匠向老板说："我出来做工已经整整三年了，我想回家看看，并在家乡找点活干，我不想再和家人分离了。我今天是来向你辞行的，谢谢你这几年的重用。"老板想了想，对泥瓦匠说："你要走，我也不拦你。但是你能不能看在咱们合作几年的份上，再帮忙建一所房子。"

泥瓦匠答应了，但是他的心已经不在工作上了。虽然老板提供的都是上好的材料，但是房子却做得十分粗糙。房子建好的时候，老板把大门的钥匙递给他，说："这是我送你的房子，把你的家人接来一起住吧。"泥瓦匠震惊得目瞪口呆，羞愧得无地自容。如果他早知道是在给自己建房子，他一定会充分利用那些上好的材料，建一所漂亮精致的房子。现在他却要住在一栋粗制滥造的房子里！

悟一悟

很多时候,我们也像泥瓦匠一样,缺少一份积极的心态,一种追求完美的精神,特别是在最后的关键时刻不能全力以赴。等我们猛然醒悟的时候,早已深困于自己粗制滥造的"房子"里了。如果泥瓦匠把每一所房子都当成自己的,全心全意地投入自己的智慧,他就能住进精致美丽的房子。如果我们每时每刻都以积极的心态面对人生,我们就能拥有一份精彩而美丽的生活。

二、敬业是对职业的高度认同

1. 干一行爱一行与爱一行干一行　一个人无论从事什么职业,都应该做到干一行爱一行。干一行爱一行是一种优秀的职业品质,是所有的职业人士都应遵从的基本价值观。干一行就要爱一行的 4 种表现:珍惜工作、尊重职业、坚守事业、忠诚企业。如何才能干一行爱一行,即需要通过学一行、专一行、精一行、超一行、拾阶而上、逐层递进,从而将干一行爱一行的理念变成实务。如果你找到不是你心中所理想的工作,这时也不需要太多害怕,你应该带着你全部的信心与勇气去面对这新的考验。请记住,所有的事物都是要从第一次开始啊,所以你应该面对实际,应该干一行爱一行。在现实生活中能够找到理想职业的人必定是少数的。对于多数人来说,必须面对现实,去从事社会所需要而自己内心不太愿意干的工作。在这种情况下,如果没有干一行爱一行的精神,那么你就很难干好工作,很难做到敬业。提倡敬业,热爱本职,并不是要求人们终身只能干"一"行爱"一"行,也不排斥人的全面发展。我们不能把敬业片面地理解为绝对地、终身地只能从事某个职业,而是选定一行就应该爱一行。但是,如果只从兴趣出发,见异思迁,"干一行厌一行",自己的聪明才智就可能得不到充分发挥,也会给工作带来损失。

敬业精神是用人单位挑选人才的一项非常重要的标准。用人单位往往录用那些具有敬业精神的人。因为只有那些干一行爱一行的人,才能专心致志地搞好工作。

辩一辩

以干一行爱一行与爱一行干一行为辩题,展开辩论。

2. 敬业是对团队的高度归属感　敬业是护士对各种规范、要求的自觉认同和内化,是自觉承诺、履行社会责任和社会义务的表现。敬业是平凡的奉献精神,因为它是每个人都可以做到的,而且应该具备的;敬业又是伟大的奉献精神,因为伟大出自平凡,没有平凡的敬业,就没有伟大的奉献。

读一读

日本前邮政大臣野田圣子大学毕业后进入东京帝国饭店工作,没想到上司竟安排她做洗厕工,每天都必须将马桶擦洗得光洁如新。心理作用使她几欲作呕。本想立即辞去这份工作,但她又不甘心自己刚刚走上社会就败下阵来。因为她初来时曾经发誓:一定要走好人生的第一步!

就在圣子的思想十分矛盾的时候,酒店里一位老员工看出了她的心事,于是为她示范了一次。她拿起工具一遍又一遍地擦洗马桶,直到光洁如新,然后将擦洗干净的马桶装满水,再从马桶中盛出一杯水,一饮而尽,竟然没有丝毫做作。

圣子突然醒悟,只有马桶里边的水达到了可以喝的程度,才算是把马桶洗得光洁如新了。于是暗下决心:就算今后一辈子洗厕所,也要做一名全日本最出色的洗厕所人。

她开始振奋精神,全心全意地投入到洗厕所的工作中。她的工作从来没有老板在身边监督,但她始终以前辈做榜样,使工作质量达到前辈的水平。当然,她也多次喝下自己清洗过的马桶的水,既是检验自己的工作质量,也是检验自己的自信心。

正是这种对工作全身心的投入,一丝不苟的敬业精神,使她迈好了人生的第一步。有了这种精神,她可以克服工作中所有的困难,从此踏上了成功之路,开始了她人生不断从成功走向辉煌的历程。几十年的光阴很快就过去了,后来她成为日本内阁的主要官员——邮政大臣。

议一议

请说说故事给你的启示。

3. 敬业的最高境界是职业与事业的统一　有人认为,职业是赖以生存维系生命的氧气筒,无论你喜欢与否都得背着,是一种被动的接受。从这个意义上说,护士是魔鬼?! 而事业这种东西能让生命幻化异彩如艺苑奇葩,令你陶醉让你沉迷,没人拿鞭子抽你,是一种主动的驰骋。那么,护士是天使?! 敬业会形成的良性循环:敬业——得到嘉奖和升迁,生活条件越来越优越——更加敬业——得到更多嘉奖和升迁机会,生活进一步优越起来;不敬业导致的恶性循环:不敬业——得不到嘉奖和升迁,生活越来越艰难——更加不敬业——更加得不到嘉奖和升迁,生活进一步陷入艰难境地。

如何改变自己,将所从事的职业看成是自己追求的事业呢? 必须能够通过现在的职业看到更高的追求目标,也就是要清楚自己通过现在从事的职业所要实现的最终理想是什么。这样,你就可以比较容易地改变自己对待职业的态度,发扬敬业精神。成功与失败的界线在于:成功者无论从事什么工作都勤恳敬业,丝毫不会放松。因为无论在什么情况下,敬业都是一名员工走向成功的最可宝贵的财富。

小贴士

据美国权威机构调查,用人单位最不喜欢的是下列这样对待职业的人,懒惰、迟到、缺席、不忠实、精神不集中、太少或太多野心、被动、不诚实、不合作、没礼貌、不守规则、破坏、不尽责、无适应能力、虚假报告。而用人单位最喜欢具备了这样敬业品质的人——准时、诚实、可靠、稳定、主动、合作、学习、幽默、乐于助人。

第二篇　职业认知篇

第四章　职业体认——护士是天使还是魔鬼

┌───
内容摘要

　诠释护理艺术,实例说明护理的现实状况。
└───

◇ **认知目标**

　　1. 识别护士职业的现实是天使还是魔鬼。

　　2. 了解职业体认的含义。

◇ **能力目标**

　　1. 按照护理艺术的建构,尝试运用于护理实践。

　　2. 根据你对护士职业的理解,体会护理的艺术魅力。

◇ **情感目标**

　　在护士职业化中初步展示护理的艺术魅力。

读一读

招聘"世界上最好的工作"

　　"在碧海间潜水喂鱼,住海景豪华别墅,拿高额月薪……"澳大利亚昆士兰旅游局面向全球招聘:大堡礁看护员。

　　澳大利亚大堡礁守岛人,英国公民本·索撒尔承认,自己登上大堡礁后怀念在英国的日子。他说,尽管大堡礁地处热带,但是白天比英国短,晚上8点天就黑了。他还说,大堡礁炎热的天气,不适宜烧烤。为此,一些英国媒体评论说,索撒尔变成一个不停抱怨的家伙。

想一想

　　1. 请问,你愿意去应聘吗? 为什么?

　　2. 在你认识的人当中,谁的职业是最好的? 为什么?

　　3. 什么是好工作? 你认为好工作的标准是什么?

第一节　护士职业的写实诠释

一、职业体认

（一）职业体认含义

职业体认是职业人的自我概念，是对社会赋予的职业角色的承认，即发自内心地接受该职业，并给予积极的感知和正面的评价。职业体认既指一种过程，也指一种状态。"过程"是指职业人从自己的经历中逐渐发展、确认自己职业角色的过程。"状态"是指职业人当前对自己所从事职业的认同程度。

护士职业体认是指护士对其职业的观察、判断与评价以及认可、认同。包括对护士角色的认识和认可，即回答"护士是一种什么样的职业"的问题；以及护士对自身职业发展的认识与认同。

1. 对护士角色的体认　主要内容包括：护士到底是做什么的？我在做什么？我起到了什么作用？护士在社会上处于什么位置？与其他职业有何不同？社会对护士有什么期待？为什么会有这些期待？我是否能够满足这些期待？护士角色的隐喻，白衣天使、健康守护神，等等。

2. 对护士专业发展的体认　主要内容包括：对护士专业化的体认、对护士专业发展的体认、对专业发展与生涯发展关系的体认、对自我发展与学生发展关系的体认，等等。

读一读

亲爱的护士姐妹们，大家好！

看到同仁们对护理工作的看法和想法，我深有感触，很理解你们。

我是有着 17 年的临床护理经历现在已退出护理岗位的老护士。十几年来，在护理岗位上我奉献着自己的青春和热血，把最美好的青春年华留在了病房。因此，你们的酸甜苦辣我都经历过。我也曾和姐妹们一样，悔恨过自己的选择，抱怨过自己的命运。护士工作苦、脏、累不言而喻，最让人难以接受的是世俗的偏见、社会的歧视。看看和我一同走出校门的医生们那种自豪感，总感到自己低人一等。是啊，医生们大笔一挥，开一张处方，消费的是病人，受益的却是医生。可护士呢，哪一张处方不是护士亲自从药房取回，亲自用在病人身上。在金钱利益的驱使下，医生的笔是那么有价值，而护士的劳动却那么廉价。社会的歧视、待遇的不公，让我们护士感到困惑和无奈。

选择了护士就等于选择了终身学习。院内考试、职称晋升，给我们原本就很累的工作又增加了负担，即使如此，在县级医院有多少护士能晋升副高职称？可是，医生们一个个都成了年轻的教授。而我们呢，那些苛刻的条条框框限制着我们的发展。这就是护士的悲哀！！！

　　所有的委屈只能咽在肚子里。面对病人还得笑脸相迎。可是,反过来想想,那些下岗女工、日夜劳作的农民、那些为了生存而奔波的打工仔,与他们相比我们幸运得多,如此我稍感心理平衡。另外,人是感情动物。看到痛苦呻吟的病人康复出院时,那幸福的微笑和感激的目光,听到病人一句感谢的话语,一股暖流传遍全身;产房里一个小生命经我们的双手迎接到这个世界上,会有一种自豪感——自己工作是那么的伟大! 我们的双手竟能创造出生命的奇迹！！！

　　护士姐妹们,我们的工作正在被人们所接受,被社会所认可。我们再想想,病人是一个更需要呵护的弱势群体。我们的一声问候会消除他们的紧张和恐惧,一个微笑会温暖他们的心房。正是这种蓬勃的朝气和无私的爱心,护士才被喻为白衣天使。

　　护士姐妹们,珍爱自己美好的年华吧,珍惜自己这份工作吧。当你离开这个岗位时那种留恋和无奈会让你心碎,虽然这份工作没有诱人的光环,没有丰厚的报酬,但是却能体现你的人生价值。

悟一悟

　　请说说,你对护理职业的认识。

　　(二) 职业环境认知

　　对职业所处环境的认知,主要包括对职业的社会环境、行业环境、企业环境和岗位环境的认知。

　　1. 社会环境分析　对职业进行社会环境分析,主要是从政策环境、经济环境、法治环境、科技环境、文化环境等宏观因素进行分析。

　　(1) 政策环境主要涉及国家的职业方针和政策,对职业发展起导向作用。例如:2003 年 12 月 3 日教育部等六部门联合颁布的《关于实施职业院校制造业和现代服务业技能型紧缺人才培养培训工程的通知》指出:我国目前紧缺技能型人才,国家将优先在数控技术应用、计算机应用与软件技术、汽车运用与维修、护理等四个专业领域实施"职业院校制造业和现代服务业技能型紧缺人才培养培训工程"。

　　(2) 经济环境是影响职业选择和发展的重要因素。一般来讲,经济发展形势越好,社会提供的可供选择的职业种类越多,就业的几率越大;尤其是经济的发展促进和保障人民对健康的需求,必然为护理的发展提供坚实的经济基础。

　　(3) 法律环境和文化环境主要指与职业相关的法律与法规、教育条件和水平等因素。例如卫生部出台的《中国护理事业发展规划纲要(2011—2015 年)》,国务院出台的《护士条例》。

　　职业是处于社会环境中的职业,职业的发展是以社会的发展和需要为前提的。个体在进行职业选择时,要充分认识到社会环境对职业发展的影响。

　　2. 行业环境分析　行业环境分析主要是对拟选择的职业所属行业的环境分析,

包括该行业的发展状况和前景、优势和劣势、对人才的需求等。2002—2003 年卫生部护理人才需求预测研究课题指出：2015 年应达医生：护士＝1∶1，每千人口医护人员均为 1.5，则护士数应为 232.3 万，应净增 103.6 万；护理人才招生数中专占 50％，大专 30％，本科 19.5％，研究生 0.5％。只有按照这种比例进行卫生人力配置，才有助于改变我国医护比例失调的现状，并有助于缓解护理人力短缺的问题，缩小同国际水平的差距。

3. 企业环境分析　企业环境分析指个体对自己拟选择的企业进行全方位了解，包括企业的内部文化、发展历史、组织机构、领导团体、管理理念、发展战略等。

4. 岗位环境分析　岗位环境分析是职业环境分析中最具体化的部分。岗位，简单地说，就是职位，即我们选择的职业是干什么的。主要是了解该岗位的工作内容是什么，具备什么样的素质和能力，地位和作用如何等。

小贴士

护理专业在全球的主要发展趋势

护理人员将成为初级卫生保健的主要力量；护理人员将成为健康教育的主要力量；护理人员将成为医生和其他保健人员平等的合作者；为危重症患者提供高质量、高技术的护理仍是护理人员的重要任务；参与国际人才市场的竞争：技能型紧缺人才。

（三）影响中国职业声望评价的因素

主要包括职业环境、职业社会功能、职业要求、职业报酬。

1. 职业环境　即与职业活动相关的各种工作条件，如劳动强度、卫生条件、技术装备等。职业环境越好，则职业声望越高。

2. 职业社会功能　即某种职业对于社会的作用，包括对国家建设和公共福利的责任。职业的责任和社会作用越大，职业声望就越高。

3. 职业要求　即一定职业对于任职者的教育程度、职业技能、职业能力、职业道德、身体状况等各方面的条件要求。职业对任职者的要求越高，职业声望也就越高。

4. 职业报酬　泛指职业能给予任职者的各项利益，包括经济收入、福利待遇、晋升机会等。职业报酬越高，职业声望越高。

链一链

搜索护士的职业声望排名，谈谈你的看法。

二、护理是艺术

护理艺术建构主要表现在护理学科、护理对象、护理主体三个层面。

（一）护理学科

护理是一门独立的学科，其独立性在于有其独特的研究领域和理论体系；护理是一门技术，各项护理技术操作都是必须严格遵循科学规律的；护理又是一门艺术，它不仅表现在护士优雅的举止、整洁的仪表、轻盈的动作给人以美感,更重要的是护士要针对千差万别的每个患者,提供不同的护理模式,使其恢复到最佳状态,这本身就是一门非常精细的艺术。护理学再先进,也无力彻底改变人类生老病死的进程,护士能做的是给予患者充分的人性挚爱和职业温暖。护理学从某种意义上就是人学。护理学是应该建立在对人性充分认识与理解的基础之上的,是由科学、专业、爱心构成了护理艺术。因此,"提灯女神"已经被定格为护理学和护士的艺术形象。

诵一诵

南丁格尔认为:护理是一门科学,是一门照护的艺术,是上帝的法则;许多人夸奖艺术家在石头上的雕刻,或在画布上的图画,但是那些都是没有生命的东西。护理的工作才是真正的艺术,作在人的身上,是修砌上帝灵之殿的尊贵工作。

"爱在左,同情在右,走在生命的两旁,随时撒种,随时开花,将这一径长途,点缀得香花弥漫,使穿杖拂叶的行人,踏着荆棘,不觉得痛苦,有泪可落,却不悲凉。"冰心老人的这段话,是对护士职业的最好诠释。

护理前辈林菊英说:"在生命的单程列车上,护士高超的服务,将使人生旅途的终点得到延伸。"我国首届南丁格尔奖获得者王秀瑛说:"患者无医,将陷于无望;患者无护,将陷于无助。"

(二) 护理对象

护理服务的对象是人,这就决定了护理既是一门专业的护理学,也是一门"人学"。护理发展的根本目标只有一个:一切为了人的健康。当我们说护理是一门艺术时,它是爱的艺术,即给予最软弱最痛苦最需要的人的照顾、安慰和爱。当我们什么都不能做了的时候,我们能做的只有安慰、关爱。发展护理的艺术性是必需的。因为作为人的病人和护士都需要护理的艺术性,需要真正懂得爱,懂得如何去爱,懂得如何在困境中坚持爱。

(三) 护理主体

最早的护士不是饱含人间关爱的母亲、情人、姐妹、女儿,而是有着天使挚爱体悟的修女。她们身上素洁的装束不是为了无菌的职业讲究,而是对上帝心底澄澈的表白。或许她们没有太专业的护理技术,但她们拥有浓烈的爱和善,她们的诉求不是协助医生干预,而是独立地表达上苍的悲悯和无需回报的关爱。此时的护理学凸显出的是强烈的人性向度而非技术向度。护理不仅要解决消除病痛,还要扩大人生存的意义,需要用人文关怀去发现创造美;需要借助伦理学、心理学、护理学知识和技术去发展爱的艺术。

发展护理的艺术首先是护士所必需的,是护理专业必需的。一个把护理当艺术的护士必定是一个致力于爱和同情的护士,会把护理规则转化为心灵的律条而有机的运用。她必定不是一个唯利是图的冷漠之辈,而是一个对护理事业充满热爱之情,把护理工作当作人生最大乐趣的护理工作者。这种快乐是实现护理爱的艺术的内在动力。很难设想一个面对患者畏难发愁,心存敷衍的护士会积极地去爱护患者,设身处地为患者考虑。因此,让护理成为一门艺术可以成就护士的学识和美德,燃烧护士对护理的忠诚和对患者的真诚热爱之情。因为护理艺术不只是一种方法、一种思维,更是充溢于护理实践中的一种生动的精神。在护理活动中发现美、创造美,用护理的情感和信仰塑造坚实的爱和同情之基。护理不仅是机械精细的、刻板而冷峻的操作护理,也是把伟大的博爱精神、人文关怀、美学原则及爱的情感以专业化的、理性而又艺术的方式表现出来,证明护士是护理艺术的创造者。

读一读

优质护理　艺术与专业的精彩呈现——江苏省人民医院开展优质护理纪实

"护理既是一门艺术,又是一门专业"——南丁格尔

2010 年卫生部在全国开展优质护理工程,一时间人们开始质疑:优质护理就是由护士承担患者全部生活照顾? 优质护理是护理的改革还是护理的倒退? 而此时,作为在全国首家开展无陪化护理、被卫生部领导称为"优质护理工程发祥地"的江苏省人民医院已经在部分病区开始认真探讨和践行着南丁格尔关于护理工作"既是艺术又是专业"的精髓。多年的积淀和两年优质护理的实践获得了丰硕的成果,该院临床护理先后荣获了卫生部首批国家重点专科建设项目,卫生部优质护理考核优秀医院。那么,他们是如何在这平凡的工作中诠释护理的真谛的呢?

优质护理,最贴心最用心的服务

在江苏省人民医院各个病区,每天,你都会看到护士们穿梭忙碌的身影,这些接受过高等教育的专科护士在完成常规的各项治疗和专科护理之外,还将护理内容延伸到患者所有的生活中,护士们把给患者梳头、剃须、喂饭、洗头、洗脚、剪指甲等这些以往由家属承担的生活照顾完全承担起来。

早晨,她们帮患者洗脸刷牙,协助用早餐;白天,她们给卧床的患者翻身叩背;深夜,她们给手术后的患者饮水热饭。夏天,她们准备了厚薄有别的三种被子,确保不同病种患者的需要;她们会反复摇床,为的是患者有一个舒适的体位;她们会用一个小时的时间耐心地哄老年痴呆患者吃饭;而对于出院的病人她们更是细致地问到回家的方式、家中的陈设等等,为的是能让病人安全地度过康复期……她们给患者带来了最贴心的服务,带来了愉悦的心情和战胜疾病的信心。

运用之妙,存乎一心。五官科制作小奖状用来鼓励勇敢接受治疗的小患者;骨科协助患者下床活动时,一根安全带紧紧将护士与患者连在了一起;胆胰外科自制的小小背包方便了患者活动,又保证了引流管的安全;老年消化科护士自己设计并改良病员服装,在不同部位开叉,为的是患者在保暖的同时换药和功能锻炼不受影响……

这些护理工作中由心而发的小发明、小创造在病区比比皆是,它折射的是护士对

病人的关爱和呵护,增进的是病人对医护人员的信任。而一个个护理操作的细化,一项项新型的护理工作流程的出台,一个又一个人性化措施的制定,让优质护理有了制度、有了保障。

生活照护,凸显专业、科学的水准

为患者洗头、擦身、喂饭等成为护理工作的一部分后,护士也由此被戏称为"高级保姆"。许多人质疑,护士管起病人吃喝拉撒,那和保姆有什么区别?优质护理实施之初,许多护士也感觉强烈的不适应。然而当该项工作以其延展性体现出其优越性、专业性之后,越来越多的护士认识到,对患者的生活照护是观察病情变化的良好时机,是促进患者康复、密切护患关系的一大法宝。

生活护理里有学问,帮病人翻身,家属、护工翻和护士翻不一样;给病人喂饭,家属、护工喂和护士喂也不一样;而对病人一些细微变化,一般人也许并不知道其中隐藏着什么样的信息,观察病人输液时护士们能看出静脉流畅不流畅,观察引流袋时护士们能看出流量多少和颜色变化背后潜伏着的危机,护士们通过观察可以及时发现问题、及时解决问题。

在翻身、擦澡时发现前胸多了几个不起眼的小"红疙瘩",护士便留心做个记号,再观察又多了一些小"红疙瘩",分析原因汇报医生,及时发现那位病人是特殊过敏体质。在帮患者洗脚时通过比较两腿的粗细、综合分析患者的情况,发现下肢静脉血栓的发生……如果没有这"零距离"的生活照护,就可能会有病情变化被忽视而造成不良后果。

充分发挥具备活动能力的患者的自我照护能力,也是有效防止并发症、树立患者战胜疾病的信心的方法之一。对一位通过评估可以坐起、腕力也可以但要求护士给予口腔护理的患者,护士耐心说服并帮他兑好水、协助患者坐起完成自行刷牙的过程。这种"为其不能为,帮其能为"的做法就是专业的生活照顾。而每一项决定必须建立在客观依据之上,具体执行必须体现良好的沟通技巧,这就是科学和艺术在生活照顾中的体现。

守护生命,早期发现,防患未然

早期发现、早期治疗是许多疾病治疗的首要原则。病房里,唯有护士是24小时始终守护着病人,观察病情变化自然也就成了护士的责任。对神经外科危急指数最高、来势最凶猛的病情变化——脑疝的早期发现可谓是抢救成功的关键,一位护士在呼唤一位动脉瘤术后、生命体征尚平稳的患者时,仅从他轻轻抬了一下眼皮、没有应答的反应中意识到患者神志变差,可能有脑疝的危险,立即查看瞳孔,发现对光发射迟钝,头部减压窗压力明显增高,汇报医生后使用脱水剂为病人降低颅内压,在脑疝早期,为进一步抢救,赢得了宝贵的时间。

如今,这样的事例在江苏省人民医院层出不穷,这源于护士对患者病情的全面了解,对疾病发生、发展规律以及疾病给患者造成存在和潜在影响的熟悉,源于护士对细微变化的职业敏感性,更源于护士对专业知识的运用和综合分析判断的能力,而这也让他们赢得了"生命守护神"的美誉。

护士价值,在优质护理中得到体现

有句话叫:"医生的嘴,护士的腿"。然而如今,在江苏省人民医院,护士已不再是机械的操作工,他们不仅能把打针、发药做得更人性、安全、专业,还善于仔细观察、分析临床现象,找出患者康复过程中的问题,并用科学方法来解决,进而成为护理学科的研究者。

议一议

说说你对护理学科的感受。例如护理是技术? 护理是科学? 护理是艺术?

第二节　护士职业的现实体认

读一读

一个护士的"经典之作"

多少人对我说:"护士好啊 "

三级甲等医院 国家事业单位

救死扶伤 收入稳定 人人钦佩

讨回做老婆 温柔体贴 一级护理免费

全家老少 小毛小病 不去医院 不用破费

老妈拿着报纸 兴高采烈 大言不惭:

"在男人选择女人的职业里 护士排序第三位"

——晕死!!!

最初我选择这个行当

是因为觉得护士看上去高贵

南丁格尔的召唤 外加上家人没一个反对

我他妈拼了

义无反顾地踏上天使之路

终究成就了今天的我——小护士一个

真是不做不知道 一做吓一跳

基础护理——其实就是铺床和做保姆

病房里所有的床要铺

重病人要更换床单 被套 枕头套

一级护理病人 刷牙 梳头 擦身 换衣服

一个妙龄少女 在家被子不叠 床单不整

今天沦落到 为病人擦身洗脸 洗脚梳头

依然要面带微笑

外行看　挂上一瓶盐水很简单

核对　整理　输入电脑　打单子　贴单子　双人签名　领药　对药　查药
加药

对补液　冲补液　打补液　换补液　拔补液

对医嘱　停医嘱　催医嘱　打医嘱　贴医嘱　执行医嘱　审核医嘱

还有病人在那里埋怨——今天输液怎么那么慢

样样事情　病人总是来问

护士小姐——我想小便小不出来　怎么办啊

护士小姐——我大便把床单弄脏了　您给换吧

护士小姐——我睡不着觉　您给我点药吧

护士小姐——厕所灯坏了　您给想办法吧

护士小姐——盐水不滴了啊

护士小姐——盐水没有了啊

护士小姐　护士小姐　护士小姐

护士难当　小护士更难当

冲补液要查　打补液要查

护理记录要查　医嘱单也要查

笔的品种颜色要查

铅笔　钢笔　水笔　红笔　蓝笔　红蓝笔

有没有该写的没写　不该写的和涂改的

还有查得更绝的　核对病人

你是几级护理　床位护士的名和姓

病人若是不知道　就是护士宣教没做好

殊不知　病人甚至连自己是谁　都分不清

护理部丢下一句话：那我们可管不了　这项是硬指标

——我狂晕！

议一议

　　试问：谁把护士变成魔鬼，谁把护士变成天使？

一、护士是魔鬼

　　你是否经常纠结，内心不断地拷问："护士职业意味着什么"，"我喜欢护士职业吗"，"如果不喜欢，我又该怎样调节"，等等。如果护士作为精神领路人的身份变得模糊，那么白衣天使的崇高逐渐远离，护士也就成了一项平庸的职业，可能不再拥有精神力量，不再有所精神追求，不再拥有南丁格尔，不再拥有所从事的职业激情。

（一）不同选择成就不同角色

　　有人无意中问过一个出租车司机，"您能说说什么是职业吗？""职业就是工作"。"那什么是工作？""工作就是上班。""什么叫上班？""上班就是干活呗。""什么是干活？""干活就是受累。""什么是受累？""受累就是遭罪呗。"把职业和遭罪画上了等号，这就是出租车司机对职业角色的选择。假如你非常热爱工作，那你的生活就是天堂；假如你非常讨厌工作，那你的生活就是地狱。既然我们选择了这份工作和公司，就应该接受它的全部，不单单是享受它给我们带来的种种好处和快乐，即使碰到了屈辱和责骂，也是这份工作中的一部分。任何一个忠诚的企业员工，都会时刻记住这样一句话：记住，这是你的工作！人的一生中，可以没有很高的名望，也可以没有很多的财富，但绝对不可以缺少工作的乐趣。工作态度的优劣决定工作成就的高低。既然无法逃避工作，为什么不积极面对，满腔热情地去工作，让自己的生活充满热情和活力呢？

　　选择自怜还是选择博爱。选择自怜，是一种纵容自我欲望膨胀的过程，这种无限扩张的需求与现实之间又形成了越来越宽的鸿沟，让人倍感失落："天下我最不幸"、"世事皆与我作对"。于是，心理失衡，委屈、抱怨、嫉妒，作茧自缚，在错觉和幻觉中制造毁灭自己的悲剧。选择博爱，就是选择用一颗充满爱的心去关心身边的人和事物，就是选择把自己的整颗心，用于对世界的热爱和对生活的感恩。这是心境问题与思维认识的角度问题。选择博爱，是选择对万物的眷恋，是挖掘自己如何成为别人的需要之源。因为你热爱生活、热爱自己，热爱别人，把被人需要当作自身的价值。

（二）生存价值决定职业角色

　　把护士职业看成是自己维持生存的基本手段，通过护理可以获得一份固定的收入。其实，护士并不是所喜欢的职业，选择护士仅仅是迫不得已，长年累月把自己磨炼成了一个非常熟练的"护理机器"，这种机械的生活不仅对自己是一种痛苦和折磨，对病人更是一种痛苦和灾难！她们从未感受过护士的快乐，从感情上永远提不起对护士职业的兴趣。只是每月的工资对她还是一种约束，出于良心上考虑，要对得起这份工资，不得不尽护士的义务。在没有金钱刺激的时候，从来不想主动去干些什么。因此，在繁重的护理任务和激烈的竞争面前，心理感受就是无聊、苦闷和绝望，你很难见到笑脸，对待病人，她们没有爱和感情，内心时刻在给病人一种警告：别惹我，我心情不好。

一旦病人冒犯了她,"冷面杀手"马上变成"红面杀手","我是护士,你就必须听我的话,否则对你不客气。"在工作中她们从来没有心思去潜心钻研,总盼望着涨工资的那一天,期待着自己成为百万富翁,期待着有朝一日能脱离苦海,离开医院这个"鬼地方"。一个正式工就这样变成了一个临时工,一天一天撞着医院的钟。

二、护士是天使

(一)天使与护士的对话

与其诅咒黑暗,不如点亮一支蜡烛!护士们,别再抱怨了!行动起来吧!既然我让你如此的不满意,那么请离开我吧!重塑你的人生,寻找你的幸福;或者请努力改造我吧,恢复我天使的容颜;至于我,我不可能不做我自己,我生来就是天使,我不下地狱,谁下地狱?如果你选择了我,如果你不想离开我,你也就选择了无偿地奉献,不要再奢望得到什么回报,不要再计较处在什么地位。天使的地位,人世间没有谁能够有资格去衡量和评判!既然你选择了天使,就请与我一起做一支小小的蜡烛吧!让我们一起安抚每一个病体,安慰每一颗痛苦的心灵,让南丁格尔的小提灯照耀我们的足迹所至,辉映力所能及的每一处地方,让贫病交加的人们感受到天国的光亮!

在对护士职业有了比较理性的认识以后,我们又该怎样去从事这一职业,也许你把它当作自己谋生养家的手段,也许你把它当作自己专业成长的舞台,也许你把它当作事业追求的天地,这都无可非议,谋生满足了人类生存的物质需要,这也是人最起码的需求,但仅此而已是远远不够的,我们每一名在工作岗位上的护士,为了适应时代的发展和改革的需要,都在尽心尽职,并且采取多种途径提升自己的专业素养,促进自己的专业成长,努力实现自我价值。当然要真正把护士职业当作一项事业去追求,那是更高的要求,它将把护理作为自己一生的奋斗目标,全身心地投入,从而创造一流的业绩。我们每个人都有自己追求的目标,但不管怎样,你得对得起自己无悔的选择,在工作岗位上不断有新的追求,从而享受护理的幸福,体验护士职业的快乐。

(二)发展自我、超越自我

护士不仅没有把护士这个职业看成是维持生计的功利手段,也不仅仅把这一职业看成是给予和奉献之后的满足。她以病人健康为己任,自身的积极主动发展为最高目标,并围绕这一目标而孜孜不倦的工作,同时,她本身也在不断的创造中实现着自我的发展与完善。她不再满足于仅仅作为护理机器人,而是把自己当成一个有理性、有思想、有见解、有独立判断和解决能力的人,她会时时关注护理学发展的动态,处处收集护理信息,总是站在一定的高度进行研究,病床就是她的实验室,病人是她最好的实验合作者。于是她最早接触并实践新的教育理论,反思和研究成为她自我发展的内在需要。她总是不断以新的知识充实自己,成为热爱学习、学会学习、终身学习的楷模。她不安于已有的成绩,始终像田径场上的一名起跑者,以生机勃勃的斗志、精益求精的态度、学而不厌的精神超越自己。因为她知道只有高素质的护士才能保证高质量的护理水平,所以她总是积极地从多方面多渠道充实自己,终身的学习不仅仅为了一纸文凭和薪水的提高,而是为了自我的充实与完善。护理是她毕生追求的事业,是她心甘情愿地投入并不断获得快乐的职业。她不相信自己仅仅是燃烧自己做了别人的悲凉形象,她相信,在付出的同时也在感受着自我发展的巨大幸福。这样的护士以生命唤醒生命,以激情点燃激情,以理想鼓舞理想,以人格塑造人格。她不仅是一名维护健康的"白衣天使",更是一名塑造灵魂的"提灯女神"。这是我们护士的最高境界。

🌷读一读

最美女护士——一位老华侨在巴塞罗那换肾的奇遇

旅居西班牙的忻先生患肾衰竭十年,洗肾已逾一年十个月。10 月 12 日西班牙国庆节,在巴塞罗那克里尼克医院成功换肾,术后良好,获得新生!他在病床上记下了手术前后的奇遇,感人肺腑!

在世界将近 6 亿的肾病患者中,我实在是一个幸运儿。我的透析是在夜间睡眠中进行,对日常生活并无大碍。每次 8 小时,每星期 28 小时,每分钟 400 毫升的血流量。每次透析后血液的清洁度就像健康人一样不用忌口,能享用一切人间美食。这在世界上只有美国、加拿大、意大利和西班牙实施这一计划。在西班牙也只有为数有限的几十名患者享有此荣,我是其中一人。我在血透进入换肾预备期后只有一年十个月零三天就获一颗配型十分完美的肾脏,这也实属难得。很多患者在最少四五年等待后才有这种机遇,就像中大奖一样可遇而不可求。作为一个外国患者,特别是中国人得到西班牙医务界的一视同仁,实是移民们的福祉。

这次移植手术都由一些一流医生主刀和参与,配型几乎完美。术后 24 小时尿液在 5 公升左右,血检肌酐指标为 1.5。无发热、疼痛、水肿等不良反应。种种迹象表明,这次手术十分乐观,院方检查团和业界资料系统对这次手术颇有赞美之词。作为成功的范例,医学院的学生也争相在我身上诊听。这虽不是什么奇迹,可能是欧亚人种移植的特例吧。

手术前后我一直处于麻醉状态,与主刀医生未曾谋面,只是当主刀医生来观察室查看术后 24 小时跟踪资料时,才知道为我主刀的医生竟然是巴塞罗那大名鼎鼎的 Hospital Clinic 肾外科主任医师 Torregrosa。无名之辈与大名医之间零距离,可见一斑。更不用做那些在得了重病后的雪上加霜事情,即大费周章地去托人情、走后门、塞红包等做一大堆既破财又折寿的烦心事。医生和病人之间只是一种单纯的医患关系。不掺杂任何私情,更没有金钱纠葛。器官的配对通过电脑进行,就像警察局指纹比对一样精确。医生坚持将人道主义精神、科学态度和恪守职业道德相结合,是手术正确无误的保证。在西班牙肾脏移植的成功率在 95% 以上。

这里的护士不但专业精湛、和蔼可亲、温柔如水,而且个个貌美如欧美影星。没有一点矫情,不耻为你净身便盆之事。她们为你净身仔细入微,轻手慢足。水洗后用柔软的干巾轻轻吸干,包括身上的每一个部件。今生今世我还从无有过此种"受宠"地享受这些美女零距离的"帝王"级待遇。我不好意思地一再表示感谢,她们含笑回答你的是"这是我的职责"。一个天使般的微笑给人意想不到的温暖,比什么药疗更加受用。

这位女护士在为邻床肾脏移植病人换刀口纱布时发生一段十分有趣的对话:

你害怕见到你的创口吗?

也许吧!

那我建议你闭上你的眼睛,想象眼前是一片大海或者一座大山。

我想还是大海吧,我来到了哥斯特利加,好像还看到了鲨鱼。

我是自然主义者更喜欢大山,那里有茂密的树林,晶莹清冽的河水还有珍稀动物……

你是哪里人?

我来自里奥哈,我想我最终会回到那里的,因为那里才是我的故乡。

你有未婚夫了吗?

是的,他在里奥哈,与我一样喜欢那里……

从这段富有诗情画意的对话,使人感受到这位女护士对患者的真诚关怀,她为了减轻患者的病痛而作的努力非常出色,堪比心理学家!

外表靓丽,笑容甜美,亲切自然,心灵更美,这就是我心目中最美的白衣天使!

出院之前,营养师送来病人回家后的规定菜谱,认真耐心地讲解。

当妻子的很欣慰:丈夫千里挑一得到了匹配的肾,著名主治医师主刀,手术很成功。开刀前不用走后门拉关系塞红包,住院期间不用陪夜,不用护理,不付一分钱,一切手术费医药费社保付,连病号饭也包括了。

在西班牙我感受到人性得到了伸张,生命受到绝对尊重。从本人的亲身经历,对西班牙王国的医疗制度应该画上一个最最完美的感叹"!"。即使在世界经济危机的今天,在西班牙医院也没有丝毫寒意。

议一议

文章反映的最美护士,展示了护理哪些本质特质? 作为一名中国护士,你是如何感受护士作为天使的美好的?

第五章　职业选择——在选择护理时的考虑

内容摘要

阐述职业选择的含义与过程，列举护理职业选择的矛盾。

◆ **认知目标**

1. 识记职业选择的含义。

2. 认识职业选择的理论。

3. 了解职业选择的作用。

◆ **能力目标**

正确进行职业选择。

◆ **情感目标**

初步建立选择护理选择快乐的职业信念。

读一读

马克思这样描述了对职业的理解：

"能给人以尊严的只有这样的职业，在从事这种职业时我们不是作为奴隶般的工具，而是在自己的领域内独立地进行创造。这种职业不需要有不体面的行动（哪怕只是表面上不体面的行动），甚至最优秀的人物也会怀着崇高的自豪感去从事它。最合乎这些要求的职业，并不一定是最高贵的职业，但总是最可取的职业。"

马克思是这样描述对职业选择的骄傲和自豪的：

"如果我们通过冷静的研究，认清了所选择的职业的全部份量，了解它的困难以后，我们仍然对它充满热情，我们仍然爱它，觉得自己适合它，那时我们就应该选择它，那时我们既不会受热情的欺骗，也不会仓促从事。"

"如果我们把这一切都考虑过了，如果我们生活的条件容许我们选择任何一种职业，那么我们就可以选择一种能使我们最有尊严的职业，选择一种建立在我们深信其正确的思想上的职业，选择一种给我们提供广阔场所来为人类进行活动、接近共同目标（对于这个目标来说，一切职业只不过是手段），即完美境地的职业。"

马克思在《青年在选择职业时的考虑》中指出："如果我们选择了最能为人类幸福而劳动的职业，那么，重担就不能把我们压倒，因为这是为人类而献身。那时，我们所感到的就不是可怜的、有限的、自私的乐趣，我们的幸福将属于千百万人。我们的事业是默默的，但她将永恒地存在，并发挥作用。面对我们的骨灰，高尚的人们将洒下热泪。"

南丁格尔年轻时在日记中这样写道：

"我想就职、经商,只要是需要的事,什么都可以,那种值得我全力以赴去干的工作,对我来说无论如何是必须的,我一直在寻求它。"

于是,她下定决心为解除人们的病痛而当一名护士。她25岁那年,把这一迫切想法告诉了家里,结果遭到强烈反对。这毫不足怪。当时人们对医院的印象非常坏,认为那是个既不干净,风气又很糟的地方。她曾在书中写道："人们把护士看成已经丧失品格的女人,因而认为最好由那些甚至已经有了孩子的妇女去干。"当时伦敦医院的医生还说道："护士们都是些酒鬼,以护士长为首,所有人都一个样!"在这样的时代,南丁格尔毅然决定"要当一名护士"。

议一议

说说你所选择的职业的过程和感受。

第一节　职业选择的性质

一、职业选择的含义

职业选择是个人对于自己就业的种类、方向的挑选和确定。构成职业选择的基本因素有职业能力、职业意向、职业岗位。

职业选择包含三层含义:① 劳动者是职业选择主体,是择业行为能动的主导方面,各种职业则是被选择的客体;② 职业选择受劳动者自身条件和职业要求的限制,不能任意进行;③ 职业选择是劳动者与职业岗位互相选择、相互适应的过程,是劳动者作为主体主动择业的过程,同时又是职业选择劳动者的过程,职业选择过程在人们的职业生涯中可能会不只一次的发生。

二、职业选择的过程

(一)职业选择的理论

美国波士顿大学教授帕森斯1909年在其著作《选择一个职业》中阐述了人与职业相匹配的经典理论。每个人都有自己独特的人格模式,每种任何模式的个人都有其相适应的职业类型,人人都有职业选择的机会,而职业选择的焦点就是人与职业相匹配,即寻找与自己特性相一致的职业。因此,提出了职业选择的三大要素。

1. 认识自我　了解自己的能力倾向、兴趣爱好、气质性格特点、身体状况等个人特征。这可以通过人员素质测评和自我分析等方法获得。

2. 认识岗位　分析各种职业对人的要求,以获得有关的职业信息。这包括职业性质、工资待遇、工作条件以及晋升的可能性;求职的最低条件、身体要求、所需的专业训练以及其他各种能力等;为准备就业而设置的教育课程计划,提供这种训练的机构、学习时间、所需费用等；就业的机会。

3. 知己知彼，保持平衡　即在了解个人特征和职业要求的基础上，选择一种适合个人特点又能获得的职业。

帕森斯的人与职业相匹配理论深刻地影响职业指导和职业选择的理论和实践活动。按照帕森斯提供的三大要素进行职业选择是一种实用、有效的选择职业的途径。基本特点是注重个人差异与职业信息的收集与利用，核心是实现人职匹配。

选择的最深层次的依据是价值观，选择的表面依据是职业目标；对于没有目标的人选择依据就是个人所理解的利益。人生价值观决定生活态度，决定职业取向并导致做出各种职业选择，该职业选择决定了职业状况也决定生活方式，该生活方式最后决定人生幸福感。

（二）职业选择的原则

1. 符合社会需要的原则　一个人在选择职业岗位时，把社会需要作为出发点和归宿，以社会对自己的要求为准绳，去观察问题与认识问题，分析思考决定自己的职业岗位。虽然大学生就业实行双向选择、自主择业，但自主择业是相对的、有条件的，并非可以不顾社会需要，一味地追求"自我设计"。从另一方面看，社会需要本质上就是人类的需要。在现实生活中，无论个人需要的内容怎样多，个人需要结构怎样复杂，都是受现实社会要求制约的。人们正是通过不同的职业活动，在满足社会需要的同时，也满足个体的需要。

2. 发挥个人素质优势的原则　一个人在选择职业岗位时，综合考虑自己的素质情况，根据自身的特长和优势选择职业岗位，以利于在职业岗位上能够顺利、出色地完成本职工作。发挥个人素质优势主要包括：

（1）发挥专业所长。大学生经过大学阶段的学习，不仅具有较为扎实的基础知识，而且具有一定的专业知识。因此在选择职业岗位时，要从所学专业特点出发，做到专业基本对口。这样就可以在职业岗位上发挥所长，大显身手。

（2）发挥能力所长。同一专业的同届毕业生，各自情况不同，能力也有差异。根据不同的能力选择不同的职业岗位，是充分发挥个人素质优势的最佳体现。例如，有的人语言表达能力较强，适合胜任教学与宣传工作；有的设计能力较强，适合从事设计工作；有的研究能力较强，适合搞科研；有的组织能力较强，适合领导或管理工作；还有的文字表达能力较强，适合从事文秘或编辑工作。

（3）适当考虑性格特点。一般来说，性格本身不能决定一个人的成才方向和成就的高低。同一性格的人，有的可能很有作为，有的则可能一事无成。性格相异的人也可能在同一领域、同一职业中成才。但是，在选择职业岗位时，适当考虑自己的性格特点，充分发挥性格所长是十分必要的。例如在职业活动中，善于用理智去衡量一切并配合行动，这样的人就适合从事基础理论研究工作；善于发现问题和解决问题，这样的人就较适合从事科学研究或领导工作。

3. 主动选择的原则　大学毕业生在职业选择中不能消极等待,而应主动出击,积极参与。主要包括三个方面:

(1)主动参与职业岗位竞争。竞争机制的引入,冲击着各行各业,也冲击着人才就业市场。竞争增加了人们紧迫感和危机感。从某种意义上说,职业岗位的竞争,就是靠良好的素质去竞争一份比较理想的职业。

(2)主动了解人才供求信息。社会对大学生的要求在不断地变化,主动了解用人单位的需求信息,对有的放矢地选择职业岗位有着重要意义。

(3)主动完善自己。大学生应根据社会需要,加强学习,主动提高,完善自己,尽快适应新的工作岗位。

4. 分清主次的原则　在职业选择过程中,摆在毕业生面前的选择是多方面的。单位性质、工作地点、工作条件、生活待遇、使用意图、发展方向等诸多方面,不可能每项都兼得,重要的是在择业过程中怎样权衡利弊,分清主次,做出抉择。切不可因一味求全,急功近利,好高骛远而失去良机。

5. 着眼未来原则　毕业生在选择职业时,不能只看眼前实惠,不看企业发展前景;不能只看暂时困难,而不看企业的未来;不能只图生活安逸,而不顾事业的追求等。在选择职业时,要站得高,看得远,放开视野,理清思路,把自己的命运紧紧地和祖国的命运联系在一起,找到自己的最佳位置,牢牢地把握好职业选择的主动权。

❀ 小贴士

职业兴趣是职业选择中最重要的因素,是一种强大的精神力量。职业兴趣测验可以帮助个体明确自己的主观倾向,得到最适宜的活动情境并给予最大的能力投入。霍兰德的兴趣理论表明,个体的职业兴趣可以影响其对职业的满意程度。当个体所从事的职业和其职业兴趣类型匹配时,个体的潜在能力可以得到最彻底地发挥,工作业绩更加显著。在职业兴趣测试的帮助下,个体可以清晰地了解自己的职业兴趣类型和在职业选择中的主观倾向,在纷繁的职业机会中找寻到最适合自己的职业,避免在职业选择中的盲目行为。霍兰德的职业兴趣理论可以帮助职业选择和职业设计,成功地进行职业调整。

（三）职业选择的步骤（见图 5－1）。

🌷 小贴士

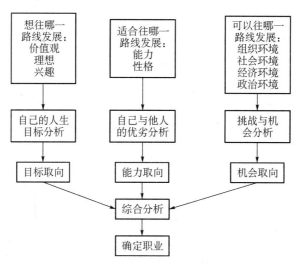

图 5－1　职业选择的步骤示意图

1. 全面理解职业内涵　例如首先列出你所希望的几种工作，从工作内容、工作方式、工作角度和工作要求等方面进行深入地探究，通过与人谈话、辩论等方式，获得决策参考信息。工作内容、工作方式、职业角色、工作要求有时是多重交叉的，即使在某些相同的工作岗位有的工作角色分类和工作要求也各不相同，这就有赖于对工作的全面理解。

2. 理想职业与现实职业的选择　为了分析希望的工作的现实可能性，4 个方面可以作为选择的依据。

（1）能力可能性和价值观可能性。自己有能力干吗？仅靠自己的能力完全能干好吗？自己的能力能充分发挥吗？你能负起所希望的责任或挑战吗？与你的价值观矛盾吗？你的价值观能为企业接受吗？

（2）目标可能性和匹配可能性。能实现所希望的生活方式吗？是你爱好的工作内容吗？能得到希望的报酬吗？与你的教育、资格等条件相符吗？能实现你的长期目标吗？劳动条件可以接受吗？理想职业与现实职业是有一定的距离的。如果对工作的评价肯定者占据多数，那证明你的选择是有一定现实基础的；否则，就要重新考虑了。

3. 志愿单位的具体化　志愿单位的排序，主要考虑条件：地理条件、单位性质、单位规模、行业、收入、提升机会、专业对口度、工作环境、福利待遇、调动工作、稳定性，等等。列出几个志愿单位之后，进行适合度的衡量。

4. 制约条件的权衡与取舍　　在选择时,对一些条件可能能够妥协,而对其余条件则可能无法妥协,这些条件就是制约条件。因此,必须对这些制约条件进行全盘考虑,并决定最终的单位取舍。评价取舍标准,即不能妥协的和能够妥协的。如果不能妥协的条件占大多数,就应该重新考虑志愿单位。

练一练

依据职业选择的相关原理,尝试对你的职业进行定性和定位。

三、职业选择的重要性

职业选择是人生面临的重大选择之一。通过职业选择,决定未来事业发展的方向,决定个人在社会上的定位;通过职业选择,有利于人与劳动岗位的匹配,有利于个人顺利进入社会劳动岗位,有利于顺利实现社会化。通过职业选择,有利于取得经济利益与社会效益共赢,有利于促进人的全面发展。

（一）成功在于选择

俗话说"男怕入错行,女怕嫁错郎"。在这个世界上,通向成功的所有道路,不是别人给的,而是自己选择的结果。你有什么样的选择,也就有了什么样的人生。你有什么样的职业选择,你就拥有什么样的职业生涯。你今天的现状是你几年前选择的结果,你今天的选择决定你几年后的职业状况。

《哈里波特》魔法学校校长邓布利多点拨哈里说:决定你命运的不是你面临的机会(chance),而是你自己做出的选择(choice)。

（二）选择是一种能力

成功在于正确的选择。成功者选择了正确方向,失败者选择了错误方向。一些人之所以做出了错误的选择,是因为没有能力选择正确的答案。爱因斯坦曾收到一封信,邀请他去当以色列的总统。但是,他坚决拒绝了:"我整个一生都在同客观物质打交道,因而缺乏天生的才智,也缺乏经验来处理行政事务及公正地对待别人,所以本人不适合如此高官重任。"

议一议

1. 有人认为,选择比努力更重要。你同意这样的观点吗?

2. 选择职业的观点:一种是认为专业不重要,大学主要是对综合素质和学习能力的培养,所以专业的选择对个人发展并无大的影响,只要综合素质强,随便什么专业都可以成功,这是许多职业规划专家都认同的看法。你认同此看法吗?

第二节　选择护士的多方位观照

读一读

一名记者对护理的调查

2007年5月12日,湖北省卫生厅官员称,临床护士平均每天要从事104项工作,催账、电脑录入、陪检、拿药等工作全部都压在护士身上。但是,其中有1/4的工作为非护理内容。

护士的排班:上两天白班,再接着上两天夜班;休假1~2天。如此循环往复。

"不要说什么生物钟,护士根本没有生物钟。护士就是机器人,上紧发条,让她跑,她就不能站着。"

在记者问候护士节仍坚守在工作岗位忙碌的护士时,听到最多的是:

"护士苦啊! 我现在要把各种化验单一张张粘贴到病历上,要贴一大堆!"

"过节压力更大! 每年护士节的联欢会,仅仅是彩排就要花好长时间啊,科室的工作还必须要保证!"

"平时是无休止的夜班、应付各种考试检查、频繁的技能操作培训,还会经常受到他人的蔑视,收入低微,有强烈的职业屈辱感。"

"过节我最想干的,就是在床上结结实实地睡觉!"山东省潍坊市某三甲医院的护士肖莉(化名)说。

肖莉强调"结结实实",语气中透着渴望和憧憬。

"我已经很长时间不知休息是什么滋味了,也好长间没有按时下班了。好不容易有一天休息了,又要上课了、考试了、业务学习了。每天晚上都要看专业书,要上大专、上本科,要考护士执照、考护理师、考主管护师,头发都快考白了,等到什么证都到手的时候也快要退休。"29岁的肖莉当护士已步入第10个年头,刚参加工作时的激情早已被消磨一空。

"每次上面来了检查的,里里外外要全部检查一遍。查地上、床上、床下、墙上、床头桌上、被子、褥子、枕头,查垃圾筒、分类垃圾、消毒液筒、拖把、止血带,护理病历、体温单、医嘱单,查办公室、治疗室、换药室、更衣室,查我们的皮肤、手指甲、脚趾甲,……什么都要查。"肖莉顿了顿说,"如果枕头上发现了一根头发,都要把责任归到我们头上。"

"他们还问病人,是否知道自己的责任护士是谁,护士长叫什么名字,主任医师叫什么,如果病人答不上来,责任护士就要被扣分,扣奖金。所以我们的病号一看来了检查的,就装睡,打死也不醒。"

说到这里，肖莉笑起来，想着病人和自己的这点默契，真像是一个黑色幽默。

据了解，造成护士工作节奏过于紧张，疲于应付的重要原因是护士缺编，护士数量少不能适应临床的需要。

在护士工作量调查时发现，一位病房护士每班最少护理 10～14 名病人，最多达到 30 名病人以上。65.2％的临床一线护士每天连续工作时间超过 10 小时。因护理人员资源配置不足，导致超负荷工作的临床护士整天疲于奔命，尽管始终任劳任怨地奉献着，但还是难以将"以病人为中心"的人文关怀服务理念落到实处。

北京协和医院变态反应科主任张宏誉指出：有人曾计算过一名纺织工一天要走几十里，可又有谁计算过护士一天要走多少路？许多护士都是一溜小跑。护士工作又是最没有时间性的行业，没有周末，没有假日，没有白天黑夜，24 小时都得有人，看看排班表就知道护士的班次是多么复杂，少说也得七八种，原因是护士少，病人多，只能靠挖潜力来缓解这一矛盾，比如就出现了"两头班"。我常想，人又不是机器，想睡就睡，想起就起，要是有失眠的毛病怎么上这个班儿？上夜班对护士是常事儿，一个护士一辈子要上多少夜班，谁也无法统计。有人家里有小孩儿，下了夜班也不能休息，遇到人手不够，甚至要 24 小时连轴转。为了病人，护士早把自己的健康置之度外，在病人和自己之间是一个永恒的不等式。

中华护理学会原理事长黄人健指出：现在社会上有很多人不太理解我们护士，许多医院的领导也未将护士当做专业技术人员来看，这严重影响了我国护士队伍的稳定。目前在医院的聘用护士，从中专生、大专生到本科生都有，每月除了那点基本工资外，什么奖金都没有，有些连"三险"还要自己花钱买，更不用说接受医院安排的必要业务培训了！有的护士真是连个保姆都不如，北京的保姆每月挣 900 元，还管吃管住呢。护士的专业价值得不到体现，看不到今后的出路，工作缺少自豪感、成就感，这样能保证护理质量吗？另外，医院将 45 岁以上的老护士"一刀切"，老护士为什么不能继续做护理？他们可以在业务上指导年轻护士，他们多年积累起来的丰富经验恰恰可以在社区护理中找到用武之地。

记者调查发现，护士回答对自己收入是否满意一项时，趋同性居第二位。94％的护士表示对自己的收入非常不满意。记者在浏览健康报网站时发现，反映合同制护士待遇太低，盼望合同制护士与在编护士同工同酬的护士留言数量最多，占了绝大多数。一位护士说："我是聘用护士，工资不按照档案工资发，医院给我们定的工资加奖金一共只有几百元，太不平衡了！还有合同制护士向记者反映，他们的工资不只相当于在编护士的三分之一，而且单位还不给上养老、医疗等在编护士有的各种保险，甚至也不享受国家规定的节假日休息待遇。

干得多挣得少，还不被认可，是最让护士伤心的事。在调查中，有 79％的护士表示对自己的地位非常不满意。多位护士认为，在医院里，护士及护理工作不仅不受领导重视,总认为他们的工作不挣钱;一些病人及家属也往往看不起他们,这从他们对医生和护士的态度中就可以感觉到,表现为对医生特别尊敬,而对护士则比较冷淡,有时明明对医生有意见,火气却撒在护士身上。更有甚者,就因为输液时没有一针见血,护士就有可能受到情绪激动的患者家属的辱骂甚至殴打。

那么多不如意事叠加起来,使得一些满怀希望迈进这行的人对当初选择的护理职业产生了动摇,有的辞职。让记者没有想到的是,有75%的人表示一直想转行,只有2%的人说不想转行。

议一议

请说说护理的职业现状对你的职业选择,产生什么样的影响?

一、选择护理的纠结

(一)护士职业地位低下

1. 护士职业不被社会认同　　在4 138位网友调查中,有46.06%的人认为,护士"工作量大,很辛苦";有43.72%的网友认为,护士是高危职业;有23.68%认为,护士只是高级保姆;对护士职业的认同感越来越低,认为护士是白衣天使的仅占23.27%。

2. 护士职业被妖魔化　　打错针、配错药、辱骂病人等护理不良事件,一直是社会和媒体关注的话题。护理不良事件被放大,护士职业被妖魔化。42.77%的人认为,护士的工作吃力不讨好;有63.15%的人,不会让自己和子女选择护士这个职业。白衣天使张德丽离开护士岗位,就是护士职业妖魔化的恶果。

读一读

从就业前景看,护士是一份不错的工作。曾经,护士是一份光鲜的职业。

"女孩子就业,当护士好,还是当老师好?"

"当护士,辛苦,收入也不高;当老师,假期多,轻松一些。但就找工作而言,护士工作应该比老师好找。"

"干护士这一行,太辛苦,还是别干了。女孩子就做些稍微轻松点的工作。""如果单从就业方面考虑,读护理专业还是不错,专科生就有机会进三级医院,本科生就业前景更好。"

"要不要选择护理专业,要不要去当护士?"这是很多女孩子在填报志愿时考虑的问题。同样,不少刚毕业或者已经工作数年的护理专业学生也会纠结,是继续从事护理工作,还是转行。

10多位同事在一起,你一言我一语地说开了。大家的讨论结果是——护士工作很辛苦,但选择护理专业,就业有保障。

议一议

请说出你在职业选择时的考虑。

（二）异化的护患关系

当有病人带着摄像机、录音笔来医院看病；当患儿家长面对耐心解释的护士，竟然出口成"脏"，甚至大打出手；当"医闹"事件层出不穷地发生。这一切似乎都说明，护士和患者之间处于一种极不信任的状态。而一些媒体对于护患关系负面新闻的片面追逐，又在有意无意地放大这种紧张关系。白衣天使被推到了患者的对立面，被推到了社会舆论的风口浪尖。

二、选择护理的快乐

读一读

同样身处护理职场，同样从事着琐碎、繁杂的护理工作，有的护士可以在紧张、快节奏的工作环境中茁壮成长、快乐生活，有的护士却只是例行公事般完成分配任务，不知道自己辛苦的工作是为了什么，感觉内心空虚、未来渺茫……

阿力与小曼步入护理职场已一年有余，在别人看来，他们是幸运的：可以从事对口专业，可以在三甲大医院学习先进护理技术、享受较好的福利和待遇……但是，初涉护理职场的他们，对自己的工作前景和职业规划都或多或少流露出了迷茫与担忧，他们坦言在护理工作中缺少成长与快乐。

阿力是医院为数不多的男护一员，虽然科室对他很是重视，但被调剂读护理专业的他，至今仍对护士岗位提不起太大兴趣。阿力的理想是做一名外科大夫，可以在手术台上用他的双手为病患解除伤痛。他说，护理工作的单调与枯燥跟他的远大理想已有较大落差，住院患者及家属对他的异样眼光更是让他难以忍受。对于这些，阿力既无奈又纠结，他想过放弃，但更多的还是不甘。

小曼与阿力完全不同，她从小就对可爱的"白衣天使"们充满了兴趣。每每看到头戴燕尾帽、身穿护士服的漂亮姐姐，她都露出一脸羡慕的表情。大学本科毕业后，小曼不顾家人为她苦心安排的轻松、体面的工作，毅然投身到让她引以为傲的护理事业中。然而，在护理岗位工作不满两年的小曼，越来越怀疑自己的选择了。她经常感慨：理想和现实的差距真的太大了。每天面对忙不完的护理工作，她根本没有时间看一看镜子里的自己，而且，一向以护士身份为傲的她，却常常听到病人及家属对护士的不解与怀疑。

他们很困惑，难道护理工作就只能是这样吗？为什么快乐离他们越来越远呢？

议一议

护士们的这些困惑与纠结，你有吗？护士职业的快乐源泉是什么？

英国散文家卡莱尔说："发现自己天赋所在的人是幸运的，他不再需要其他的福佑。他有了自己命定的职业，也就有了一生的归宿；他找到自己的目标，并将执著地追寻这一目标，奋力向前。"选择了自己热爱的职业，就像是配上了一把称手的兵器，可以为你取得成功披荆斩棘。所以说选择自己热爱的职业是一个人获得事业成

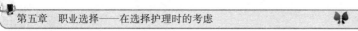

功的前提。

（一）快乐在于心态选择

如果你的心是快乐的，那么，你在哪里都是快乐的；如果你的心是喜悦的，那么，你做什么都是喜悦的。有时候，决定我们心情的，不是别人，是我们自己。有时候换一种心情，你会快乐一些。古训：室雅何须大，花香不在多。

🌷 **诵一诵**

心是一块田，靠自己去播种。如果你心里是快乐的种子，那么长出来的一定是笑容！如果你心里是痛苦的种子，那么长出来的一定是忧伤！如果你心里是恨的种子，那么长出来的一定是怨！如果你心里充满爱，那么长出来的一定是宽容！如果你心里有邪恶，那么长出来的一定是堕落！

（二）快乐工作是一种智慧

工作是快乐的源泉，成功是对工作的肯定。工作是人生最重要的一部分，假如对工作厌倦，整个人生都将缺少乐趣！

选择护士职业也等于选择了健康的生活方式，因为这份职业让我们知道什么是健康的行为，什么是不健康的行为；护士职业让我们懂得如何去照顾身边生病的亲人。护士职业让我们知道了生命的可贵，能够更加爱护和珍惜我们的生命。护士职业让我们接触了很多不同行业不同性格的人，给我们带来了不同的体验不同的乐趣，也让我们学会了对不同的人应用不同的相处方式；护士职业让我们看到了人们面对死亡时各自不同的表现，让我们懂得了该怎样去面对死亡；护士职业教会了我们换位思考，将心比心，从而能够宽容的去对待一些人和事；护士职业增加了我们的责任感，让我们能对自己的言行负责；护士职业体现了我们的人生价值，发挥了我们的潜能；护士职业很苦，但也是因为这苦，才让我们变得更坚强。

🌷 **小贴士**

（1）心想事成定律。护士应该学会积极的自我暗示，多想工作成功的情景，让心想事成成为护理工作主旋律。

（2）自我肯定定律。护士要学会肯定自我，悦纳自我，学会面对现实，知足常乐。人生成功没有固定模式，你在羡慕别人的同时，殊不知别人也羡慕你。

（3）适者生存定律。护士是在一个特定的职业环境中工作，每天生活在一个压力特别大的环境，要明白适者生存的道理。当你无法改变环境时，要学会努力适应环境。

（4）小事糊涂定律。护士在坚持原则的基础上，应该明白大事讲原则、小事求糊涂的道理，以一种宽容大度的职业心态去面对一切，做到宽以待人、严于律己、乐于奉献，学会释放。

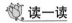读一读

白求恩的职业选择

　　怎样做人,怎样工作,白求恩的职业选择生命历程能为我们提供许多有益的启示。

　　白求恩来中国之前已经是北美有名的胸外科专家,今天我们中国富人和精英阶层所拥有的一切令人羡慕的生活他都有了——房子、汽车、高薪、名誉,等等。参加"一战"之后,他身心俱伤,对世界绝望至极,经常"在美女如云的大街上流连忘返,在酒吧里通宵狂欢",曾因酗酒险些被医院开除。他以自暴自弃的态度向世界发泄着一个青年的不满。后来他到美国底特律行医,把诊所开在一个外地劳工和妓女聚居的街区,诊所门庭若市,但他却入不敷出,因为患者都是付不起医疗费的人。后来他在州立医院得到一个职位,结识了很多有钱的病人,很快他就搬进高档公寓,并有了自己的汽车。一天,他坐在地板上看着自己的手,说:"为什么同一双手竟会如此神奇? 昨天还过着穷人的日子,今天就变成了富人。哦,因为昨天治的是穷人,今天治的是富人"。但是,钱并没有给他带来快乐,相反他的脾气越来越暴躁。上流社会的朋友们劝他将诊所搬离穷人区专为有钱人看病,他大怒道:"你想让我因你们的体面而抛弃那些可怜人吗? 见鬼去吧!"他厌恶并痛斥那些虚伪的、潜伏在经济利益背后的见不得人的"潜规则",不断嘲弄这些人,向这些人"开火"。于是他被看成"怪物",他在底特律的行医生涯也以失败告终。他愤怒地说:"我跟这世界的矛盾都是非个人的! 非个人的!"后来,当他竭尽全力治疗肺结核而成为北美最有名望的医生时,却惊讶地发现,患者不仅没有减少反而越来越多了,更糟糕的是,最需要医治的人却是最付不起医疗费的人。他又愤怒了:"这世界患了肺结核!"他开始向不合理的医疗体系宣战,推行免费医疗制度,动员医生到穷人家去,送医送药上门。有人又说:你上哪儿找那么多跟你一样不计酬劳的医生呢? 他反唇相讥:上帝又是怎样找到一代又一代前赴后继的传教士的呢?

　　当法西斯主义在欧洲开始抬头的时候,他认识到:现在,法西斯主义是威胁人类的最大毒瘤,必须坚决清除。他毅然放弃所拥有的一切,奔赴西班牙战场,后来又来到中国。"正是为了结束以前那些无聊的生活我才到东方来的"。"请把我当作一挺机关枪使用,而不要当成明代的花瓶"。在晋察冀,他住的是窑洞,吃的是粗茶淡饭,穿的是八路军军装。他翻山越岭,来往奔波,为了及时营救伤员,不惧枪林弹雨,把手术台设在离战场最近的地方。他带领村民用五个星期就建起一所正规医院,让我们的八路军伤员第一次穿上病号服,睡上了病床。他拼命工作,经常连续数十个小时做上百例手术。他创办了我军第一所军医学校,留下了一支永不离开的医疗队……这些都是他在一年零八个月中的所作所为。看他从温哥华出发时的照片,还是一个衣着考究、品位精致的中年人,可在他牺牲后的遗像里,却已是一个瘦骨嶙峋的老人。由此可见他是在怎样燃烧着自己的生命! 可他却说:"最近两年是我平生最愉快最有意义的时日。""我很累,我好久没有这样快乐了;我很满足,我正在做我要做的事;我没有钱,也不需要钱,

我万分幸运能够来到这些人中间；我知道，他们爱我，我也爱他们。我知道他们需要我。当一个人被需要的时候，就是最幸福的人。"他曾用嘴吸出小战士伤口中的脓液，他经常把自己的血输给伤员；他谢绝毛主席给他的一百元津贴，坚持把这笔钱补贴给伤员。"聂荣臻司令员每月只有五元，普通战士只有一元，为什么要给我一百元？"他在49岁生日那天的日记中写道："今天是我49岁生日。我以我是前线年纪最大的战士而感到荣耀。"

议一议

1. 反思你的职业选择，说出你的真实感受。
2. 观赏影片《白求恩》，阅读毛泽东《纪念白求恩》，感受和体会白求恩精神。

第六章　职业角色——如何成功地角色转换

> **内容摘要**
>
> 　　阐述角色转换的相关概念、学校与职场的差别,说明职业角色转换的问题与重点,提出角色转换的策略。

◇ **认知目标**

　　1. 了解角色转换的相关概念。

　　2. 认识角色转换的问题。

　　3. 理解由"学校人"到"职业人"角色转换的重要性。

◇ **能力目标**

　　1. 领悟角色转换的重点。

　　2. 识别角色转换的路径。

　　3. 制订针对性训练措施,强化训练,做好角色转换准备。

◇ **情感目标**

　　为"学校人"到"职业人"角色转换做好心理准备。

第一节　角色转换性质

读一读

　　有关机构针对社会对大学生的评价和大学生进入社会后的自我感觉进行了调查:① 在工作精神方面,67%的企业认为,毕业生不够踏实,缺乏实干精神;② 71%的毕业生认为,自己是能够吃苦耐劳的;③ 在团队合作方面,52%的企业认为,毕业生团队合作精神较差,以自我为中心情况严重;④ 76%的学生认为,自己具备与团队共进退的精神;⑤ 在薪资方面,61%的企业认为,毕业生的薪金要求较高,用这些钱可以聘用到经验更为丰富的人;⑥ 79%的学生认为,他们的薪金要求是合适的,与他们的学历与能力相吻合。

　　数据表明,用人单位对毕业生在工作方面的表现,特别是团队合作方面,评价不是很高;而毕业生却大多自我感觉良好,认为自己对得住单位付给自己的薪水。提示:相当一部分毕业生应该顺利地实现自己的角色转换,尽快适应社会!

议一议

请自检:你在角色转换方面存在什么问题?

一、角色转换的相关概念

(一)角色

角色也称社会角色,指个人在特定的社会环境中相应的社会身份和社会地位,并按照一定的社会期望,运用一定权力来履行相应社会职责的行为。

1. 学生角色 在社会教育环境的保证下和家庭经济的资助下,学习知识,培养能力,全面提高自身素质,努力成长为社会的合格人才。大学生大多处在18—24岁这一年龄阶段,是人生中增长知识、发展智力、求学成才的关键阶段。大学生的中心任务是努力学习以专业知识为主的多方面知识,培养以专业能力为主的各种能力。因此,这是一个接受教育、储备知识、学会做人、学会生存、学会共处、培养能力的重要阶段。

2. 职业角色 在某一职位上,以特定的身份,依靠自身知识和能力并按照一定的规范具体地开展工作,在行使职权、履行义务为社会作出贡献的同时取得相应的报酬。这是一个从自然人——社会人——职业人转换的必经角色。

(二)角色转换的内涵与特征

人的一生有多种角色的转换。角色转换是个体从一个角色进入另一个角色的过程。例如:婴儿——幼儿园小朋友——学生——社会人——职业人;儿子(女儿)——父(母)。

1. 角色转换的内涵 指个体的人因社会任务和职业生涯的变迁,从一个角色进入另一个角色的过程,其根本的变化是社会权利和义务的变化。在社会生活中,每个人都履行着不同的社会责任,遵循着不同的社会规范,扮演着不同的社会角色。对自己的社会角色认识得越清晰越全面,就越能顺利地实现角色的目标与任务,就越符合社会的期望。一个人只有符合社会的期望,他才会被社会接纳和欢迎,他才会成为合格的社会成员。

2. 角色转换的特征 职业角色的个性表现得非常具体,但是千差万别的职业角色却有其共性:即职业角色扮演者具有自己的社会职位和一定职权、相应的职业规范、一定的基础知识和业务能力、履行一定的义务、经济独立,等等。例如教师、法官、医生、护士等职业除了鲜明的职业角色个性特征外,也表现出共性特征。

(三)角色转换的内容

一个人的角色认识过程既是认识自己、认识他人、认识社会的过程,也是通过自己所承担的角色,让他人和社会了解自己的过程,也是一个人走向成熟的过程。由学生角色向职业角色的转换,在人生经历中具有重要的地位和作用。

1. 从"要"到"给"的心态转变 学生与职业人的心态有重大不同,将"要"的心态变成"给"的心态,或者说,将"索取"的心态变成"贡献"的心态,是成为职业人的关键。大学生是社会的骄子,是全社会培养的对象,享受着各种免费或优惠的待遇。例如有困难就可能成为助学帮困的对象。但是走出校门进入社会后,你是和谐社会的建设者,必须成为社会财富的创造者。学生时代因为父母的付出,你可以从家里"要"到;因为老师的付出,你可以从学校里"要"到;因为社会的付出、国家的付出,你可在社会中"要"到。但是如果要转变成职业人,你必须先"给",否则你什么也"要"不到。因此,从学生转变为职业人的核心是从"要"到"给"。

2. 从"可以犯错"到"不能犯错"的观念转变　在大学接受教育期间,你可以/允许犯错。例如考试成绩不好不会给班级和学院造成经济损失,会有补考的机会;如果与同学不能相处融洽,仍然可以保持自己的个性,孤芳自赏;如果你不喜欢那个老师,你可以不去听他的课,可以期盼着下学期换另一个老师;如果迟到、旷课只是耽误你自己的学习,与其他同学没有多大的关系。

大学毕业生从校园走上社会成为职业人,责任担当截然不同。如果工作失误,会造成重大的经济损失,没有挽回的机会,你不可以/不允许犯错。如果与同事关系不好,会被组织认为没有团队合作精神,将成为出局的人;如果迟到、旷工,耽误的是整个团队的业绩,你随时有被开除的可能;作为职业人,在单位里你必须成为财富的创造者。

二、学生人与职业人的区别

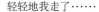 **看一看**

轻轻地我走了……

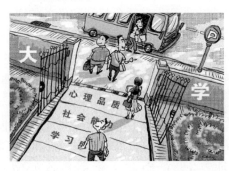

说一说

回忆昔日你离开学校的场景,写下你现在的感受。

(一)学生人与职业人的本质区别

大学生在学校所学的专业知识和经验离社会的实际要求肯定有很大的差距,用人单位真正看重的并不是简单的成绩单,也不是表面的工作经历,而是职业意识和职业素养。专业知识和经验不是阻碍大学生角色转化的最大难题,职业态度、职业意识、职业道德、职业行为、职业技能等职业素养才是大学生的"软肋"，这些方面的欠缺在求职和职业适应阶段都会表现出来。

职业化是一种潜在的文化氛围，在职场上大家都用同一种语言说话，用同一种行为和道德准则来办事；职业化是一种态度，更强调自我约束，而一个非职业的人与他们是合不上拍的。从职业素养的角度而言，动态地看，职业化就是个性的发展要适应共性的要求，将外在要求内化为自我修养，努力追求成为优秀职业人的历程。也就是说，职业化就是按照职业要求改造自我的过程；静态地看，职业化就是训练有素、行为规范。

从外在呈现来看，职业化表现在职业资质、职业态度、职业意识、职业道德、职业行为、职业技能等方面充分符合职场的需要，其中知识、技能、态度尤为重要；而从内在来看，所有看得见的表现都是由看不见的价值观决定的。因此，职业化是内力的外现，第一层次看穿衣戴帽，第二层次看待人接物，第三层次看价值观。

（二）学生人与职业人区别的具体表现

学生角色与职业角色的区别主要表现在：

1. 身份不同　① 目的不同。对于学生来说，目的是学到知识，考个好成绩。而职业人士的目的是完成单位交给的某项工作。② 所需要的技能不一样。学生所需的技能是良好的记忆力和逻辑思维能力，而作为职业人士要想把单位交给的岗位工作做好，需要更多的技能。③ 工作方法不同。学生工作方法是个人的独立行为，每位学生为自己的成绩负责。而作为职业人士，更强调的是团队合作。

2. 责任不同　大学生是以求知探索为主要任务，所以大学生是一个简单的角色定位，不用承担过多的社会责任；职业人必须学会服从领导和管理，要承担成本和风险的责任，承担相应的社会责任。

3. 环境不同　大学生在校园里是寝室——教室——图书馆——食堂四点一线的简单而安静的生活方式，单纯而简单的校园文化气氛。但成为职业人在紧张的职场上，面临的社会环境是快速的生活节奏，紧张的工作和加班；没有了寒暑假，自由支配的时间少；还要承受不同地域的生活环境和习惯；由于缺乏实际工作经验，开始工作时往往不能得心应手；感觉工作压力显著增加，给心理造成很大的负担。

4. 文化不同　学校是一个同质性比较高的小社会、小群体，人员构成比较单一，相对比较单纯；而在社会上各种各样的人都有，与学校相比，社会是一所更大的大学。职场文化和校园文化在时间安排、人际交往、学习方式、评价体系等很多方面都大有不同。

作为学生学习时间可弹性安排，偶尔逃课没人管你，有较长的节假休息日，教学大纲提供清晰的学习任务；学术上多鼓励师生讨论甚至争论；布置作业或工作规定时间完成；教师公平对待学生；以知识为导向；学习的过程，以抽象性与理论性为主要原则,等等。但作为职业人在规定上下班时间内,不能迟到早退,经常加班加点,节假日很少,工作任务急又重;老板通常对讨论不感兴趣,多数老板比较独断;对待职工不一定很公平;一切以经济利益为导向;要完成上司或老板交给的具体的工作任务,等等。

议一议

学生人与职业人还有哪些区别?

第二节　角色转换的问题与重点

中国大学生的职业教育比较欠缺,特别是在与社会和职业衔接的实习和实践方面尤为欠缺,这迫使毕业生要在工作中去填补在大学里就应该为走上社会作准备的功课。研究表明,大学生的职业适应和角色转化期大概需要 3 年的时间。因此,大学生毕业后的一两年,也许是一生最痛苦、变化最大、感悟最多的时期。这就是大学生必须经历的社会适应期和职业适应期。

一、角色转换的问题

大学毕业生在社会适应期和职业适应期内,存在一定的角色障碍,主要是学生角色依恋、职业角色畏惧、主观思想自傲、客观作风浮躁等。

（一）学生角色依恋

多年的读书生涯,大学生在学习、生活和思维方式上都养成了一种相对固定的习惯。在职业生涯开始之初,许多人会自觉或者不自觉地把自己置身于学生角色之中,以学生角色的社会义务和社会规范对待工作,以学生角色的习惯方式待人接物,以学生角色的思维方式观察和分析事物。

（二）职业角色畏惧

一些毕业生面对新的工作环境,不知道工作应该从何入手,如何应对。工作怕担责任,怕出事故,怕闹笑话,怕造成不良影响。工作放不开手脚,前怕狼后畏虎,不能展示年轻人的朝气。

（三）主观思想自傲

一些毕业生认为,自己接受了比较系统正规的高等教育,学历层次高,知识系统全面,属于高层次的人才。甚至认为,一个堂堂的大学毕业生不应该干一些琐碎的不起眼的工作;轻视基层工作,看不起基层工作人员;轻视实践,眼高手低。

（四）客观作风浮躁

一些毕业生表现出工作作风不踏实,工作情绪浮躁,这山望着那山高;一阵子想干这项工作,一阵子又想干那项工作,不能深入工作内部了解工作性质、工作职责以及工作技巧;进入不了职业角色,反而认为医院有问题,没有适合自己的职位。

诵一诵

　　每一次困惑都提示必须学习新知。

　　每一次冲突都促使提高沟通能力。

　　每一次心悸都期待提升心理素质。

　　每一次迷茫都预示可能增加经验。

　　每一次失误都蕴含提供进步机会。

　　每一次无助都提醒调整价值观念。

　　每一次挫折都昭示成功敲门机会。

二、角色转换的重点

　　许多刚走出校门的毕业生,都存在着从学校人到职业人角色转变的困惑与迷茫。那么,如何才能尽快适应职场,实现成功转变呢? 主要从五个方面进行角色转换。

　　(一)从情感导向到职业导向的转变

　　情绪化是学生的显著特征之一,这与职业人的理性行为是不符的。情感导向到职业导向的转变,重点要求是将情感人转变为职业人,将个人好恶转变为敬业精神,将情绪左右转变到职业驱动。必须遵章办事,而不能任由自己的性情待人处事。

　　(二)从思想意识到实际行动的转变

　　刚走出校园的大学生一般思维敏锐,但很多想法和说法都不太切合实际,或者说不能真正帮助单位解决问题。但是单位最需要的是具有解决实际问题能力的人。因此,大学毕业生要脚踏实地的工作,少说多干,拿出解决问题的方案,获得问题解决的结果。

　　(三)从成长导向向绩效导向的转变

　　在学生时代,追求的主要是知识的成长;进入职场后,就得树立起绩效观念。因此,毕业生需要能创造利润,以绩效说话,让自己和企业一起成长。

　　(四)从个人导向到树立团队意识的转变

　　学生以个人导向为主,相应依托个人资源来生存和发展;职业人在组织里当然依托于组织,利用个人资源转变到组织化的资源支持平台。独立发展变为企业共同发展,依靠个人变为依附企业。转变重点:重个性转变为重标准,以个人衡量标准转变到以集体为衡量标准,将独创转变为协作,独行转变为合作。

　　(五)从兴趣导向到责任导向的转变

　　大多数学生比较明显的特点是凭兴趣做事,比较注重自我的感受,职业人则是职责所在义不容辞;这就要求从兴趣所在变为承担责任,个人利益转变为公司利益,追求快乐转变为追求责任。

🌷 **读一读**

《穿 PRADA 的女王》是职场剧。剧中讲述一位刚从学校毕业想当记者的女孩子安迪进了一家顶级时装杂志 Runway 给总编当助手。很快她发现这工作简直是噩梦。这个女总编 Miranda Priestly 对待所有的人都是那么尖酸刻薄,紧张的气氛蔓延整个杂志社。

就像很多城市白领一样,安迪拿着企业支付的薪资,咒骂自己的领导是恶魔。安迪讨厌自己的领导玛琳达,厌恶每天繁碌的工作,甚至不屑公司所主营的时尚,痛苦地度过每一天,直到有一天又被玛琳达批评的安迪找到奈杰尔诉苦,奈杰尔的一番话改变了她。

"我不知道还能怎么做,事情做对了,好像是应该的,她不会说谢谢,但如果事情做错了,她就是个巫婆"。安迪怒气冲冲又很委屈。

"安迪,现实点,你根本没有努力"。"你在抱怨,你希望我说什么,要我说'真可怜,玛琳达又欺负你了,可怜的安迪'"。"清醒点,她只是做她的工作"。"这份工作的重要性,复杂性,任务的繁杂,比艺术更伟大,因为你生活在这种艺术之中"。"这不仅仅是本杂志,这是希望的灯塔,指路给……"。"你不知道这里员工的辛苦,更糟糕的是,你根本不在乎,在这里,更多人是热爱这份工作,而你是被强迫的,你还抱怨她为什么不亲吻你的额头,每天给你的作业批个金色五角星"。奈杰尔的这段话仿佛给了安迪脑门重重一锤。

安迪开始反思自己的行为,决定"洗心革面",重新认识自己的工作,认识玛琳达的工作,巨大转变的安迪让众人目瞪口呆,并且更好地上手自己的工作,领导玛琳达对她投来称赞与认可的目光,安迪也凭借自己的实力获得参加米兰时装周的"高级荣誉"。

🌷 **议一议**

说说安迪角色转换给你的启示。

第三节　角色转换的策略

大学毕业生在从学生人转换为职业人的过程中,必须顺利完成角色转换的适应期,尽快完成角色转换的任务。

一、角色转换的准备期

(一)实习期的角色转换

1. 确保毕业　重视毕业实习和毕业设计,学习与未来工作岗位有密切联系的专业知识和专业技能。大学的课程设置总体上偏重于基础知识的学习和基本技能的培养,而不一定涉及特定岗位上所需的专业知识和技能。毕业实习和毕业设计是毕业生步入职场的一个必要的过渡阶段。对即将毕业的学生来说,通过毕业实习和毕业设计,可以将自己所掌握的理论知识运用于实际,这不仅有利于加深对书本知识的理解和巩固,还能够对知识结构进行必要的补充和调整,提高实际工作能力。

2. 多元智能培养　进行非智力因素技能的训练,提升综合能力。大学毕业生智力上的相差并不太大,而非智力方面的技能却是在择业、就业和创业的重要影响因素。如果毕业生充满自信,敢于表现自己,就会给人留下良好印象。

（二）试用期内的角色转换

大学毕业生应该加强试用期内的学习和实践,顺利实现角色转换。

1. 重视岗前培训　岗前培训对于刚走上工作岗位的毕业生的角色转换是非常重要和必要的,它不仅是让新员工了解单位的基本情况,熟悉规章制度和工作程序,更重要的是通过岗前培训来树立集体主义观念,培养人际协调能力和奉献精神。从某种意义上讲,岗前培训可以直接反映出新员工的素质。事实证明,岗前培训是学生人转换为职业人的重要途径。

2. 善于展示自我　大学毕业生在同事面前一定要表现谦恭,保持与同事间的经常沟通,适度展示自己的才华,证明自身的价值,表明自己的世界观、人生观和价值观,获得领导和同事的认可。

3. 树立责任意识　大学毕业生刚走上工作岗位,无论工作大小,分工高低,都要确立对事负责,对单位负责,对自己负责的责任意识,以满腔的热情、高度的事业心和责任感圆满完成任务。

4. 培养工作作风　尽管很多大学毕业生对待工作的态度是认真严谨的,但是在工作中还是难免出现失误。其实工作失误并不可怕,可怕的是不能正确地认识失误,不能实事求是地去承认失误。如果工作中一旦出现了失误,就要认真地分析原因,总结经验教训,敢于承认错误并勇于承担责任,逐步养成严谨、求真、务实的工作作风。

二、角色转换的适应期

（一）调整就业心态,积极适应环境

毕业生具备抗挫折的心理准备和心理素质是角色转换的基础。一般来说,事业不会是一帆风顺的,如果心理准备不足,就会产生过激情绪,导致能力低下。因此,毕业生要提前调整心态,充分做好心理上的受挫准备,积极主动适应环境。不因物喜不以己悲,这是成功者的必备素质。

（二）热爱本职工作,提升职业兴趣

热爱本职工作和全心投入工作是角色转换的前提。刚走上工作岗位的大学毕业生,应当尽快地从学生模式的思维和习惯中解放出来,转变观念和行为方式,提升职业兴趣,全身心地投入到工作岗位中去。角色转换切忌"身在曹营心在汉"、"这山望着那山高"。

(三) 虚心学习技能,提高工作效率

虚心学习技能和提高工作效率是角色转换的重要手段。毕业生在校期间学习到的东西毕竟是有限的,理论知识和动手能力必须在工作实践中虚心学习,积极实践,不断提高专业知识和专业技能,尽快将知识转化为先进的生产力。

(四) 勤于观察思考,善于发现问题

勤于观察思考、善于发现问题是角色转换的有力保障。大学毕业生只有善于观察问题与发现问题,才能尽快进入职业角色;只有运用自身掌握的知识去努力解决问题,才能培养自己的独立分析问题和解决问题的能力。只有将思考与实际相统一,才能真正地体现知识就是力量。

(五) 勇挑工作重担,乐于无私奉献

勇挑工作重担和乐于无私奉献是完成角色转换的重要标志。大学毕业生走上工作岗位,一定要积极承担工作任务,创造一流业绩,树立主人翁意识,增强社会责任感,培养无私奉献的精神,任劳任怨,胜任岗位,尽早成为优秀的职业人。

三、角色转换的路径

大学毕业生只有经历六个职业角色转换的路径,才能逐步适应职业身份,成为一名真正的职业人士。

(一) 从远大的人生理想向现实的职业理想转换

远大的人生理想必须建立在现实的职业理想基础上。只有踏踏实实地在职场中拼搏奋斗,才能实现职业理想和人生理想。大学毕业生从高高的象牙塔走下来,沿用的是理想化的思维方式,习惯的是指点江山的做事方法。就业压力,专业对口,人生理想与职业现实矛盾,诸多难题无法排解。抱负的宏大理想,在现实面前失去目标,失去动力。只有把人生理想转化为职业目标,寻找实现职业目标的途径,搭起让理想走入现实的桥梁,才能尽快实现职业目标,最终实现职业理想。

(二) 从青苹果学校人到成熟职业人的转换

大学毕业生容易将事情看得简单化与理想化,对未来职业充满憧憬,但现实的工作实践发现似乎所学与所用不是一回事,诸多困惑让初入职场就产生一种失落感。工作表现幼稚,工作心态浮躁。从走出校门的那一刻开始,必须有归零心态。一切都要从零开始,要多看多听少说,不能急于表现自己。应该少说,多听多看多想多做,虚心学习,勤奋工作,创造业绩,赢得认可。

(三) 从单纯的人际处理方式向复杂的人际关系转换

初入职场的大学毕业生,面对复杂的职场人际关系,感到很难适应。积极处理好职场人际关系尤为重要。主动交流,善于倾听,亲近同事,尊重领导,换位思考,是处理职场复杂的人际关系的有效方法。

（四）从系统的理论学习向全方位的实际应用转换

对于职场新人来说，在学校里所学的理论知识永远无法替代实践工作经验。职场新人可能拥有高学历优势，但是学历代表不了能力。职场更注重的是动手能力和实践经验。因此，应届毕业生必须经过系统的职业化培训，逐步成长为真正的职业人士。

（五）从自在的校园生活向紧张的工作模式转换

大学生的象牙塔生活是轻松自在的，而职场生活是紧张严肃的。职场挑战无处不在，各种制度诸多约束，各种任务接踵而至，各种压力山大，尤其是一些自己根本就不愿做的工作，让身在职场的人焦头烂额。能否做好那些自己不愿意做的事情是一个人是否成熟的标志，也是一个人能否取得人生成功的主要因素。做好自己不愿做的事，学会妥协，向职场妥协，向现实妥协。

（六）从浮躁心态向沉稳心态转换

浮躁就是心浮气躁，是成功、幸福和快乐最大的敌人。从某种意义上讲，浮躁既是人生最大的敌人，也是各种心理疾病的根源。积极克服浮躁心态，要求吾日三省吾身，不为名利所诱，不为浮华所惑，耐得住寂寞和清贫，安于读书思考，主动自我修炼。要积极努力从浮躁的心态中走出来，尽快进入符合企业要求的状态，努力塑造完美自我。

读一读

张艺谋导演职业转换轨迹

插队劳动的农民—工人—学生—摄影师—演员—导演，一次次巨大的职业跳跃和转型才最终造就了一个成功的导演。让我们共同来探析张艺谋导演的职业角色转换历程。

职业准备期

特殊的历史环境，使得年轻时的张艺谋未能上高中就插队当了农民和当工人，很多人像他一样没有选择，但能像他一样坚持自己梦想的却不多。终于，在 1978 年。张艺谋以 27 岁的高龄去学习自己钟爱的摄影，为自己未来的转型进行积累。

职业转型期

重新进入课堂学习后，张艺谋老老实实的做起了摄影，虽然他的志向是导演，但他显然十分清楚自己要做什么。这个时候的他仍在学习，不是在课堂上，而是在实践中学习。

职业冲刺期

在《黄土地》获奖后，张艺谋有两个选择：继续作为一个已经很成功的摄影师或者转型开始做导演。然而，意料之外，他却做了另外的选择——做一名演员！并且也获得了一定的成功。不过也可以说，这实在是最明智的选择。要做导演，特别是要想成为较有建树的导演的话,当然只有亲身体验过做演员的感受,才能在拍片的时候和演员们默契合作。

职业发展期

《红高粱》成功以后,张艺谋拍了一段时间的文艺片,在全国大众都熟悉了他的名字后,张艺谋敏锐地捕捉到了商业片的市场价值,并与中国电影市场的需求相契合,他开始转向了商业大片,开始了自己的大片之旅,并一直延续到现在。尤其是借助 2008 年北京奥运会开幕式的无形宣传,使得张艺谋导演蜚声海内外,风头无人能及。

想一想

张艺谋的职业角色转换历程,给予你哪些启示?

第七章 职业文化——让文化为护理导航

内容摘要

　　阐述护理文化的性质、文化在护理学的作用，倡导做护理文化的倡导者、执行者、传播者、开拓者。

◆ **认知目标**

　　1. 了解护理文化的含义和特征。

　　2. 熟悉文化价值的内涵和核心。

　　3. 认识护理文化的重要性。

◆ **能力目标**

　　尝试做护理文化的倡导者、执行者、传播者、开拓者。

◆ **情感目标**

　　在护理过程中体现文化的价值。

读一读

　　文化能力已成为美国护理界关注的主要概念之一，在护理教育、临床实践、护理研究、护理管理等领域引起了广泛的影响。

　　1. 教育培训　文化与教育密不可分，两者相互影响，而教育无疑是文化能力培养的立足点。近些年来，美国的高等教育正朝着多元文化教育方面发展。这必然影响护理教育方面的变革。20 世纪 80 年代以来国家护理联盟（NLN）、美国护理学会（ANA），美国护理院校联合会等建议将多元文化内容加入到课程中去。同时为了满足不同护理学生的需求，护理教师的文化能力也成为关注的重点。多元文化课程在许多护理院校已形成，教学方法也日渐增多，同时各种培训项目也应运而生。如 Abrums 与 Leppa 应用"位置关系理论"开设的"护理与文化变量"课程，采取阅读、电影赏析等手段，使学生了解自身及其他不同的文化，情感与认知同时得到教育。美国临终护理教育共同体（ELNEC）在开展临终护理教育项目时注重文化的内涵，确认护士的文化能力及敏感性对于濒死患者获得有尊严和安宁的死亡的重要性，通过案例分析等方法培训护生和护士长。位于美国乔治敦大学的国家文化能力中心（NCCC）旨在增加有关文化语言适合性服务的项目，提供的服务有：培训咨询技术帮助，信息交流网络连接，提高及传播知识和成果。其他如角色扮演、多元文化、社区服务实践等也可培养文化能力。有学者指出教育资源方面，如教材、环境等也存在某些偏见，而这将造成群体性的文化偏见现象，影响更大。

2. 护理临床实践　护理人员已认识到适应文化的护理能更好地被患者接受,患者就诊率、患者满意率也相应提高,并能最大限度利用有限的资源,全面提高健康水平。护理人员应对患者做出文化评估,包括文化、种族、民族的确认与语言交流能力及其方式、宗教信仰、疾病和健康行为等,了解有关的文化现象,如空间需求、时间看法、社会组织、环境控制等。Alexander 指出,主流社会文化会影响护士对健康照护某些方面的固有看法,而对于其他文化来说是不可接受的。如美国的医疗护理伦理道德是建立在基督教的信仰基础上的,应告诉患者真相及所有信息,知情同意不包括家庭,除非患者已无法做出自己的决定等。护士应充分了解自身文化及对自身的影响。护士要了解全部的文化背景是不可能的,但主要了解文化对健康的作用和影响。Locsin提出的"文化相对论"可帮助护士更好理解患者,即当人被视为独特的文化个体时,应该将注意力放在了解共同点而非知道文化差异是什么。有学者提出培养文化能力的框架,包括七个步骤:自身文化的了解、其他文化的了解、无畏介入互动、容忍、包容、欣赏接受、最后达到具备能力。

3. 护理研究方面　1994 年 Weiss－Minskyde 的文化能力自我评价项目,1996 年Roizner 的文化能力自评问卷表等。

4. 护理管理　为提高适应文化背景的整体护理质量,许多医疗机构开设培训及咨询项目,同时吸收更多的来自于不同文化背景的工作人员到医疗护理小组中去。不仅更好地满足患者的需求,同时可使其他同事更直接了解不同文化,提高文化的敏感性,促进自身的文化能力的发展。许多护理社团也纷纷建立,介绍及处理有关文化能力和多元文化护理的事宜,如跨文化护理社团、国际护理社团、黑人护士联合会、亚洲护士联合会等,这些组织在多元文化护理和文化能力的培养方面发挥着重要的作用。

🌸 议一议

请思考:文化对中国护理将会产生什么样的影响。

第一节　护理文化性质

一、护理文化的含义与特征

(一)护理文化的含义

护理文化是文化的重要组成部分,是护理组织在特定的护理环境下,逐渐形成的共同的价值观、基本信念、行为准则以及与之相应的制度载体的总和。它反映和代表了护士的护理思想、共同的价值标准、合乎时代要求的伦理道德和行为准则以及追求发展的文化素质。

（二）护理文化的特征

护理文化的特征主要表现在主体的独特性、内容的时代性、民族性、开放性、创造性等方面的有机统一。

1. 深广的群众性　文化繁荣发展的源泉、动力和检验标准是人民群众创造历史的实践活动。人民是历史的创造者，也是文化创造和文化受用的主体。社会主义的护理文化是百万护理人员创造的，护士是护理文化建设的主人，是护理文化创造的最深厚的源泉。护理文化在护理人员的临床实践中汲取营养，又用健康的文化成果教育人民、服务人民。

2. 鲜明的时代性　文化是人类在认识世界和改造世界实践中创造的精神成果。中国特色的社会主义护理文化与社会主义初级阶段的基本政治制度结合在一起，围绕建设富强民主文明的社会主义现代化国家的根本任务，以经济建设为中心，坚持改革开放，坚持四项基本原则，为社会主义服务，为人民健康服务。

3. 浓郁的民族性　文化是民族生存和发展的本质力量。文化哺育和传承民族精神，滋养民族的生命力，激发民族的创造力，铸造民族的凝聚力。文化反映着民族的思想道德水平和科学文化素质，为经济社会发展提供精神动力和智力支持。中国特色的社会主义护理文化，深深植根于护理人员的临床实践活动，继承发扬民族优秀文化以及中医文化传统，不断吸收世界医学文化成果，形成具有中国特色的社会主义护理文化内容和中华民族形式相结合的全新的护理文化。

4. 海纳百川的开放性　文化的多样性是人类生活丰富性的重要体现。不同国家、不同民族、不同地域的人们在不同时期创造了各具特色的文化。建设中国特色的社会主义护理文化，要求我们继承和借鉴人类创造的一切优秀文化成果。护理文化必须重在建设，弘扬主旋律，提倡多样化。合理吸收外国护理文化的精华，使有中国特色的社会主义护理文化成为形式开放、不断发展的博大体系。

5. 与时俱进的创造性　文化是创造性的精神劳动。在继承的基础上不断创新，是文化发展的生机所在。一个没有文化创新能力的民族，难以屹立于世界先进民族之林；一种缺乏创新意识的文化，不可能保持其先进品质。护理文化，本来就是人类社会不断开拓、不断创造的丰硕成果之一。任何优秀的文化产品，必定是超越前人的精彩创造。建设有中国特色的社会主义护理文化，就必须更自觉地把改革和创造作为自己成长发展的方式。一方面，它要求外部环境的改革和优化；另一方面，它要求深化护理体制的改革，这是护理文化繁荣和发展的根本出路。

想一想

你认为护理文化还具备哪些特征？

二、让文化为护理学注入灵魂

（一）凸显文化在护理学中的地位

百年回眸,护理学的文化底蕴先天不足;新世纪展望,完善护理学的学科体系,必须丰富护理学的文化内涵,凸显文化在护理学中的地位和作用,倡导充满高度人文关怀的科学精神。这是护理学发展的必然趋势。

世纪之初,我们在建设有中国特色的现代化护理事业中,必须继承中华民族的优秀文化传统,吸收人类文明的优秀成果,发挥文化的导向作用,开展护理学的思想创新、体制创新、制度创新,培植护理文化精神,探索一条具有中国特色的护理文化创新道路。

在人类的实践活动中,科学各学科都是相互交叉起作用的,是科学精神与文化精神的高度统一体。例如人类基因组计划就涉及多学科。科学转化为生产力,变成技术再转变成产品,这过程是自然科学投向人文科学怀抱的过程。两者的整合犹如"车子两轮"、"鸟之两翼"。科技只能解决是非而不能给人以价值判断,例如克隆技术的应用;尤其是文化在科学技术转变成生产力的过程中起着导向和支撑作用,例如器官移植如何被人类进行有益的利用。

自南丁格尔起,护理便被认为是一种艺术。但艺术是一种实用的技能,告诉人们怎样地工作,导致怎样的结果,为什么会导致这样的结果。技术的实质是人对自然界能动作用的手段,依靠它,人类利用自然规律来改造自然界并使之为自己的目的服务。但技术的社会应用有两重性,它既推动经济繁荣和社会文明,又会带来资源和能源短缺、环境污染和人口膨胀等负效应。为此南丁格尔特别强调:护理是精细的艺术中之最精细者。其原因是护士的服务对象是具有热血和生命的人类。如果对护理有关的科学特别是人类文化没有彻底地了解,这种艺术将无法并达到至善的境界。

科学巨匠爱因斯坦曾经说过:"科学虽然伟大,但它只能回答世界是什么的问题,应当如何的价值问题,却在它的职能和视野之外。"要回答"应当如何"的价值目标,正是文化的任务。人类需要趋利避害的发展,这就需要给科学技术一个正确的价值导向。文化的作用似乎是无形的,但是,在从科学到技术、技术到产品的转化过程中,诸如资源配置问题(例如为谁护理、谁来护理、在什么时间护理、在什么地方护理、怎样护理等医疗护理资源的合理分配等)就摆在人们面前。面对这些问题,自然科学是无能为力的。

(二)文化构成了护理理念的文化基础

发展中国特色的护理事业,面临许多根本问题和紧迫性问题,而这些问题的解决当然提倡科技兴护,但绝对不可能单纯依靠自然科学和技术,必须以德兴护。其根本在于文化兴护——让文化为护理导航!让天使插上文化的翅膀!让文化为护理学注入灵魂!

第二节　护理的文化价值论

一、护理学的文化价值取向的内涵

1. **价值观的内涵**　价值观是各种价值观念和价值知识的一般观点或根本观点的概括。一般说来,价值观是由一系列价值原则组成的。价值原则凝聚了人们对善恶、美丑的最基本的看法。正是相互关联的价值原则,构成了文化的价值系统。不同时期的文化创造,总是受到特定的价值观的范导,文化的各个层面都受到价值观的制约。因此,文化是社会的灵魂。价值观是文化的核心。例如,社会主义医德原则是"防病治病,实行社会主义人道主义,全心全意为人民健康服务",该原则既反映了职业道德的根本任务,又体现了职业道德的根本特点;既反映了历代医德的继承性,又体现了时代性;既反映了社会主义医德的基本思想,又体现了共产主义道德的基本要求。

2. **以护士为承载者和开拓者的中国传统文化与先进文化**　中国传统文化的强大力量对护理文化产生深刻的影响。当社会过程把中国传统文化内化为护士精神素质时,便赋予其一定的思想、观念,并支配其价值取向和行为方式。中国护理人员叶欣等奋战非典的壮举,就是毫不利己专门利人等价值观的充分体现;任何一个社会群体,都有属于自身的文化,都有群体成员共同拥有和信奉的价值观。任何一个社会个体,都是文化的产物,都有自己接受和遵循的价值观。解放军第 261 医院精神病科总护士长、第 44 届南丁格尔奖章获得者蔡红霞就是中国传统文化和与时俱进的时代精神的典型。护理精神文化的本质属性是护士群体的价值观。

二、护理学的文化价值的核心

护理理念即护理哲理,是护理人员对护理的信念、理想和所认同的价值。主要包括以病人为中心的护理服务信念。护理哲理是责任制整体护理的首要问题。护理哲理作为护理的专业价值和专业信念,是每个护士的行为指南,可以指引护理人员如何确定工作目标和职责行为。护理哲理在整体护理中的地位,要求人们在进行护理文化建设中,首先要抓好护理哲理的建设。

（一）护理理念是护理精神文化价值取向的核心

1. **理念**　理念是一种理想的、永恒的、精神性的普遍范畴。该词源于希腊文,原意为形象。西方哲学家曾从不同的角度加以使用。理想、信念、信仰在价值观中占有重要地位。价值观指导价值观念和价值知识,价值观念和价值知识体现价值观。理想、信念、信仰是价值观念。这就决定了理想、信念、信仰以一定的价值观指导,同时又体现了一定的价值观。理想、信念、信仰是处于支配地位的核心的价值观念,所以,理想、信念、信仰是人们的价值取向的集中表现。这些贯穿在医务人员中的信仰、理想、价值取向、人格模式和审美趣味,被称之为护理文化精神。

2. 护理理念反映护理专业的价值观和专业信念　护理哲理受价值观的制约。价值观是一种评价性的观点,它既涉及现实世界的意义,也指向理想的境界。具体而言,价值观总是奠基于人的历史需要,体现了人的理想,蕴含着一般的评价标准,形成一定的价值取向,外化为具体的行为规范,并作为稳定的思维态势、倾向、态度,影响着广义的文化进程。例如护理哲理作为价值观念是处于支配地位的核心的价值观;但是,仍然要以价值观为指导。

(二)现代护理理念的文化基础

1. 人文精神的文化主题　尽管不同的人对生存质量有不同的认识,但大多数研究者认为生存质量必须包括主观健康指标。主观健康指标关注人性的自由和提升,注重人的生命意义和价值,为人类的心灵归属寻觅精神的家园,这是当今人文精神的一般文化主题。正是人文精神的这种一般文化主题,为护理理念的形成和发展提供了文化上的最基本的依据和各种定位,即护理必须以人为核心,维护人健康权利,肯定人的健康在其生命过程中的意义和价值,从而追求一种生命过程中的健康生活方式。

2. 文化决定论　在护理理念与文化的关系中,文化构成了护理理念的文化基础。在现代护理理念的构建过程中,护理理念必须经过文化的设计和传递,社会文化决定着护理理念中文化精神的价值取向。

尽管科学技术以医学的方法和手段从生理上维护了人的健康,然而技术理性本身并不能真正维护人的身心健康,科学技术与文化精神这种对立是存在的。但当科学价值被视为人的价值实现的手段时,科学精神与文化精神是相容的。科学对人类物质生活进步的促进作用也包括人类健康水平和生命质量,疾病是人类生命健康的天敌,而科学则是各种疾病的克星。从这方面看,护理理念中的科学精神与文化精神对维护人的生存健康的追求是一致的。

3. 文化价值论　价值观的核心问题是为什么人的问题。为什么人的问题,集中反映了一种价值观的主体和标准,为什么人,就以什么人为价值主体,以符合他们的利益作为客观的价值标准。价值观中其他方面的内容和取向都由主体和标准决定。为什么人,以什么为主体和标准的问题,是世界上各种不同价值观相区别的根本所在。

社会主义价值观的核心是为人民服务。这就意味着马克思主义价值体系的主体是人民,价值的客观标准是最广大人民的根本利益,要以人民的意愿为价值评价的依据。这就要求我们在建设有中国特色的护理事业中,必须加强马克思主义价值观的宣传,掘弃现代西方价值思潮、价值多元化、社会主义市场经济的冲击的负面影响,确立面向现代化、面向世界、面向未来的、民族的科学的大众的社会主义价值观,确立以人的健康为中心的现代护理理念,从而把具有中国特色的护理事业不断推向前进。

🌷 议一议

    1. 你认为优质护理服务的文化内涵是什么？

    2. 从人文视角审视，为什么说护理是艺术？

第三节　护理文化的认同参与

🌷 读一读

美俄护士文化差异

    俄罗斯籍的注册护士依娜小姐在非常现代化的加州圣地亚哥市产后病房当护士，当她回想到美俄护理文化差异有许多感想：

    她说："在俄罗斯，没有做手术以前，我会提醒患者，千万不要忘记带酒精和纱布，甚至于自备药物，不然的话我们不可以给你做手术"。

    依娜小姐在没有来美国之前，曾在俄罗斯和 Belarus 国家，当了 4 年的妇产科护士，她觉得在美国当护士是有障碍也有受益的地方，主要是美国有高科技的医疗仪器，充足的医疗供应品但有语言障碍，可是她已经大致上克服了语言障碍。

    在这个非常严重缺乏人才的护理行业，实在非常需要她的技术，依娜小姐和许多从俄罗斯不同地区移民来美国的护士们，正好是一种好的搭配。

    "在工作的整个系统上，医护人员的整体配合，可能是最大的美俄差异，"她说："在美国，我是整个团队的一分子，也有自己的独立性；在俄罗斯的医疗系统里，医生是随时存在的，医生几乎做所有的决定，但在美国，我可以自己决定某些有效的看护措施，直到某种程度，我才和医生联系和商讨，这样对患者会比较理想和有更高的工作效率。"

    "俄罗斯人来美国当护士会遇到很多困难，因为护士教育在俄罗斯只是相当于美国的 LVN（职业护士）水平。"

    "在俄罗斯她们没有地位，不被人尊重，所有事情都必须通过医生做最后的决定。"所以我们不会对她们能够轻松地通过美国注册护士考试抱太大的希望，同时俄罗斯护士初到美国以后必须要克服语言和文化的障碍。

    "举个例子：俄罗斯人会觉得，不应该告诉得了绝症的患者太多的病情。"虽然在俄罗斯的 1993 年法律要求，护士要如实告诉患者的病情，但是这种基本隐瞒病情的概念，还是存在于她们的文化里面；在美国护士跟患者和患者家属接触比较多，有关患者的治疗都是和患者及家属讨论病情和共同决策的。

    她同意在俄罗斯训练出来的护士，会对自己的工作要求很低，而且太过依赖医生的决策。

在俄罗斯,有些护士的存在只是为医生递咖啡的,她们的护理知识非常简单,没有解剖学和药剂学的训练,顶多可以给患者进行像洗胃这种简单的护理操作,她们很少有足够的专业知识和医生沟通,也不能够为患者的看护提供比较有建设性的意见。

在一个集权的文化里,俄罗斯对知识的共享有不同的看法,假如你有某方面的知识,你不会很愿意的和别人分享。因为害怕别人知道的比你多,她就会超过你,你就落在别人的后面了。所以她们不愿意跟别人分享有关患者任何事情和处理方案。

在另外一方面,俄罗斯的护士和其他移民国家一样,她们都会用一种整体性的护理方案去看护患者。这一点是值得美国护理学习的地方。

医药物资和医疗设备的缺乏,使这些外来的护士比较有创造性。她们会想方设法去配合正常的护理程序。

一些俄罗斯护士在美国遇到其他的问题。因为她们有太高的学历——根据俄罗斯教育体系,在当实习医生的时间,就是在医学院最后一年,在医院当一年的护士,才转到她们的医学专科里面。这类的俄罗斯医生,当他们在美国找护士工作的时候或其他有关医护工作的时候,常常受到美国的护士执照局等部门很严厉的调查和刁难。

"我们常常告诉俄罗斯和东欧的医生们,她们不可假定来了美国以后,因为有本国医生学位,就可以直接当美国护士,因为她们的医学训练和护理训练是不一样的,而且常常需要选修一些格外的护理课程才可以转为护士。"

讲是比较容易,但是实际情况和做起来比较难,很多新移民的医护人员,觉得这些苛刻的要求非常混乱,而且州和州之间的要求都不一样,很多时候逼得没有办法,只可以去当卡车司机,或者做一些低技能的工作。

Yuri 小姐是加州凯萨护理妇产科俄罗斯护士,她说:"虽然美国和俄罗斯接生孩子的仪器和整体配合是有点不一样,但是接生孩子的基本操作都是一样的。自从我在俄罗斯当妇产医生到现在,不管在美国还是在俄罗斯,接生孩子的操作方法是不会有太多变动的。"

"我刚在美国当护士的时候,我对英语能力有点紧张,后来主管对我比较照顾才不紧张。护士主管都知道俄罗斯的护士做事很能干,给别人的感觉是受过教育和做事认真。"

虽然她们会感觉到周围的压力和争议,但俄罗斯护士通常都会对她们的工作有一种高尚的哲理,这种哲理就是减轻和解脱患者的痛苦。

议一议

阅读短文后,你能进一步概括中美俄护理文化差异吗?

中国的护理事业可持续发展的战略面临严峻考验,中国护理的文化大变革正经受严峻挑战。百万护理人员面临着机遇和挑战并存的局面,肩负着振兴中华护理事业的伟大历史使命,承载着中华护理的文化精神。中国护理文化面临着主观上的文化认同问题、客观上的文化参与问题、历史上的文化传承问题、现实中的文化整合问题。在经济全球化的背景下,从文化学的视角审视中国护理存在的问题,发展和完善中国护理文化,必须与时俱进、不断创新,才能实现中国护理文化复兴的时代使命。

一、文化认同——做护理文化的倡导者

中国护理文化困境的根源之一,在于文化认同出了问题。文化认同是一种肯定的文化价值判断。指文化群体或文化成员承认群内新文化或群外异文化因素的价值效用符合传统文化价值标准的态度与方式。经过认同后的新文化或异文化因素将被接受和传播。

但是,就中国护理事业整体发展来说,人们对中国护理文化的认识比较模糊,总觉得护理文化是虚的、软的,甚至认为是在作秀;护理经济才是实的、硬的。护理文化服务没有被纳入护理经济的视野,即护理人文服务没有被纳入护理经济成本,没有体现其经济价值;完整的护理人文服务的标准体系尚未建立;护理文化管理缺位,护理文化服务缺失;没有把护理文化放在重要地位,实施护理文化优先发展的战略——就这些方面来说,即使在《中国护理事业发展规划纲要》中也让人有所缺憾。所有这一切,导致中国护理文化发展相对严重滞后,严重影响中国护理事业的健康发展。

文化认同的另一方面,就是群外异文化因素在中国的文化共时性传播,明显地表现在:自引进整体护理模式以来,对中国护理文化的研究基本上是以北美护理文化解释中国护理文化,几乎丧失了"以中国文化解释中国护理文化"的能力,中国护理文化成了"北美护理文化视野下的中国护理文化"。

诚然,美国的护理及其教育是全世界最具有影响力的。既然美国被认为是拥有最先进的护理专业(包括护理教育)的国家,那么许多国家势必会转向美国,寻找适合本国国情的建议和文化借鉴,中国也不例外。但是,护理教育和专业护理实践以显现的形式或隐含的形式反映了特定的文化价值观和标准。因此,对于护理模式或某种标准引入,不同文化背景的国家一定要结合本国国情,对本国文化有较深入地研究,避免无知、盲目照搬和种族优越感。例如整体护理模式从护理技术层面讲,美国与中国的差别甚微;从文化层面看,在引入和运用与护理伦理、文化和社会政治相关联的部分概念时,必须使其适应本国国情和符合本土文化的要求,尤其注意有些概念对另一种文化几乎是完全排异而无法借鉴的。总结过去,为什么在中国开展责任制护理近乎流产;联想现在,为什么引进(系统化)整体护理那么艰难。这些都提醒人们必须要考虑中国的文化背景。护理科技方面学习欧美,但在人文方面一定要保持中国传统文化底蕴。因为可以引进系统化整体护理的技术,但是无法引进具有中国文化特色的南丁格尔,中国需要自己的南丁格尔——林菊英、林巧稚。

整体护理在中国的多年实践表明,相当一部分护理人员对"护理理念"、"护理哲理"等不是文化认同,而是"文化认异"。例如,参加 CGFNS (Commission on Graduates of Foreign Nursing Schools)的考生必须熟悉美国文化和美国的护理理念,对于很多题目,按中国文化习惯或中国传统的护理理念的回答必然不被认同。因为美国的护理特别强调精神护理,而中国更多地偏重于传统的护理技术。这种"文化认异"引起人们反思,如何挖掘中国护理的文化根基——必须从不同的角度对护理文化进行诠释和弘扬,扩大护理文化解释与理解的范围,对北美护理文化只是"参照",不能作为根本。就中国传统文化的兼容性而言,中国护理文化完全有能力在保持中国特色的前提下吸收北美的优秀护理文化,形成以中国特色文化为本位的博大精深的护理文化。

有鉴于此,香港的护理同仁与国内的护理精英联袂,遵循植根于中国护理文化的理念,依据中医整体观、养与护的关系以及相关调查数据文献,对中国护理定义所作的诠释,引起国内/国际护理界广泛的关注和认可,中国护理文化因子的神秘面纱终被撩起。这必然引起人们冷峻地思索:它为什么姗姗来迟? 为什么现在才受到重视? 如果不从经济全球化的视角,不站在万千文化交汇的香港,不去使用中英文同时理解各类文献,恐怕很难理解其中缘由。这就是文化的底蕴与人性的共性在护理学领域绽放的文化奇葩。

中国护理文化与世界各国护理文化相比,其优势在什么地方,我们应做出理性的判断。既看到中华医学和护理文化的世界精神,也注意西方的现代护理文明;既不能狂妄自大,也不能盲目自卑。尤其应考虑护理文化发展是一个动态过程,护理文化的优劣势在一定历史条件和发展过程中是可以转化的。在中西护理交流中,如何因势利导、优劣互补,是中国护理文化发展战略的紧迫课题。

二、文化参与——做护理文化的执行者

文化认同是文化参与的必要前提。文化参与需要我们在护理界发起弘扬中国护理文化的大革命,一方面动员百万护理人员积极学习中国优秀的传统文化,另一方面主动吸收世界优秀的护理文化,共同拓展中国的护理事业。

中国的护理要得到真正意义上的发展,首先应该研究和发展符合自身民族文化特点和实践需要的理论,用以指导中国的护理教育与护理实践。令人高兴的是,一批中国的护理精英们致力于中国护理文化的研究,取得了一些可喜的成果。例如《护理是什么——诠释植根中国护理文化的护理概念》一文就总结出情、理、知、行的认知模式,其基本内容就是,情包括爱护、关怀、关注、同情、主动;理包括真诚、责任、服务、理想;知包括理解、创造、学问、理念、理论;行包括守护、保护、维护、处理、帮助、照顾、管理、整理、协助、安慰、交流。这一成果就从文化的视角对护理概念进行诠释,拓展了植根于中华文化和中国国情的护理理论。

目前首要的问题是,如何使植根于中国护理文化的护理概念得到百万护理人员的认同,寻找其共同的护理价值取向;如何将护理研究的理论成果应用于护理临床实践,

如何引导全体护理人员在中国护理文化的旗帜下积极探索中国特色的护理事业。中国护理是"路漫漫其修远兮"。

在经济全球化的大背景下,中国的护理事业面临着更多的发展机遇和挑战。发展和完善中国护理文化,就必须从中国的基本国情、文化背景出发,对外来的文化做出符合中华民族的特殊性抉择,动员百万护理人员主动积极参与世界优秀的护理文化建设进程,也就是说,要立足于中国的国情看世界,实现对外来进步的护理文化的借鉴融合。因为文化是人类的共同财富,世界各民族文化只有在相互融合中才能得到发展和提高。这是文化发展的规律,是中国护理文化蓬勃兴起的力量源泉,是发展中国护理文化的必由之路。

议一议

对于文章中的观点,你的意见如何?

第四节 护理文化的推陈出新

一、文化传承——做护理文化的传播者

护理文化的传承要古为今用、与时俱进、有所创新。文化传承既是群体文化积累、发展的基本条件,又是生活习俗、文化传统得以形成和强化的必要手段。文化的重要特征是民族性。建立中国特色的护理文化,是护理事业发展的根本命题。什么是中国特色的护理文化? 儒道佛、中医学,等等,都是中国护理文化的渊源。但究其根源,中国护理文化发展战略应在世界文化发展格局中寻找中国护理文化发展的优势,包括中华民族文化特色、中医药传统文化特色等。只有突出中国特色,中国的护理文化才能有所突破,在全球护理竞争中才有一席之地。

例如,在世界护理之林,中医护理应该是一枝独秀,必须充分体现中华文化的博大精深,凸现中医护理文化的深厚底蕴。中医护理学尤其注重以人为本,强调天人相应、个体差异、整体观和辨证施护,这些护理思想无疑与整体护理的整体观点、护理程序、心理护理以及健康教育在内涵上具有统一性。但我们必须看到,中医护理更加关注病人的生命与健康,病人的人格和尊严,提倡人性化的护理服务;中医护理更注重人与自然、人与社会多种关系的协调,尊重生命的完整性。如果在坚持中医护理"以人为本"的人文主义特色的基础上,把中医护理和整体护理有机结合起来,吸取西医护理科学性、先进性、系统性的长处,就能建立适合中国国情的责任制整体护理模式。

护理文化的传承要面向世界,要洋为中用。一味囫囵吞枣地照搬,似乎有崇洋媚外之嫌,其结果是不伦不类的"四不像"。责任制护理、(系统化)整体护理在中国的多年实践,必须引起人们的总结反思,如何推进责任制整体护理模式下的优质护理服务。

护理技术没有国界,但伴随其中的护理理念等护理文化必须遵循去其糟粕、取其精华的"拿来主义",即历史地有甄别地学习外来文化,科学地使用国际认可的方法,遵循世界通行的护理专业标准,探索适合中国国情的护理发展之路,传播与弘扬中国护理文化。只有这样,中国护理事业才能焕发独特的魅力和持久的活力。

二、文化整合——做护理文化的开拓者

拓展中国护理事业,必须整合护理文化。文化整合的效果直接影响文化功能。文化整合是各种文化因素或文化成分在功能上相互协调从而形成一个有机文化整体的过程。文化整合涉及多种因素或多样成分。就中国护理文化而言,究其主要因素,必须解决传统文化和现实问题、本民族文化和世界文化问题、文化和经济问题、解决文化传人问题,但最根本的是文化创新问题。

(一)整合护理文化,必须古为今用

对中国护理文化既不能彻底否定,也不能全面复兴,只能是对优秀传统实现弘扬。弘扬就是不割断历史,而是尊重历史、尊重民族文化传统,充分体现出民族的历史继承关系;弘扬不是复古,而是将传统优秀文化为新时代所用,解决好古为今用的问题。

整合护理文化,必须洋为中用。即重新审视中国护理文化,辩证地分析中国护理文化的优秀传统和历史局限,从世界文化的高度看中国的护理,做出符合历史潮流的文化选择。即对外来文化不是简单的"拿来主义",而是洋为中用。例如如何发挥南丁格尔获奖者的中国文化元素和文化影响力,传承和光大南丁格尔精神,就是护理工作者的永恒课题。

整合护理文化,必须注重文化与经济的相互影响。中国护理文化发展绝不是护理文化单一式发展,护理文化必须与护理经济相互联系,即物质文明与精神文明的有机统一,推动护理事业的可持续发展,人民健康水平的稳步提高。所有护理人员必须有这样的文化意识:护理服务=护理技术服务+护理人文服务。护理人文服务=护理人文关怀+护理服务经济。即护理人文关怀→(产生)护理服务经济→(促进)护理服务技术经济。因此,中国护理文化发展战略,一方面要研究文化与护理之间的相互联系、相互促进的规律,研究护理文化因素在促进卫生经济发展中的重要作用,即护理文化的经济性、护理经济的文化性,护理经济与护理文化的有机整合、相互促进,这是推进21世纪中国护理现代化健康发展的必然趋势。

护理文化的健康发展,必须解决文化传人问题。21世纪中国护理文化发展的关键在于培养复合型、开拓型、创新型人才,尤其是护理文化学科专业人才。但是,中国现行的护理专业学科目录,没有"护理文化学"这一学科,更没有护理文化学专业。因此,各高等医药院校应增设护理文化学专业,通过各种渠道培养中国护理事业急需的护理文化专业人才。

（二）文化创新，是中国护理文化的永恒主题

如何应对全球化的冲击，如何在激烈的文化竞争中生存与发展，其核心是文化创新。创新是一个民族进步的灵魂，是一个国家兴旺发达的不竭动力，也是一种文化生生不息的源头活水。护理文化创新要坚持护理文化创新的原则，选择护理文化创新的策略，建立正确的价值观反映护理文化创新的本质，即防病治病，实行社会主义人道主义，全心全意为人民的健康服务。

目前，护理文化创新必须解决下列紧迫问题：培育具有现代文化素质的护理人员，这是护理文化创新的关键；构建具有特色的护理形象文化；充分挖掘护理的历史文化资源；建设若干个独具文化底蕴的高等护理院校；形成护理文化产业。

🪷 读一读

走近洋医院——不一样的看病体验

开篇语

这两年，医疗市场上出现的一些"洋医院"开始引人注目。"洋医院"之"洋"，表现在其管理、服务与运营均严格遵循国际标准，从中颇能找到许多值得我们国有非营利性医院借鉴之处。

我们认为，在加入世贸组织的大背景下，在竞争愈演愈烈的医疗市场中，更多地了解这些"另类"医疗机构的管理模式、服务理念、市场定位以及企业文化，客观分析它们已经和可能对我国医疗市场造成的冲击，对我们的护理管理者和医务人员来说，是会有所启迪的。

北京有家颇有名气的"洋医院"叫和睦家。这所中美合资合作医院 1998 年在北京开业，目前能提供全科、外科、内科、口腔科、儿科、妇产科、24 小时急诊、住院、高级保健等诊疗服务，拥有 20 张病床，即将扩建为 50 张。这里的工作人员来自世界 20 多个国家和地区，都能说流利的英语，还可以用法语、德语、阿拉伯语、日语、西班牙语、芬兰语、瑞典语，以及普通话、广东话等为患者服务。

洋医院什么样？在洋医院就诊，与我们所习惯的就诊经历会有什么不同？记者细心打量了和睦家一番。

医院像宾馆

走进和睦家，一点也没有闻到医院那种标志性的来苏水味，也没有看到熙熙攘攘的繁忙场景，第一感觉这里更像宾馆或者公司。淡蓝色沙发围成的候诊区里坐着几位神情悠闲的患者，各种杂志和报纸可以随意翻阅，咖啡、果汁等饮料也是免费的。墙壁颜色主要由淡蓝色、橡木色等宁静的颜色组成，还挂着许多色彩明快的图画。在这里生过孩子的家庭组成的照片大拼图引人注目。

儿科病区有个儿童乐园，电视机里播放着迪斯尼的动画片，滑梯、积木房子、图画书，一应俱全。几个不同肤色的孩子正一起玩得高兴。记者特别到卫生间看了看。有

趣的是，卫生洁具有一大一小两套。大马桶给家长用，小马桶是专门留给孩子的。洗手台也是一个高一个低的两个。

看病不排队

医院没有挂号处，只有像宾馆一样的前台，台前没人排队。记者走向前台，身着西装裙的前台小姐露出微笑："小姐，请问您预约了吗？"

这里看病实行预约制。预约好的患者到前台报上姓名，小姐就会把患者带到一间专门的屋子，登记患者的病历、保险公司等基本资料。然后，把患者引领到诊疗科室的助理那里。这时候，患者预约好的医生和护士已在诊室里等候了。

全程陪同"多对一"就诊

每位患者可以单独享用诊室，不得到患者和医生的允许，任何人不得进入诊室。医生一次花在一位患者身上的诊疗时间一般为50分钟左右。一个医生一天只接待十个左右患者。如果患者需要做检查和化验，也有护士全程陪同。常常是好几个医务人员围着一位患者转。

来这里看病的人，从首诊开始就是由同一位医生接诊的。看过几次病之后，医生和患者就是朋友了。在这里，患者被叫做客人。医务人员对客人们说话都轻言细语。在前台、每个科室的门口、医生的办公桌上都放着医生们的名片，便于患者随时找到医生。

家庭式病房

所有的门诊、化验都在一楼进行。住院病房在二楼，有不同档次的病房。记者来到一间单人病房。在这里看不到医疗器械——医院为了缓解客人的紧张情绪，把器械都藏在壁柜里了。产妇的丈夫可以睡在房间的拉伸式沙发上。在正常情况下，产妇生产时不用离开自己的房间，医务人员会把医疗设备搬到房间里来操作。病房区有提供给客人使用的微波炉、烤面包机。

多样的结账方式

离开医院以前，客人要到付费台去结账。这里可以付现金、可以划卡，还可以记账。所谓记账，就是由医院和客人的保险公司或工作机构直接结算。据介绍，和睦家医院已经和世界近20家保险公司建立了直接结算关系。

离开医院时，医院会请客人填一张服务建议卡，对本次服务做出评议，还会赠送小礼物。

昂贵的诊疗费用

在这里看一次普通门诊的费用是500多元人民币。双人房500美元/天，单人房700美元/天。顺产一个孩子，费用是5 000～6 000美元。而在北京的三甲医院里，挂号的普通号是5元人民币，专家号是14.5元人民币，一般顺产一个孩子是3 000元人民币。与公立医院的收费以药品费用占多数不同的是，这里的收费中有70%以上来自于服务费用,药品费用常常只占10%左右。

医生更像服务员——两种服务观

一直以来,记者在国有医院采访时,常听医务人员说自己的工作"科技含量很高"。而在洋医院采访,却常听到医生说自己的工作"服务含量很高"。

同样的,国有医院的院长介绍医院的时候爱强调技术力量的雄厚,而洋医院的院长们爱夸耀家庭式病房、宾馆化服务……两种说法都不错。可是强调点不同,医务人员的自我认识也就不同。国有医院工作的医生更多地认为自己是科技工作者,而洋医院的工作人员却觉得自己和宾馆、百货商店的服务员更接近。国有医院的医生常常对自己的工作讳莫如深,觉得那些高深的技术性的东西很难也没有必要向患者解释清楚;而洋医院的医生则强调自己的很大部分工作是在做"care"(照顾),要让患者明白其中原委,并让其学习和掌握医学知识。

一位洋医院的总裁认为,这两种观念的不同,成为洋医院和传统国有医院的不同服务模式的分水岭。

医生更像朋友——两种价值观

朱女士在北京的国有医院和洋医院各有一次生孩子的体验。她说,12年前第一次进产房的时候,我痛得大声叫喊,一个护士训斥我说:"你怎么那么娇气!已经够累了,你还叫,这还怎么工作?"这次在洋医院生孩子,从产前检查开始,医生护士就不断地和我们一家交流,商量制订生产计划。助产士总跟我说:"我保证你舒舒服服地生一个健康的baby!"在这里与其说是治疗,不如说是接受帮助、教育和服务。

在洋医院里,医生们已经不完全是一个治疗者,他们更像朋友,像咨询顾问。洋医生们往往以灌输关于健康、关于医学的正确观念为己任。曾经有个产妇来和睦家医院做产前检查的时候,和助产士聊着天就流下泪来。原来,这位产妇的丈夫忙着做生意,没时间陪她检查。助产士马上和那位丈夫取得了联系,请他以后都来陪伴他的妻子。这位助产士说:"我们要帮助我们的客人认识到,生孩子是整个家庭的大事。"

想想患者需要什么

记者问过多位洋医院的护理人员,怎么才能让客人们感到舒心愉快?得到的回答惊人的一致:从患者的角度去考虑一下,想想患者到底需要什么样的服务。

在洋医院里就诊,患者常常能从一些微小的细节上感觉到医院设身处地为患者着想的细致用心。维世达诊所的建筑设计小细节给记者留下了深刻的印象。在该诊所的牙科诊室里,天花板上有妙趣横生的漫画,专供患者躺到诊疗椅上接受治疗时仰面欣赏;卫生间里有一扇推拉式的小隔窗,窗户的另一面就是化验室,免去了患者拿着便样当众穿过走廊的尴尬;在每间诊室的门口有4块彩色的小牌子,分别代表"患者在"、"医生在"、"护士在"、"需要打扫",不同的小牌子无声地告诉其他工作人员诊室里的情况,避免打扰诊疗过程;妇科诊室在一个单独的区域,外围有隔帘,来来往往的人群看不到妇科候诊区的患者……

在维世达诊所,所有护理人员都必须熟悉诊所概况。这里的财务主管崔洁说,诊所要求所有人员对客人提出的疑问都要予以及时地解答和帮助。如果遇见客人有问题,我们不可以说:"我不是医生,我不知道。"如果确实是技术上的专业问题,我们会对患者说:"这个问题我不太清楚,不过我可以帮您向相关人员咨询,或者带您去找医生。"患者不喜欢护理的工作人员一问三不知。为患者想办法,会让他们感觉愉快。

有人说,洋医院是想赚更多的钱,服务才这么讲人性。和睦家医院的副总经理盘仲莹女士对此说:因果关系必须调整一下——不是因为想赚钱才服务好,而是首先服务好了才能赚钱。服务是第一,赚钱第二。维世达诊所总裁刘常平则说:我们在服务理念上与现有的国有大医院打了个概念差和时间差。

变化:由外而内

记者认识一位在北京某洋医院工作的护士,她与患者目光一相遇就会露出亲切的微笑。记者问:"洋医院是怎么训练你们微笑的?"她说,洋医院里根本没有规定,一切都是自然而然的。倒是她以前工作过的一所国有大医院在推行"微笑服务"时规定过护士的微笑应该露出 8 颗牙齿,"可是那叫皮笑肉不笑,服务态度没见有多大转变。"她回忆说。

在洋医院里,是什么力量使医务人员自然而然面带微笑? 北京和睦家医院副总经理盘仲莹说:"是企业文化!"她说,有很多服务内容是没有办法量化考核的,来自于内心的感受,来自于外部环境带动出来的内心变化。

洋医院的事业感

北京维世达诊所护士曹俊燕觉得在她工作的地方有一种向上的力量。那股劲来自于诊所管理层不断为大家描绘的美好图景:建设一家能让中国人也享受到国际标准医疗服务的医院,让民营医疗机构也上国际档次。在这里工作的中国医生吴瑾认为,这很有种在做事业的感觉,而不仅仅是在做一项工作。

记者了解到,几乎所有的洋医院都提出了开创性的发展目标。这让原本习惯了"自己的工作,公家的事业"观念的中国医生们耳目一新,大家把自己的具体工作和机构的兴衰联系在一起了,对待工作自然要更上心。

优越的外环境

优越的工作条件也让洋医院的医务人员在工作时总能保持好心情。

虽然洋医院对到底给医务人员多少薪水避而不谈,但据知情人士估计,洋医院的医生的收入一般都在一个月一两万元人民币,甚至更多。洋医生们还拥有长时间的休假。

为了保证工作质量,洋医院一般不提倡医生多看患者。北京国际医疗中心就规定,一位医生每天接待的患者不能超过 10 个。四五十分钟的交流时间当然能让医生们态度平和地与患者充分交流。

和睦家医院新上任的美国院长在审查财务预算的时候,对管理人员说:"我最不愿意看到的就是继续教育费用的削减。我希望你们,并且也鼓励你们的下属去接受继续教育。我们需要不断进步的队伍。"

职业的感召力

在洋医院采访,常听到 professional(专业的、职业的)这个词。

一位医生告诉记者,在西方国家,医生社会地位很高,从事医生职业的人从穿衣打扮到言谈举止,都要体现出自己高尚的职业身份。在洋医院里工作的外国医生们,身穿的白大衣都被精心熨烫过,每一条缝线都透露着职业的骄傲。

外国医生特别看重与患者的沟通能力。中国医生除了高明的医术之外,如果还具有良好的医患沟通能力,将会赢得外国同事的尊敬。外国医生在接诊时也很强调传播健康知识,帮助人们更健康地生活。看到外国医生用这样的服务方式愉快地工作着,中国医生对职业也有了全新的认识。吴瑾医生说,原来在国有大医院里工作时,奋斗目标就是要做个医学专家,整天都忙着做高难度手术,写论文发表。工资、职称都指望着这个。而到了洋医院之后,渐渐地对社区健康服务感兴趣了,发现了不一样的事业天地。

凡此种种,在洋医院里就形成了一种"当医生无上光荣"的氛围。在洋医院里工作的中国医生受到这种氛围的感染,也会"professional"起来,服务态度也越来越"国际化"了。

链一链

请全面体会护理文化内涵、特点、作用。

第八章 职业价值——守护健康的使者

内容摘要

　　阐明价值与价值观的相关概念和原理,分析职业价值观的地位和作用。

◇ 认知目标

　　1. 了解护理价值的含义与特点。

　　2. 了解价值观含义与类型、职业价值观的含义与类型。

　　3. 理解职业价值观的作用。

◇ 能力目标

　　1. 识别护士专业价值观。

　　2. 撰写一篇护士价值观的演讲稿。

　　3. 感受价值观对自己职业可能造成的影响。

◇ 情感目标

　　1. 初步体会护士职业的价值,激发热爱护理职业的美好情感。

　　2. 培养对工作的健康合理的价值观。

读一读

护士职业价值是爱和奉献

　　护士从最浅显的字面来解释,就是维护生命和健康的战士,即为了病人的生命安全和健康,护士要像战场上的士兵一样,义无反顾,冲锋在前,把自己的一切置之度外。为了做到这一点,护士就离不开对护士职业的热爱,离不开为职业奉献能够奉献的一切。价值靠什么来体现? 离不开价格即金钱的衡量,这是有形的看得见的人们普遍认为的"现实价值",护士职业的真正价值是不能用金钱来衡量的,因为人的生命是无法用钱来估量的,唯有爱和奉献,才能真正体现护士职业的神圣,体现比金子还贵的人生价值。

　　爱和奉献贯穿在临床护理工作的始终。病人从入院到出院以及回家休养、社区就医等,都离不开护士的爱心服务。微笑迎接病人、耐心解释疑问、认真做好治疗、密切观察病情、主动健康宣教、指导病人饮食、落实基础护理、解除心理问题、加强专科护理,每一个环节和细节,都无法用金钱来衡量,那些能够开出的床位费、治疗费、护理费、检测费、药费等等,只能体现一部分劳动价值,除了材料消耗、设备成本消耗等,根本无法体现护士的真正价值。如果按照每小时 10 元工资计算,每天八小时工作就应该拿 80 元的工资,按每月 22 天计算,应该拿 1 760 元的工资。但是,护士工作既有体力劳动(每天在病房穿梭,要走 10 公里以上的路程),也有脑力劳动(神经高度紧张,核对医嘱、摆药、配药、打针、换药及其他护理技术操作,都要动脑思考、五官及手脚并用),许多劳动是没有计算费用的(如肌注一次 2 元、静脉穿刺 4 元包括注射器和输液器、棉签和消毒剂在内,这能体现护士从备药、核对、配药、准备、打针等整个过程的劳动价值吗)。因此,把护士价值单纯看在这些所谓的"收入"上,是看不出护士工作有什么价值的。如果为了这点价值,护士肯定想不开。正因为有爱和奉献主导护士的思想,贯穿临床护理工作的始终,医院才正常运转,病人生命安全才有保障,人人健康的目标才可能真正实现。

爱和奉献是临床护士应具备的素质。每一个护士从学习护理、实习护理、从事护理一步步走来,就从老师身上、书本上以及医院生活中培养了爱和奉献精神。只有具备爱和奉献精神的护士,才会自始至终坚守在临床护理第一线,才能在临床护理工作中逐步体会工作的乐趣和价值。无论遇到什么情形,如病人不理解不尊重护士,把各种牢骚发在护士身上;由于护士编制不够造成的一些问题,同事和领导也怪护士;因为工作忙累经常加班,不能照顾好家庭,亲人发脾气,自己劳累成疾,等等,也会想方设法从困难和挫折中走出来,一如既往地热爱护士职业,把辛酸苦辣化解为幸福,认为自己离不开护士工作,唯有与病人打交道,与同事在一起工作,心里才踏实。否则,计较工资和奖金的多少,并且影响到工作情绪,就会在护理工作中大打折扣,出现不该有的疏忽或差错,并且影响整个护士队伍的素质和形象。

爱和奉献促护士成就完美人生。我们从刚开始参加工作起,是把护士职业作为一种生存手段来认识的,每一个刚从学校毕业的护士,踏入社会之后只想早一点找到自己对口的岗位。有了工作,能够报答父母之后,就开始思考这个职业对我们到底有什么好处。大多数护士是安于现状,上好每天的班,业余时间不去考虑医院里的人和事,只要自己和家人舒服就是。对于有责任心和担任护士长以上职务的护理管理者来说,她们总是牵挂着医院和病人,每逢地震、交通事故、洪水、火灾、传染病流行、食物中毒等公共事件发生时,她们就会成为救死扶伤的主力军,指挥其他护士有条不紊地护理众多病人,使其他护士也得到了血与火的洗礼,真正走上爱岗敬业的道路。正是在这些关键时刻,媒体的正面宣传谱写了护士的爱和奉献精神,升华了广大护士的职业情操,使人们认识到护士是值得尊重和爱护的人,护士职业是其他人不可替代的职业,是有价值的神圣职业,才使护士本身更加重视对护士职业价值的思考。当护士既帮助了他人,也升华了自己,成就完美人生。

🌸议一议

请说说,你是如何理解护士的职业价值的。

第一节　护理价值

一、护理价值的内涵与特点

（一）护理价值的内涵

护理价值是护理服务劳动产品的价值和服务本身所创造的价值的总和,即使用价值与价值的统一。

护理服务是指护理人员借助各种资源向护理需求者提供的各种服务。其劳动生产是护理服务,其产品是健康的劳动力。护理服务产品形式表现为物质形态产品(如护理用品等)、知识形态产品(如护理记录等)、服务型产品(如护理诊疗等)。

（二）护理价值的特点

1. 综合性　一般商品的使用价值只能满足人们的一个主要需求,而护理服务是一个综合性劳动产品,其使用价值具有综合性,即具有满足护理需求者诊治护理、观察护理、技术护理等多层次需要的使用价值,而且所得到的是疾病护理、心理护理等全方位的护理服务。

2. 暂时性　护理服务使用价值对购买者来说具有暂时性,即护理服务可以供多人使用,也可以在不同时期多次使用,其使用价值不为某人独占和享受。护理需求者对护理服务的使用是及时的,如急诊护理服务。

3. 特殊性　护理服务像其他一切商品一样,也提供自己的特殊使用价值。护理服务的特殊性在于生产与消费的同步性或一致性。即提供服务的同时,也就是病人消费的过程。

🌸 小贴士

护理专业的价值可以从四个方面来体现:一是服务价值。服务价值的核心是态度。对工作负责的态度,对病人热情的态度,是难以用价格来衡量的服务价值。二是知识价值。护士在工作中不断学习、更新知识,在实践中观察积累,以深入浅出的话语解答病人的问题,树立护士的知识形象。三是技术价值。护理服务是一种技术性服务,我们的服务对象可能会包容你的服务态度,却会挑剔你的护理技术,这是不可或缺的。四是艺术价值。护理服务是一种精细的、微小的、艺术的工作,如果您把"护理"二字做到位,那对病人而言,应该是一种绝妙的享受。

🌸 读一读

2012 年 10 月份杭州邵逸夫医院召开了 2012 护理职业环境大会,来自 10 余个不同国度的护理专家共同思考护理专业的内涵——关怀;2013 年 4 月 13 日卫生计生委医管所么莉主任在郑州5·12护士节大会中提出这样的观点："在全国推行优质护理服务不是为了让我们护士为病人洗头、洗脚、剪指甲，其实是让我们根据患者的需求提供患者最急需的服务，是为了强调护理工作中的关怀理念。"关怀正是代表护理工作独立、本质、特殊的职业价值内涵。

针对护士目前的执业情况，我们呼吁——全社会都应关注护士的职业价值。

在优质护理服务中，护士们不再只打针发药，而是以责任护士的身份全面履行护理职责，关注患者身心健康，做好专业照护、病情观察、治疗处置、心理支持、沟通和健康指导等任务，为患者提供整体护理服务。

在优质护理服务工作过程中，护士保障了患者的生命安全。由于护士加强了对患者的临床护理和临床观察，及时发现患者病情变化，及时报告医生，使患者得到及时检查、及时治疗、及时抢救，挽救了许多患者的生命。比如在有的医院，护士在为患者穿刺静脉进行点滴过程中，观察到某种药物易造成静脉炎，向医生和药剂师反映后，更换了药物，确保了患者用药安全。夜班护士巡视病房时，发现患者心悸、出冷汗，记得患者餐前用过胰岛素，考虑很可能有低血糖，立即通知医生，同时给患者测血糖、喝葡萄糖，医生来到时，患者症状有所缓解，医生肯定了护士的处置。这样的例子数不胜数。

在一所医院的血管外科，科主任和医生都反映，现在护士的工作情况与开展优质护理服务之前不同了，护士通过观察病情变化，对患者的贫血、切口渗血过多、断指再植血运情况等，都是护士第一时间发现病情变化，为医生诊治患者赢得了最佳时间。还有一所医院实施责任制整体护理后，缺血性脑血管疾病卧床患者下肢静脉血栓形成的发生率下降了 10.65％；因患脑血管病有吞咽困难的患者，误吸导致吸入性肺炎的发生率下降 18％。护士们跟随医生查房，向医生报告自己负责的患者的病情变化，同时学习并理解医嘱及治疗方案，以便更全面地为患者做好护理工作。

这一切都体现了护士的职业价值和知识价值，体现了护士的技术能力和技术水平，体现出责任制整体护理的实质内容。护理服务在医疗工作显现的价值得到充分认可。护士应当受到全社会的关注，护士的职业价值应为人们所承认。

议一议

请你分析优质护理服务与护士职业价值的关联性。

二、护理使用价值解析

（一）护理社会价值

护理服务社会价值的核心是为人类健康提供服务。护理服务是医疗服务的一部分，作为投入参加健康生产，面临患者和潜在病因的健康人，护理提供了劳动，其产出是健康人，并使他们进入社会生产系统，产生价值。其中部分价值属于医疗服务，必然也包括护理服务。

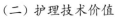

（二）护理技术价值

护理工作技术含金量体现在护理观察技术价值、心理护理价值、预防护理价值等方面。

（三）责任制整体护理价值

责任制整体护理工作中护理内在价值或自身价值得到较好体现，同时还强调责任制整体护理有利于探讨研究护理工作的综合价值，使护理人员的劳动价值得到相应的体现。

（四）护理教育价值

护理教育价值对护理发展具有的积极意义，它能满足社会需要。护理教育是一门特殊的产业，它不像物质生产部门投资见效快，其效益是隐性的、长期的，并有利于推动护理专业的发展。

读一读

每个护士在走进护理行业前，都一定编织过自己的理想之梦吧？那么，是否曾梦想过孩子们用热切的目光看着你，称你"天使阿姨"呢？是否也曾梦想过自己满身洁白，用爱去呵护、关心每一位需要你帮助的人呢？可以告诉姐妹们，我有过，更庆幸的是梦想早已成为现实，如今我已在这拥有"白衣天使"美誉的护理岗位上工作了十多个春秋。十多年的努力与拼搏，艰辛与苦涩，使我不禁要说：护士是平凡而又伟大的，我深爱我所选择的护士职业，因为它是对我人生价值的最好体现。

众所周知，不同的选择就会产生不同的结果，但是，无论哪一条路，前方总是充满了荆棘和坎坷，既然选择了，就必须有勇气去面对那即将面临的一切。同样，我选择了"护士"这个职业，也就意味着选择了一种压力更大、奉献更多的职业。虽然现在护士工作繁重、地位低，但我们是在真诚地挽留着每一个生命，在和平的年代肩负起了"救死扶伤"的重任，难道有什么工作比这更能体现自身价值吗？

几年前，在某家杂志上刊登了这样一篇文章，一位护士在成功地抢救了一位生命垂危的老人后，得知老人已便秘多日，已无力排出干便，就毅然戴上手套用手帮老人把干便抠出。这本是一种不怕脏，不怕累，令人敬佩的行为，然而，这一幕，却成为一位母亲教育子女要好好学习，长大了要有出息的反面典型。这位护士为了维护自己的尊严，更是为了维护天使的尊严，她说："您说得对，护士的职责就是保存生命，减轻痛苦，促进健康，可有一点你说错了，一个没有出息的人是做不了天使的。"

看了这则报道，在我的心中不免也产生了一丝酸涩。是啊，现在有很多人认为，只有有金钱、有地位、有身份的人，才能受到他人的尊重与仰慕，才能实现自身的价值。在这些人眼里，护士每天面对的总是那痛苦的表情，闻到的总是那污浊的气味，听到的总是那揪心的呼喊和痛苦的呻吟，而做的也总是遵从医嘱，给病人翻身、导尿、灌肠……哪能受到别人的尊重，哪有什么价值可言。而我要说，人生价值不是面具，不是外表的雍容与华贵,而是人格与人性的外在体现。每一位用诚实劳动创造财富、满足需要的普通人,更是因为创造、付出而更有价值。

护士是普通的劳动者,在我们的心目中,没有肮脏和龌龊,没有卑微与弱小,有的只是需要和责任。在我们的手上,没有瑕疵和血痕,有的尽是黎明和曙光,病魔一次次地退却,生命一次次地挽留,一次次地诞生,这难道不是护士价值的所在吗? 如果想明白了这一切,自然就会理解护士,尊重护士,也就不会认为护士是没有出息的职业了。护士是平凡而伟大的。让我们一同为了护士的美丽,为了天使的尊严而奋发进取,努力拼搏吧!

❀ 想一想

你认为护理价值还体现在哪些方面?

第二节　价值观

❀ 读一读

美国有一个著名的娱乐记者,有一天,忽然宣布自己再也不做这一行了。这个消息震惊了整个行业。因为在这个行业内,没有人能够像他那样为了一则花边新闻爬树钻沟,跟踪蹲点,甚至彻夜不睡地窥探,并因此而获得巨额的报酬。这么敬业而成功的记者怎会放弃自己辉煌的职业生涯呢?

他是这样解释的:

"我是一个基督教徒,而一个基督教徒过的应该是纯朴的生活,而这样的生活是无须巨额的收入就可以维持的。

在从事这份工作的前5年里,我确实为我所挣到钱而开心。但是,随着我赚到的钱越多,我就越觉得心有不安。因为我所拿到的每一分钱,都是用别人的隐私换来的,我生活在矛盾和内疚当中。

我一直受着这种负罪感的折磨,不想把它再带到坟墓中去,所以现在决定辞去这份工作,去用我的后半生来做一些能够帮助其他人的有意义的事情。"

❀ 议一议

该娱乐记者拥有让人艳羡的社会知名度、地位、金钱,但这些并没有给他带来快乐和满足感。请问,这是为什么?

一、价值观含义与类型

（一）价值观含义

价值观是指一个人对周围的客观事物(包括人、事、物)的意义、重要性的总评价和总看法。价值观是社会成员用来评价行为、事物以及从各种可能的目标中选择自己合意目标的准则。价值观通过人们的行为取向及对事物的评价、态度反映出来,是世界观的核心,是驱使人们行为的内部动力。它支配和调节一切社会行为,涉及社会生活的各个领域。

(二)价值观类型

价值观可以分为"工具性"和"终极性"价值两大类。

1. 工具性价值观　例如金钱、权利、身份地位和安定感等,它们只是工具性的。换句话说,它们是踏脚石,我们只是透过它们,希望能得到更高层次的东西。

2. 终极性价值观　例如友爱、智慧、自由等终极性的。他们的存在,就是目的。你无法得到它,只能调整自己,并且耐心地等待它、努力地培养它。

从个人生涯发展的观点来看,工具性价值观在职业价值观中固然重要,但往往随着年龄、心境、外在刺激或生涯发展的阶段变化而会发生变化。其目的是不断地为我们需要实现的终极价值而服务。

读一读

有一位心理学家让学生做过这样的游戏:写下自己生命中最重要的十种东西,然后设想生活中发生了重要变故,不得不放弃这些东西,最后只能留下一样。大家在艰难地选择,有些人甚至痛哭流涕。但选择的结果居然惊人的一致,大多数人最后选择的是"亲情、友情、爱情、健康、快乐"。

游戏发现,那些有价值的"东西"可分为两类。一类是实质上的,这些价值观和我们最高层次的人生目标如幸福、快乐、自我实现(人生的意义)有关,这也是我们的最高价值观。另一类价值是工具上的,如金钱、名誉、地位等等,这些是获取实质价值的工具。例如,有人看重名誉、地位,实质上是期望通过名誉、地位获得他人认可和成就感。这种成就感就是你所追求的实质上的价值——生命层次的价值观,是"实质上的价值"。

很多人在工作中找不到快乐和满足感,是因为过于执著于工具价值,在得到所追求的东西之后内心依然空虚,感叹:"难道人生就是如此?"不要忘记这些只是帮助你实现人生理想的工具价值。

所以,如果一个人要想在工作中获得快乐感、成就感、使命感,就必须按照自己最高的价值标准设定职业目标,这样才会产生真正意义上的敬业乐业。因为,每个人都要通过所从事的事业实现自己的人生价值,得到更高层次精神需求的满足。当职业人真正认识到工作的意义和价值,这是更高层次的敬业,这种内在的精神源泉才是鼓舞人们认真负责、勤勤恳恳工作的强大动力。

做一做

写下你生命中最重要的十种东西。

二、价值观特点与作用

(一)价值观特点

1. 因人而异 由于每个人的先天条件和后天环境不同,人生经历也不尽相同,每个人的价值观的形成会受到不同的影响。因此,每个人都有自己的价值观和价值观体系。在同样的客观条件下,具有不同价值观和价值观体系的人,其动机模式不同,产生的行为也不同。

2. 相对稳定 价值观是人们思想认识的深层基础,形成人们的世界观和人生观,随着人们认知能力的发展,在环境、教育的影响下逐步培养而成的。人们的价值观一旦形成,便相对稳定,具有持久性。

3. 可以改变 随着环境的改变、经验的积累、知识的增长,人们的价值观有可能发生变化。

(二)价值观作用

价值观念是后天形成的,是通过社会化培养起来的。家庭、学校等群体对个人价值观念的形成起着关键的作用,其他社会环境也有重要的影响。个人价值观有一个形成过程,是随着知识的增长和生活经验的积累而逐步确立起来的。

1. 价值观是人们对社会存在的反映 人们所处的自然环境和社会环境,包括人的社会地位和物质生活条件,决定着人们的价值观念。处于相同的自然环境和社会环境的人,会产生基本相同的价值观念;每一社会都有一些共同认可的普遍的价值标准,从而发现普遍一致的或大部分一致的行为定势,或曰社会行为模式。

2. 价值观是人生观的重要组成部分 价值观不仅影响人对事物的选择,也影响与他人的相处与沟通,最终影响人的生活,影响人的发展。一个人越清楚自己的价值观、越了解自己在工作和生活中想要寻求什么、什么对自己来说是最重要的,他的生涯发展目标也就越清晰。而当现实环境与理想发生冲突、鱼与熊掌不可兼得时,他也更容易作出决策,因为他清楚哪些东西是可以放弃的,哪些是不可或缺的;而价值观不清晰的人,往往会陷入混乱、难以抉择。

3. 职业选择受价值观支配 价值观在人们的职业生涯发展中起到极其重要的、决定方向性的作用,甚至超过兴趣和性格的影响。当我们有矛盾冲突、或妥协与放弃时,常常也是出于价值的考虑。一个人的价值观围绕着"什么对我很重要",这个问题形成根深蒂固的标准,几乎影响一个人生活的各个层面,它就像一个过滤器,决定了什么对你是最重要的,你追求什么,放弃什么;做什么,不做什么。

舒伯认为,职业价值观是个人追求的与工作有关的目标,亦即个人的内在需求及在从事活动时所追求的工作特质或属性。它是人生价值观在职业问题上的反映。当你选择工作时,你实际上是在选择一整套价值观,在选择处理人际关系的方式和生活方式。当你的价值观和你的工作相吻合时,你会觉得自己的工作很有意义,反之,你会觉得缺少些什么,而且这些通常是金钱和威望不能弥补的。因此,根本上是价值观在起作用。

练一练

价值观市场活动

十三种价值观:① 服务他人;② 成就;③ 名誉/社会地位;④ 多样性;⑤ 独立自主;⑥ 管理权;⑦ 发展与成长;⑧ 物质保障;⑨ 社会交际;⑩ 安全感;⑪ 舒适;⑫ 挑战性;⑬ 创造性。

步骤1:从这十三种价值观中,挑选出其中五种对你来说最重要的价值观,分别写在5张小纸条上。如果你认为重要的价值观在表中没有列出,也可以另写。

步骤2:给每一条对你来说很重要的价值下定义,并在纸条上写下来,即要达到什么样的水平你才能满意? 个人对同一种价值的定义可能并不相同。比如,对于物质保障的理解,有的人可能认为是月薪至少3 000元以上,而有的人可以接受2 000元月薪的工作,但一定要有医疗保险。

步骤3:如果你不得不放弃其中一条,你会放弃哪一条? 将写有你准备放弃的价值的纸条与其他人交换。

步骤4:保留刚才别人给你的纸条,放在一边。现在,如果你不得不继续放弃剩下四条中的一条,你会放弃哪一条? 再次与另一个人交换。

步骤5:继续下去,直到最后一条,这是否是你无论如何也不愿放弃的。

我的五种重要价值观及其定义(按重要程度排序):

议一议

1. 通过活动,你对于自己的价值观有什么样的了解?

2. 你的价值观会对你的职业选择和人生产生什么样的影响?

第三节　职业价值观

读一读

刚刚结识护理时,对她是一种完全陌生的态度,印象中只有那一身白衣和一顶燕尾帽。记得第一次穿上护士服的时候内心是无比欣喜,竟然可以这么美? 我们的工作形象,给人一种亲切、温和、温暖、美丽的感受,可是内心并不知道护理究竟是什么。对她只是一种莫名的喜爱,究竟是怎样的一个专业? 将来会是什么样的工作? 这些都没有想过,也没有过多思考,一遍一遍地对着镜子照着、转着圈,心理无限的欣喜和欢愉,整个人深深地被职业形象震撼和吸引……

慢慢地，课堂中老师开始给我们灌输什么是"护理"，学习了《护理札记》《旷野里的小花》等相关传记之后，脑海中深深印下了护理的印迹。南丁格尔对病患的奉献精神、无私帮助以及护理人员神圣的照护使命，让我懂得了护士职业的神圣与伟大，内心充满了对这份职业的荣誉感和自豪感。从来不知道护理这门行业可以这么重要，不仅可以解决患者的躯体痛苦，还是滋养患者心灵创伤的雨露。一句轻轻的问候、一双紧紧握住的手、一个充满力量的眼神，等等。原来我们可以这么重要，我们可以这么伟大，如此渺小的力量居然可以传递如此大的正能量。

感悟着、思考着、憧憬着，我终于来到了护理临床一线。满怀职业自豪感和荣誉感，摩拳擦掌，怀揣着一颗赤忱、热情、善良的心，我希望自己能像护理前辈一样，真正像手中捧着的烛光，微不足道却能够用燃烧自己的光亮给患者带来温暖、带来安慰、带来福音。可是繁忙的工作、复杂的护患关系、敏感的患者情绪，逐渐将我的期待一片片打碎……

我在想，是我不认识护理了么？还是我根本就不了解什么是护理？内心的感受不断受到冲击，我开始质疑、迷茫。我的价值究竟是什么？真正的护理职业价值又究竟在哪里？

在临床护理中，总有人说："哎，闺女，你怎么就学护理了呢？"临床的同行会说："都读研究生了，为什么不转行呢？"医生同事们会问："学护理还上研究生，你们都干什么呢？护理有什么研究？"在他们眼里，我们总是很边缘的学科，护理给他们留下的印象，更多的是打针、输液，因为患者住院最需要的就是治疗、是身体的治疗、是疾病的诊治，能够配合医生完成这些工作的就是护士，所以护士成了医生的附属。于是乎，护士开始忙着取药、配药、扎针、输液，危重症的患者还包括病情观察、护理记录，一天天忙碌着，忙得忘记了护理本质的工作，护理最深刻的内涵——关怀。

想一想

请说说，对于护理专业的职业价值观方面，你有哪些困惑？

一、职业价值观性质

（一）职业价值观的含义

职业价值观也叫工作价值观，是价值观在所从事的职业上的体现，是人们对待职业的一种信念和态度，或者在职业生涯中表现出来的一种价值取向。职业价值观是个人对某项职业的价值判断和希望从事某项职业的态度倾向，即个人对某项职业的希望、愿望和向往。

（二）职业价值观的类型

根据不同的划分标准，人们对职业价值观的种类划分也不同。美国心理学家洛特克在其所著《人类价值观的本质》一书中，提出13种价值观：成就感、审美追求、挑战、健康、收入与财富、独立性、爱、家庭与人际关系、道德感、欢乐、权利、安全感、自我成长和社会交往。国内学者将职业价值观分为 12 类。

1. 收入与财富 工作能够明显有效地改变自己的财务状况,将薪酬作为选择工作的重要依据。工作的目的或动力主要来源于对收入和财富的追求,并以此改善生活质量,显示自己的身份和地位。

2. 兴趣特长 以自己的兴趣和特长作为选择职业最重要的因素,能够扬长避短、趋利避害、择我所爱、爱我所选,可以从工作中得到乐趣、得到成就感。在很多时候,会拒绝做自己不喜欢、不擅长的工作。

3. 权力地位 有较高的权力欲望,希望能够影响或控制他人,使他人照着自己的意思去行动;认为有较高的权力地位会受到他人尊重,从中可以得到 较强的成就感和满足感。

4. 自由独立 在工作中能有弹性,不想受太多的约束,可以充分掌握自己的时间和行动,自由度高,不想与太多人发生工作关系,既不想治人也不想治于人。

5. 自我成长 工作能够给予受培训和锻炼的机会,使自己的经验与阅历能够在一定的时间内得以丰富和提高。

6. 自我实现 工作能够提供平台和机会,使自己的专业和能力得以全面运用和施展,实现自身价值。

7. 人际关系 将工作单位的人际关系看得非常重要,渴望能够在一个和谐、友好甚至被关爱的环境工作。

8. 身心健康 工作能够免于危险、过度劳累,免于焦虑、紧张和恐惧,使自己的身心健康不受影响。

9. 环境舒适 工作环境舒适宜人。

10. 工作稳定 工作相对稳定,不必担心经常出现裁员和辞退现象,免于经常奔波找工作。

11. 社会需要 能够根据组织和社会的需要响应某一号召,为集体和社会作出贡献。

12. 追求新意 希望工作的内容经常变换,使工作和生活显得丰富多彩,不单调枯燥。

(三) 职业价值观作用

理想、信念、世界观对于职业的影响,集中体现在职业价值观上。职业价值观指人生目标和人生态度在职业选择方面的具体表现,也就是一个人对职业的认识和态度以及他对职业目标的追求和向往。职业价值观表明了一个人通过工作所要追求的理想是什么,是为了财富,还是为了地位或其他因素。俗话说:"人各有志。"这个"志"表现在职业选择上就是职业价值观,它是一种具有明确的目的性、自觉性和坚定性的职业选择的态度和行为,对一个人职业目标和择业动机起着决定性的作用。

职业价值观决定了人们的职业期望，影响着人们对职业方向和职业目标的选择，决定着人们就业后的工作态度和劳动绩效水平，从而决定了人们的职业发展情况。哪个职业好？哪个岗位适合自己？从事某一项具体工作的目的是什么？这些问题都是职业价值观的具体表现。

二、护士专业价值观

（一）护士专业价值观的内涵

价值观是一个长期不变的信念、态度或理想，在性格和行为方面形成了人们各自的是非界限。护理专业价值观是护理实践的基础，引导护理人员与病人、同事、其他专业人员和公众之间互动的过程，是从业人员或专业群体所公认的行为准则，并为评价影响行为的信念和态度提供了框架。护理专业行为准则涉及三个领域：病人的权利、护理人员对病人的责任及对专业和社会的责任。在价值观的指导下，护理人员为病人提供安全、人道的、符合伦理要求的健康照顾行为，履行与高质量的护理要求相一致的护理职责，能正确理解专业价值观以及这些价值观对护理行为的影响。

（二）护士专业价值观的具体表现形式

1. 心理素质 护士是临床护理工作的主体，要提供最佳的护理服务，就必须加强自身修养，有一个良好的精神面貌和健康的心理素质。积极向上、乐观自信的生活态度；稳定的情绪，遇挫折不灰心，有成绩不骄傲；能临危不惧，在困难和复杂的环境中能沉着应对；有宽阔的胸怀，在工作中能虚心学习同事的新方法和新技术，能听取不同意见，取众之长，补己之短，工作中能互相交流经验。

2. 护理文化 护理价值观是护理文化的核心，是渗透于护理工作的灵魂。护理文化是护理组织在特定的护理环境下，逐渐形成的共同价值观、基本信念、行为准则、自身形象以及与之相对应的制度载体的总和。它反映和代表了护士思想、共同的价值标准、合乎时代要求的伦理道德和行为准则以及追求发展的文化素质。

3. 护理理念 理念有哲学、信念、宗旨等多种涵义。理念反映了该集体全体人员的共同信念，体现其专业的价值观。护理理念是护理工作的价值观和专业信仰，在护理管理的过程中，只有首先确立了护理理念，才能制订相应的工作目标与标准。以护理理念和价值观为导向，制定管理制度，通过制度的强制性，使护理人员产生符合护理理念与价值的行为，在执行制度的过程中，护理理念和价值观就会不断得到内化，最终变成护理人员的专业信念和价值观。

（三）护士专业价值观作用

一个组织中拥有共同认可的核心价值的存在程度，是反映一个组织优秀与否的标志。

护士专业价值观是被护理专业人员所公认的、通过训练学习而内化形成的行为准则。正确的职业态度和职业价值观,影响引导护士产生相对满足的职业心态,激发群体中不同层次的个人通过努力实现自己的目标。指导专业人员的决策和行为,是护理人员提供高质量护理服务的基石。发展完善的护理专业价值观对于提高护理人员素质、满足社会对优质护理服务需求具有很重要的意义。

练一练

请搜索"职业价值观测试",根据测试结果,写下你所适合的职业。

第九章　职业和谐——和谐护理的文化意蕴

内容摘要

　　阐述和谐理论在护理中的应用,提出和谐文化是和谐护理的核心,文化管理是护理管理的最高境界。

◇ 认知目标

　　1. 了解文化和谐与护理和谐的关系。

　　2. 熟悉职业和谐的基本内涵。

◇ 能力目标

　　1. 运用主体和谐与客体和谐理论,提升和谐的护患关系的品质。

　　2. 按照文化管理要求,提高护理管理水平。

◇ 情感目标

　　初步养成和谐理念的文化氛围。

读一读

　　据资料报道,中华医院管理学会曾对全国 326 所医院进行了问卷调查。调查结果显示:医疗纠纷发生率高达 98.4%。发生了医疗纠纷后,73.5% 的病人及家属曾发生扰乱医院工作秩序的过激行为,其中 40% 发展成打砸医院。导致医务人员受伤的有 34%。在 326 所医院中有 90% 的医院发生过因医疗纠纷导致病人滞留医院、不交纳医疗费的现象,此种现象已成为很多医院面临的非常困惑和棘手的问题。

　　有人对华东地区 30 家医院进行的医患关系调研结果表明,患者对医务人员表示信任的仅为 10% 左右,医务人员认为医患之间相互信任的只有 25%。

　　中国医师协会近年来就执业环境曾对医生进行过一项调查,结果认为:执业环境良好的为 7.1%,一般的 43.5%,较差的 37.3%,极差的 11.1%。尽管数字略有变化,总体看来,医生群体中普遍认为执业环境很不理想。

议一议

　　你认为,重建职业和谐,医务人员应该承担哪些责任?

　　从文化学的视角审视中国护理,和谐护理必须拥有和谐的护理文化。和谐文化是一个由主流文化所统领和指导的系统的文化体系,是和谐护理的核心竞争力,是护理事业可持续发展的巨大推动力,对和谐护理建设起着理论统领、思想引导、凝聚人心等积极作用。在构建和谐护理中必须高度重视和谐文化的建设,努力营造适应和谐护理要求的文化政策环境、文化舆论环境、文化价值环境、文化传承环境,保证护理事业健康可持续发展。

第一节　文化和谐是护理和谐的最高境界

文化和谐是人与自然的和谐、人与社会的和谐、人的心灵和谐的最终体现,是社会和谐的至高境界。

一、文化关系是护患关系的主要关系

护理行为是以文化为基础的,在一定的文化条件下进行的护患关系也必然表现为一种文化关系。护患双方所具有的文化水平、素质修养不同,特别是护患之间包括语言文字、宗教信仰、风俗习惯等文化背景的差异,决定护理服务的本质是人与人之间的文化的交流、价值的确认、情感的互动、信任的确立。

目前,在和谐护理建设中存在着诸多不和谐的音符。护理事业的发展与人民群众的健康需求严重不相适应。人类的疾病日益增多,重大疾病的发病率逐年增高,处于亚健康状态的人群比例逐年上升,但是,护士人数严重短缺。世界卫生组织数据显示:中国有185万护士以及助产士,美国则有292万之多。中国护士医生比为0.97,而在美国每一名医生就相应有3.9名护士;护理队伍整体学历不高,高等护理教育仅占10%左右。护士工作职责模糊,护士具体工作没有明确规定;护理管理方法仍以经验型为主、技术性为辅,缺乏科学化管理、人性化管理;新型的护患关系尚未建立,病人对护士的认同度过低以及对护理服务的期望值过高;护士主体地位偏低,护理价值未得到充分尊重;护理改革滞后及相应的护理法律法规不健全,护理投诉、护理纠纷的处理脱离临床及现实生活等诸多实际问题。

🌸 **小贴士**

根据2011年我国卫生事业发展统计公报:截至2011年底,全国注册护士总数为224.4万人,比2005年增长了89.4万,增长了66%,占全国卫生技术人员总数的36%。我国每千人口护士数从2005年的1.06提高到了1.66,是我国历史上护士数量增长最快的时期。

医院医护比例由2005年的1:0.97提高到2011年的1:1.25,公立医院中,三级医院医护比达到1:1.42,二级医院达到1:1.21,医护比例倒置问题得到扭转。目前,我国具有大专以上学历的护士占总数的51.3%,其中本科及以上学历的占8.8%,与2005年相比,大专及以上护士的比例提高近20个百分点。

二、和谐文化是和谐护理的核心

（一）和谐文化

和谐文化是以和谐为思想内涵、以文化为表现形式的一种文化系统。它融思想观念、理想信仰、社会风尚、行为规范、价值取向为一体，包含着对和谐社会的总体认识和评价。社会主义和谐文化关注人与自我、人与人、人与社会、人与自然之间的和谐相处。从表现形式上看，和谐文化既有思想观念形态方面的内容，又有制度规范形态方面的内容。就思想观念而言，和谐文化体现着人们对和谐社会的认知以及对社会和谐目标的追求；就制度规范而言，和谐文化体现着人们在和谐观念引导下建立的一系列调整利益关系、化解社会矛盾的制度设计和机制规范。

和谐文化，最核心的内容，是崇尚和谐理念，体现和谐精神，大力倡导社会和谐的理想信念，坚持和实行互助、合作、团结、稳定、有序的社会准则。也就是说，以和谐理念贯穿于相关的文化形态和文化现象之中，以和谐作为该类文化的基本价值取向，并以此影响其他各种文化形式，促进整个和谐社会的建设。

（二）和谐护理的文化要素

构建和谐护理是一个复杂的系统文化工程。和谐护理的文化意蕴，主要包括护理主体和谐（护士自身的和谐）、客体和谐、和谐的护理文化环境（护理内部环境的和谐、护理外部环境的和谐——尤其是护患关系的和谐）、和谐的护理文化管理、和谐的护理制度文化、和谐的护理文化教育，等等。诸多要素说明，构建和谐护理面临着主观上的文化认同问题、客观上的文化参与问题、历史上的文化传承问题、现实中的文化整合问题。

🌸 小贴士

服务文化科学体系至少包括：① 服务文化的核心、高品质服务的动力、员工职业化修炼的基础。包括服务意识、服务理念、服务心态；② 服务文化的载体与支撑、高品质服务的保证、员工职业化修炼的内容。包括服务行为、服务规范、服务流程、服务机制；③ 服务文化科学的展示升华、高品质服务的创新升级。包括服务创新、服务模式、星级服务和服务品牌。

（三）和谐护理的文化宗旨

构建和谐护理，必须遵循和谐护理的文化宗旨，即必须坚持以科学的发展观为统帅，以社会主义核心价值观为引领，以满足人民群众日益增长的对卫生健康的需求为根本，以发展中国特色的护理文化为源泉，保证护理事业健康可持续发展。和谐护理的文化意蕴要求护理主体必须履行应尽的文化责任，以及相关的护理行业学会、主管部门尤其是政府必须承担在协调主体与客体关系中应尽的文化义务，以确保和谐的护患关系科学健康地运行，彰显中国特色的护理事业的文化魅力。

读一读

中国青年报社会调查中心通过手机腾讯网进行的一项 252 283 人参与的调查显示,87.0%的受访者直言现在的医患关系较差,"公立医院的公益性不足"和"媒体舆论"被认为是导致矛盾增加的主因。

调查发现,66.8%的受访者表示对医生做出的专业诊疗并不信任。如果看病效果不理想,86.5%的被访者坦言会怀疑或埋怨医生。

从调查结果来看,造成医患关系紧张的其他原因还有:医患之间缺乏信任(9.2%)、医疗资源分配不均(7.3%)、医生的劳动强度过高(7.0%)、患者不理解医疗的局限性(6.6%)、专业知识和信息不对称(5.2%)、一些患者在医院发泄情绪(3.4%)等。

想一想

营造和谐的护士执业环境,我们必须采取什么样的行动?

第二节　职业和谐的基本文化内涵

读一读

我国古代形容医患之间的关系是"医者父母心",说明在患者的眼里,医生就如同父母,对病人有着"再造之恩"。医患关系紧张一个最主要的原因,就是一些医院的服务意识在利益面前迅速滑坡,出现了高药价、乱收费、乱检查、收红包等现象。一些医院和医生把病人视作唐僧肉,把医院当成赚取高额利润的产业来做,使患者对医院的医疗信赖程度明显降低。尽管医院不可能包治百病,而一旦患者家属遭遇"人财两空",医院又不能给予充分的理解和沟通,必然会造成患者家属由失望转为愤怒,纠纷自然无法避免。应当看到,如果医院不存在任何过错,并且能够保持良好的沟通,患者家属一般也不会"没事找事"成为"医闹"。如果所有医院和医生都能够从患者的角度出发考虑,悟透为什么会出现"医闹",或许真的就不会再有"医闹",而相互理解所产生的医患和谐关系,远比医院配备钢叉、催泪剂来对付"医闹"所产生的积极意义要大得多。

议一议

营造职业和谐,作为护士我们可以做哪些有益的工作?

一、主体和谐与客体和谐

(一)主体和谐

即自身的和谐或者叫和谐身心关系。和谐主体的建立需要从本体论上重新理解身心关系。和谐的生存包含着人的世俗生存及其超越性精神信仰的协调关系,对神圣的自然生命之道的信仰,对生命尊重的内在价值取向及其虔诚。和谐主体包括三个方面的和谐。

1. 思想和谐　思想和谐的主要表现是思考问题全面,不偏激,能考虑到各种可能的情况,能理性的处理一些问题,不采取各种极端的办法,做事中允,和为贵,以双赢为目的,而不是害人又害己。

2. 品质和谐　品质和谐的核心是能正确处理公与私的关系。正确的原则应当是既要考虑个人利益,也要考虑集体利益,应当是二者利益都要兼顾到。毫不利己专门利人固然重要,但必须考虑整体合理性,应当有利于推动社会总体福利水平的提高,其中也包括自己的福利在内。己所不欲,勿施于人,应是处理问题的基本原则。

3. 人格和谐　所谓人格和谐,就是人自身的灵与肉的和谐,也就是人的肉体追求与精神追求的平衡与协调。一方面,肉体是有限的,但对肉体的欲望却常常呈现出无限的特征;另一方面,精神是无限的,但对精神的追求境界并非总是表现为无限。这种有限与无限的不对称,其结果往往造成一个人人格的分裂和精神的失常。合理的选择应当是:用有限性去追求有限性,用无限性去追求无限性。自然界提供给我们的资源条件也只能允许我们这么做。物质资源总是有限的,而精神资源却是无限的。

4. 认知和谐　主体和谐要求护士个体必须对先进的护理文化的认同,秉承社会主义的核心价值观,一切"以病人为中心"。如果护士一味地追求世俗功利,必然导致高尚的情感缺失,表现为浮躁感、恍惚感、游离感,必然导致护理队伍人心不稳,护理人员大量流失。如果护士内心的文化世界是悖论的,即外表世界是天使,内心世界是魔鬼,那么必然导致护士职业情感枯竭,职业倦怠指日可待。试问:谁把护士变成魔鬼,谁把护士变成天使？唯一答案:是先进的护理文化的缺失使然,是对先进的护理文化的执著使然。

5. 精神和谐　主体和谐要求护士在护理过程中,充分体现以理解、尊重、关爱为核心的革命的人道主义精神。护理工作面对的是人,面对的是由生理、心理、精神、文化、环境等多层面交织组合在一起的复杂的整体的人,在护理工作中贯彻以人为本,就是要在护理实践活动中时刻体现在对人的生命与健康权利的维护、人格与尊严的关注,提供人性化的专业服务。如果缺失人文关怀这一护理专业价值的核心,任何先进的仪器设备、娴熟的技术操作、完善的护理病历都可能在临床护理实践中流于机械式的程序和冰冷的形式。

📖 读一读

2011 年中国科协对全国护士从业状况的调查显示,80.1％的护士认为临床护士数量不足严重影响护理质量;54.2％的护士认为收入不能体现其劳动付出;41.8％的护士认为薪酬没有向一线护士倾斜;49.1％的护士认为薪酬没有体现岗位职责和绩效的差别;另外,还有职称标准不合理、编外护士权益不保障、护士职业发展不明确;等等。这就折射出医院护士队伍中存在的一些问题,例如:按身份管理,造成护士同工不同酬;根据科室、医生收入进行分配,多劳不多得;绩效考核倚重考试、论文,职称晋升与临床经验和工作能力脱节,缺乏职业发展方向和动力,等等。

❀ 议一议

解决这些问题,你有哪些建设性意见?

（二）客体和谐

即护理服务对象的需求与护理服务的有效性和一致性,或者说,护理服务对象因为对护理工作的满意而产生的幸福感和安全感。例如,护士必须承担和满足对病人应尽的义务:有爱心、表达关怀需求、有良好专业能力需求、满足病人基本生活需求、获得健康教育需求、心理社会支持需求、实施关怀照护需求,等等。但客体和谐受其自身的文化背景、认知水平、心理定势等诸多因素影响。"以病人为中心"的护理理念应该是充分体现病人享有人文关怀的权利,充分享受以人为本的安全感和幸福感。

影响客体和谐方面的因素主要有:① 患者作为医疗服务对象,对医疗护理服务的需求也随着生活水准的提高而趋于多样化,除了技术性需求外,还需要人文性的医疗护理服务,但是,医务人员在频繁紧张的诊疗过程中,难以满足这些需求;② 由于保健知识的普及和健康意识的增强,使人们对疾病的预防和早期诊疗更为重视,对护理工作的实际效果寄予过高的期望,而事实上人类在现阶段仍有许多疾病是无法医治的;③ 由于患者维权和参与医疗过程的意识不断增强,从而要求更多的了解自身的疾病状况、治疗方案、用药过程及预后情况,当医务人员如实相告时,往往引起患者的忧虑和家属的不满。使患者对医疗服务的满意度降低而产生不和谐的护患关系。

❀ 读一读

最让我吃惊的是手术那天早上,按要求,我得全部脱光了躺在推车上进手术室。见我有点迟疑,那位来推我的护工说:"来,你坐在车上再脱。"说着把单子拉起来,我一边脱,她一边就把我严严实实地盖上了,那绿单子盖住的不仅是我的身体,还有我的尊严。

做完手术,在半醒半睡中,我被推回病房。护士们齐心协力把我抱上床,一个年轻护士伏在我耳边轻轻说:"陆小娅,咱们已做完手术回来了啊!"我点点头,明白她是想告诉我,安心吧,没事了。

就是这些细小的事情,让你觉得住在医院里,你的感觉、需要和尊严,都被当回事呵护着、照拂着,心里暖暖的,就想着:"快好起来吧,让医生护士的心血别白费,让自己成为妙手回春的最好注解"。

❀ 议一议

请你说说,患者心中期待什么样的护士?

（三）主客体关系和谐

即护士与病人的关系融洽,建立起以人为本、和谐尊重的亲情关系。在人类与疾病斗争的医学科学的基本矛盾中,护患双方应该是一个整体,有着共同的目标。让护患双方在和谐的氛围中联合起来,共同与病魔斗争,是主客体关系和谐的本质特征。从护理层面讲,和谐护理主要意味着护患关系的和谐。

但是,护患关系之间的严重不和谐,已成为社会关注的热点、媒体炒作的焦点、护患双方的痛点、行政司法处理的难点。但无论如何,护士作为主导一方,引导护患双方走向共赢,走向和谐,责无旁贷。如何建立护患之间的和谐关系,变被动服务为主动的、自然的、亲切的人性化服务,秉承护理理念,全心全意为人民健康服务,形成良好的呵护生命、救死扶伤的职业风尚和道德观念,走出现代人面临的自然与精神的双重危机,必由之路在于培育一种以和谐精神为核心的新文化,形成一个独立的又与社会和谐理念相适应的文化体系——护理文化。因此,在现代护理工作中,倡导以人为本的管理与服务理念,以科学的发展观引导护理人员对社会主义核心价值观的普遍认同,这是构建和谐的护患关系,提升护理形象,提高病人满意度的精神源泉。

读一读

医患和谐需要换位思考

患者感受:现在去大医院挂号看病不容易,特别是专家号,一大早就来排队,等上好几个小时,才能挂上号。可是好不容易等到自己看医生了,一些医生几句话就把自己给打发了,患者还没搞清楚是怎么回事。多问几句,医生就有些不耐烦了。上医院看病,有时不管小病大病,医生先让做很多检查,最后检查出来就是一个小问题。做检查不光花了很多钱,还把人折腾得不轻。

医生声音:现在的大医院医生都很紧张,来就诊的患者很多。一般一上午医院会给一个门诊医生安排三十个患者,这样分配给每个患者的时间就只有五六分钟。医生往往只会跟患者说主要的问题,而患者会认为医生对自己的病情不重视。但是,如果医生对每个患者都仔细询问,耐心解答,那么一个患者就要花很长时间,后面的患者就没有时间就诊了。

要把医生还原为一个人,他有自己的个性。有的医生就是不善于与人交流,外表看来比较冷漠,但是这并不说明他对病人的态度就是冷漠的,可能这个医生医术高明,对病人非常负责。人们不应该仅凭医生的态度来评判医生。另外,现在患者和社会对医生的期望过高,他们不允许医生有任何的差错。即使是正常的结果,当与他们的治疗期望不相符的时候,就会迁怒于医生,甚至将医生告上法庭。在这种情况下,医生不敢仅凭自己的经验来做诊断,只能借助于一些检查,增加客观依据,以此来分担风险。这样一来,患者就诊的费用增加,就会对医生产生一些看法。

和谐的医患关系就是要卸掉社会加在医生身上多余的部分,让医生回归自己职业的本义。医生热爱自己的职业,尽职尽责,一心治疗患者。而患者对医生多一点宽容和理解,能够认识到医疗事业是一个高风险的行业,能够承担医疗过程中可能出现的后果。

专家看法:医患双方是平等的,共同的敌人是疾病。医疗消费不是患者的自主消费,而是医生的指导消费。化解医患矛盾,医生责任重大。

专家对医生的建议:医生要具有良好的服务态度,能够耐心倾听患者的话。在与患者进行沟通时,要讲究谈话的技巧,善于引导病人回答问题、描述症状,能让患者感觉到医生在关心他,使患者对医生信任。医生对患者的诊疗过程有解释说明的义务,并且能够保护好患者的隐私。因为医生直接面对的是人,不能只关注患者的病情,要注意照顾到患者的心理感受。

专家对患者的建议:首先,患者要积极配合医生的治疗。其次,患者要转变一些看法:要认识到医学本身的复杂性,医生的认识是有一定局限性的;患者不能对医生的期望过高,不是所有的病花了钱就可以治好;疾病是很复杂的,有很多疾病有相同的症状,医生为了确定患者的疾病,需要借助一定的检查;很多时候,检查仅仅是为了排除可能性,不一定非要检查出问题,患者不能因此认为医生是故意检查以增加费用。

议一议

请谈谈,你对护患换位的感受和理解。

二、文化管理是护理管理的最高境界

护理服务文化能引领人们在更高的层面上经营创新,按价值观的要求创造性满足参差不齐的顾客的多元化需求,艺术性的应对没有标准答案的突发事件。制度只能管到人,文化却能渗入人心,制度告诉最低标准,文化展现服务的最高境界;制度制约不违规违纪,文化激励员工自我超越;只有用文化统领服务行为,提高服务的文化含量,才能保持服务的持久活力,展现优质服务的独特魅力,把良好的服务行为升华为自觉的服务习惯。实现服务从"形变"到"神变",由强制遵从到自觉自悟、自律自动的转变。

(一)和谐的护理制度文化

邓小平同志说:"制度好可以使坏人无法任意横行,制度不好可以使好人无法充分做好事,甚至会走向反面。"现行的护理制度上的制度缺陷、法律空缺、文化缺失,直接制约护理事业的可持续发展。

政府管理文化角色的缺如。政府的不作为,致使相关的护理法律法规严重滞后。《护士条例》姗姗来迟,《中国护理事业发展规划纲要》(2005—2010)迟迟出台;《21世纪中国护士伦理准则》(草案)流于形式,配套《护士条例》的《护士守则》匆匆出台。让文化为中国的护理注入灵魂,让法律法规为中国的护理保驾护航,政府应该履行责任、有所作为。

护理主管部门的文化淡漠。突出表现在引进国外护理模式时没有全面系统科学地与中国的国情尤其是中国的文化相融合。文化移植没有充分考虑中西方文化差异，导致国外护理文化在中国的临床实践中的文化休克。例如护理理念与护理程序严重不匹配，护理程序中文化要素被弱化，技术操作被过度强化。因此，在开展优质护理服务工程中，实行责任制整体护理模式，采取用"责任制"的制度方式，保证优质护理服务的运行和服务水准。

为了形成和谐的护理制度文化，政府部门应加快护理制度文化层面的建设，应加快完善我国的《护士法》，进一步明确政府、医疗单位及相关组织在维护护士方面的权利和义务；对《医疗事故处理条例》等法律法规进行进一步修改完善，实现依法治护，让中华民族的优秀文化复兴中国特色的护理事业。

读一读

一项由国际著名调查机构组织的调查结果显示，在所有的公营机构和政府部门当中，香港市民对香港的医疗制度最有信心，信心指数高达 72%。香港医生为什么能够排在最受尊重职业的首位？而"医闹"又为何在这里找不到市场呢？

第一，政府的大量投入让患者享受质优、价廉的医疗服务。在香港公立医院，所有患者都能享受廉价而优质的服务。最低生活保障领取者更是免交所有费用，经济确实有困难者，只要有合理说法，费用一般也可以免除。所有这一切都是由香港政府为此"埋单"。第二，医生的良好职业操守赢得了患者信赖。在香港所有医生和病人交谈时都是轻声细语，十分耐心，也不存在医生开大处方的现象。之所以如此，是因为香港医疗界的职业操守非常严格，如果出现严重违规的情况，医生就有可能被拒之于行业门外。第三，完善的投诉渠道化解了医患争端。香港每家公立医院或诊所都有一名病人联络主任，处理口头或书面的投诉，并会有专人进行调查和跟进。患者若对医疗服务或者质量等方面有不满，可以向院方投诉，而院方则会在一段合理的时间内进行答复。如果患者不满意答复，可再向中立的公共投诉委员会投诉，或通过民事诉讼等方式来维护自己的权益。

想一想

香港医院的做法，哪些方面值得我们借鉴？

（二）和谐的护理文化管理

科学发展观要求秉持人性化的护理管理理念，强调以人为本，强化人与人的合作，充分调动人的积极性、主动性和创造性。和谐的护理管理的最高境界是文化管理。文化是依靠传承的，人文关怀是依赖传递的。但是，护理管理者的文化缺失令许多护士失望。由于护理管理者在管理过程中对护士的主体性缺失，必然导致护士在护理过程中对病人的主体性缺失。突出地表现为管理者过分注重单位经济利益，忽视护士的经济利益，护士待遇严重不公；过分迷信护理技术，把人视为机器，忽视护士作为"人"的主体的存在；对护理工作的重要性认识不足，为了追求经济效益不惜将护理的人力成本和必要的物质成本一减再减。虽然和谐的管理制度不等于平均主义，允许差别存在，但差别或者差距应当被控制在护士能够接受和公平容许的限度内，体现医院制度对护士产生的制度文化的积极影响。

这就要求我们树立"以人为本"的观念来建设护理文化，在管理中体现对人的关心、爱护、尊重，把每一位护士视为医院主人，生活上关心，事业上关心，学业上关心，把文化建设的兴奋点切实的放在护士生活方式变革、生存状态的改善、生活质量的提高上来，这样才能充分发挥护士在护理文化建设中的主体作用，激发创造力服务于护理文化建设，使护理的各项工作在制度化基础上，充满人文特色，调动护士的内在潜能，让所有护士成为护理人文关怀的最直接受益者，良好的职业道德和敬业精神的传播者，护理文化管理建设任重道远。

❀ 读一读

山东大学齐鲁医院 护士工资考核不看身份看岗位

山东省很多医院的护理人员是"分等"的：有的有编制，有的是合同工，有的是临时工，他们的工资待遇也相差很大。从山东大学齐鲁医院获悉，该院护理人员已打破这种身份管理，开始实施岗位管理、绩效考核，护理人员多劳多得。

据该院护士长曹英娟介绍，护理单元实行分层管理模式，即护士长、高级责任护士、中级责任护士、初级责任护士、助理护士。护士层级管理综合考虑年资及护士评估和干预能力、交流能力、评判性思维能力、人际交往能力、管理能力、领导教学能力和知识综合能力等护士核心能力标准，择优上岗，可以低职高聘，也可以高职低聘。

"绩效考核方案，首先依据护士层级设定分层系数。然后依据岗位系数、工作量、工作质量、科室绩效、夜班系数、出勤情况等计算每个护士的个人绩效。"曹英娟介绍，其中工作质量评价标准是基于患者、护士长、护士同事及医师对护理工作的评价。

另外，医院还设有护士夜班基金，按夜班岗位由医院统一发放。原来一个夜班最高不超过20元，现在则是根据科室工作量、风险强度、病人危重程度将临床科室划分为四类，不同类别对应不同的夜班费标准：40元、50元、60元。

❀ 议一议

请说说，读完这则消息，你有哪些感想。

第三篇　职业情感篇

第十章　职业情感——工作着快乐着

内容摘要

简述职业情感的含义与特点，培养乐业幸福的情感，建立职场人快乐工作幸福生活的信念。

◇ **认知目标**

1. 识记职业情感的含义。

2. 了解职业情感的特点。

◇ **能力目标**

说出爱岗敬业尽职尽力的表现。

◇ **情感目标**

初步建立敬业乐业的职业情感。

读一读

据《南丁格尔传》载：1855年5月，南丁格尔在日记中写道："战争是多么可怕，简直令人无法想象。战争就是伤口、斑疹伤寒、就是急性和慢性痢疾、就是寒热病、就是饥饿……""啊，可怜的战士，我是一个坏母亲，把你们留在了克里米亚战场，我的9 000个儿子躺在那儿，为那些本可以避免的原因战斗过。现在躺在被人们遗忘的坟墓里，只有经过严寒的人才知道严冬的寒冷"。

南丁格尔小姐照顾病人是无微不至的，她说："记住病人是羞于发问。一定要有护士守护在身边，以减轻病人的痛苦。一定要待在病人身边，减轻病人的忧虑"。

《护士笔谈》记载了一个护士陪南丁格尔查房过程：这是一条走不完的路，这是难以忘怀。在我们慢慢走时，一片静悄悄；这些深深痛苦的人们没有呻吟，没有喊叫。到处是忽隐忽现的灯光，南丁格尔小姐手提油灯，当她俯身查看任何病人时，就放下灯笼。我必须承认，我羡慕她对待病人的态度——是那么温柔，那么亲切。

一个士兵写道："她对一个人讲话时，会对更多的人点头微笑；你知道，她不可能跟所有人讲话，我们成百上千地躺在那儿；我们能够吻她的影子。影子落在枕头上，落到我们头上，我们就满足了"。

一个老兵说:"她太好了,情绪低落时,她让你高兴起来。"

"当她跟我们讲话时,特别当一个人伤心时,她总是充满活力,充满风趣。"

悟一悟

　　情感是人对客观现实的一种特殊反映形式,是人对客观事物是否符合人的需要而产生的态度体验。情感对人的行为具有调节作用,情感通过表情外显而具有信号的作用,情感具有感染作用。

第一节　职业情感的性质

一、职业情感的含义

　　所谓职业情感,是指人们对自己所从事的职业所具有的稳定的态度和体验,从而能够从内心产生一种对自己所从事职业的需求意识和深刻理解。

　　1. 职业情感的类型　职业情感有积极与消极之分。

　　(1)积极的职业情感。从业者从自身工作的社会意义和性质上去认识职业,不计较个人得失,怀有满腔的热忱和执著爱心,并善于克服各种困难,表现出强烈的职业责任意识,并能以极大的精力付诸于行动。积极的职业情感对个体履职尽责行为有重大的动力和强化功能,表现在外就是对职业的赞扬、热爱、尽力和完善等,"引诱"个体不断激发内心本能,散发个体潜能,以良好的心态、稳定的情绪和的意志,努力实现客体职业与主体生命的完美结合。这是我们在实际工作当中,应着力培养的职业情感,它是符合时代形势和人类发展需要的积极的情感。

　　(2)消极的职业情感。从业者把自身工作仅仅当作谋生的手段,较多地考虑个人得失和物质待遇,流露出对职业的不满足情绪,对工作怀着消极的情感,缺乏强烈的职业责任感。消极的职业情感无疑对职业行为产生着负面影响,起着减力的作用。集中表现为缺乏冲劲和拼劲,稍遇阻力便止步不前,半途中止,患得患失,"当一天和尚撞一天钟",得过且过。消极的职业情感使人与职业产生离心力,让人从感情上厌恶、抵触职业,同时,这种消极的情感易"污染"健康的职业环境,影响同职业人员的情感情绪,从而大大降低工作效率。这是应在生活、工作当中极力克服和纠正的不健康心理情感。

　　2. 职业情感的层次　情感的产生是基于职业本身满足了从业者的某种需要。职业是媒介,人的需要才是动机。可以用马斯洛的需要层次论作为工具,把职业情感分为三种层次。

　　(1)职业认同感。马斯洛对职业情感论述的比较多,认为职业情感是一种"生理需要、安全需要"。按照奥尔德弗的说法就是"生存需要"。一个人无论从事什么职业,首先能在社会上立足,能得到基本的生活保障,这是最基本的需要。在社会主义初级阶段,劳动成为人们基本的谋生手段,职业是人们获得生存的基本条件。一种职业只有提供了最基本的工资待遇、生活福利等生存保障资源,这种职业才能被人们所接受,人们才会从情感上去认同它、接纳它。这是最基本的职业情感,它决定着更高层次职业情感的养成。

小贴士

职业认同是社会认同的一种形式。斯凯因认为它与人们怎样把他们自己与别的职业团体中的人比较区分开来相联系,包括对职业实践的理解、对个人才能发展和职业价值的感知。迈克高文等更具体地把它描述为在一个职业群体中成员共有的态度、价值、知识、信念和技能。它与个体承担的职业角色紧密相关,是一种与主体接纳的工作角色相联系的主观自我概念。

职业认同既指一种过程,也指一种状态。"过程"是说,职业认同是个体自我从自己的经历中逐渐发展、确认自己的角色的过程;"状态"是说职业认同是当下个体对自己所从事的职业的认同程度。从状态的意义上讲,职业认同是个体对自己的"职业角色特征"的认同状态,包括职业自我概念、职业获益感、职业动力感三个方面。职业自我概念,是指个体对职业及自我符合所从事职业角色规范程度的认知;职业获益感,是指个体对自己所从事职业感到喜欢、认为有价值,从而感到满足的积极情感状态;职业的动力感是指个体有能在职业取得成功的期望和不调动工作、不离开职业的意志倾向。

一般认为,医生、律师等专业人员具有较强的职业认同感对于他们的专业情感、专业技能等的发展具有积极的促进作用。护士职业也是一门专业,护士个体可以发展成长成为一名专业人员,护士的工作具有专业的性质。

（2）职业荣誉感。马斯洛认为,"尊重需要是指个人为求得稳定的地位,个人能力成就得到社会的承认和尊重",这是个人满足了生存需要后的更高层次的社会性需要。人是社会关系的总和。人通过自己从事职业与社会发生关系,并通过社会对其从事职业的价值认定,来感受个体的生存价值。一种职业只有被社会大众所称道,并形成良好的职业舆论与环境氛围,作为从事这种职业的个体才会感到无比的荣耀,才会从情感上产生对这种职业的归属感和荣誉感。这种职业荣誉感的形成,有赖于社会建立合理的价值观念和个体树立正确的职业价值取向。同时,这种职业情感是更持久、更深刻的情感,它是把人的内心思想化为实际行动的"催化剂","为荣誉而战"成为这种情感最集中的表达方式。

（3）职业敬业感。马斯洛认为,"自我实现需要包括个人成就和个人发展全部潜力的需要",这是人生追求的最高境界。人的生命的价值,根本而言就在于他职业生涯方面的贡献和成功。如果我们仅把职业作为谋生的手段,我们可能就不会去重视它、热爱它,而当我们把它视作深化、拓宽自身阅历的途径,把它当作自己生命的载体时,职业就是生命,生命由于职业变得有力和崇高。所谓职业敬业感,是源自人性深处的一种渴望,本质上是对自己生活与生命的自重自爱。这是最高层次上的职业情感,只有处于这种情感支配下的个休,才能时刻保持昂扬的精神状态,才能最大程度的发挥个体潜能,使自己的职业生涯更加完善。

二、职业情感的特点

情感既然作为一种心理现象,它就包含了人类心理活动的一般特征。它是人类所共有,表现为一定形式,并且是持续化了的心理活动。

(一)职业情感是一种简单化的主观体验

从心理学的角度讲,职业情感就是从事某行职业的人对其工作的心理感应或者体验。这种体验带有明显的主观色彩,是个人对职业这个客观事物的独特感受。它既有强度上的差异,也有快感度上的分别,同时也遵循着由单纯到复杂的发展趋势。主观体验是原始的、来自内心的、人人都存在的心理现象,它是最基本的一种职业情感。

(二)职业情感是一种外在化的情绪表现

深藏于内心的、萌发一切创造动力的人的情感,往往会引起人的躯体等一系列生理反应。这种反应会引起人类丰富的情感"表演",如一个人用讲话时的语音、语调、语速、停顿时间变化来反映对某一事物的情感喜好,或者通过脸部肌肉活动、四肢动作和身体姿势来反映个人情感喜好。从这个意义上讲,职业情感是看得见、摸得着的。这种现象就是职业情感的一种外在表现。

(三)职业情感是一种内省化的心情心境

职业情感通过"先天所传"与"后天习得"共同作用下,是一个由低级到高级、由简单到复杂的发展过程,最终它潜伏于人的内心深处,表现出内隐、含蓄的特点,使个体较稳固地处于一种心理状态之中,影响个体行为方式,并使之习惯化,这就是心情心境。这种职业情感是更高层次的心理活动,它对支配个体行为向积极方向发展具有决定性意义。

🌷 **读一读**

伤　　口

(加拿大)白求恩

头上的煤气灯发出持续不断的"嗡嗡"的响声,好像是一群发光的蜜蜂。泥墙、泥地、泥床,糊着白纸的窗户。血和红药水的味道。冷。凌晨三点钟。十二月一号。中国北部,近灵渠,离八路军不远。

带着伤口的男人。

像干涸的池塘一样的伤口,上面覆盖着一些黑褐色的泥土;边缘撕裂了的伤口,周边长了黑色的坏疽;整齐的伤口,躲在肌肉的深层,在结实的肌肉群里钻进钻出,像被大坝挡在里面的河,一股热流绕着这肌肉走,钻到肌肉里面去,向外绽开的创口,像颊败中的兰花或者是压碎了的康乃馨——这些肉做的丑陋的花；有黑血不断涌出的伤口，夹杂着预兆不祥的气泡，说明还在出血，气泡浮在刚刚涌出的新鲜血液上。

　　肮脏的旧绷带被血粘在皮肤上。慢点儿！先润湿一下。打穿了大腿。把腿拿起来。怎么像一个大袜子，长的，松软软的，血红色的袜子？什么袜子？圣诞节装礼物的袜子。那个健康的结实的腿骨呢？已经碎成十几片了。用手指把他们拣出来。像狗的牙齿一样，锋利而有棱角。再摸一下，看看是否还有骨头留在里面。有，在这儿。全部都拿出来了吗？是对，不，还有一片。这块肌肉死了吗？捏一捏。是的，是死了。把它切掉。怎样才能愈合？这些从前那么强壮的肌肉，现在被撕裂破坏到这样的程度，它们还能够恢复以前那样强韧的弹性吗？拉一下，放松，再拉一下，再放松。以前是多么轻松的事，现在全完了，全毁了。我们都完了。还能拿自己怎么办？

　　下一个！简直是个孩子。十七岁。腹部中弹。麻醉剂准备好了吗？气泡从打开的腹腔中冒出来。粪便的味道。粉红色的膨胀了的肠子。四个孔。把它们合上。缝得像钱包的拉锁一样。用海绵把盆腔清洗一下。管子。三根管子。很难把它们合起来。让他保暖。怎么办？把这块砖头浸在热水里。

　　坏疽是一个狡猾的四处蔓延着的东西。这位还活着吗？是的，他还活着，在严格的意义上讲。给他静脉注射盐水，也许能唤起他身体里那些无数的小细胞的记忆。让它们想起那个有着暖呼呼的海水的家，它们的老家，它们最初的食物。如果它们的记忆更远，能够达到一万年前，那么它们会记起别样的波浪，别处的海洋，以及在大海和阳光孕育之下产生的生命。它们也许会因此而抬起那疲惫的头，深深地吸取一下养料，挣扎着活过来。也许会这样的。

　　还有这位。他还会在秋收的时候跟在毛驴后面沿着大路边跑边喊吗？不能。这一个永远也跑不起来了。一条腿还能跑吗？那他怎么办？他只能坐在那儿看别的孩子跑。他会想什么？他的想法不难想象。可怜有什么用？可怜是对他所做的牺牲的一种蔑视。他是为保卫中国而受伤的。帮他一把，把他从台子上扶起来，把他抱在怀里。怎么？好轻啊！像孩子一样。是的。你的孩子，我的孩子。

　　身体是一个美的东西，它的部件多么完美，它活动起来多么准确，听话，强壮，坚实。但是当身体被损坏时，是多么可怕。那个生命的微焰一点一点地暗淡下去，终于熄灭了，像一根蜡烛一样，轻轻地熄灭了。它在即将熄灭的时候抵抗了一下，好像说了一句话，之后就沉寂了。

　　还有吗？四个日本俘虏。把他们搬进来，在这个被痛苦连接在一起的家族里是没有敌人的。把他们浸血的军装剪开，止住血。让他们躺在其他伤员的边上。怎么？他们就像兄弟一样。这些军人是职业刽子手吗？不是。他们只不过是带了武器的业余军人。他们有着劳工阶层的手，都是穿着军服的工人。

　　没有了。清晨六点钟。天啊！这屋里真冷！打开门。远处深蓝的山顶上，露出了一缕苍白的微光。一个小时以后太阳将会升起。上床睡觉。

但是睡不着。到底是什么造成了这场残酷愚蠢的悲剧? 一百万的日本劳工到中国来杀戮一百万的中国劳工。日本工人为什么要袭击和他们一样的劳工呢? 难道他能够从中国人的死亡中得到任何利益吗? 不能,不可能。那么,以上帝的名义,谁是得益者? 是谁把这些日本劳工推上了这个屠杀的征程? 是谁从中得益? 怎么可能说服日本劳工让他们攻击中国的劳工——那些与他们同样辛苦同样贫穷的人们?

是不是一小撮富人在怂恿上百万的穷人去攻击毁灭另外上百万的穷人,以便富人变得更富? 可怕的想法。他们是如何鼓动这些人到中国来的? 难道是对他们真言以告吗? 肯定不会,这些人如果了解了真相是不会来的。难道他们敢告诉穷人,富人们需要的是更廉价的原材料,更大的市场,更多的利润? 不会。他们对他们说这场残酷的战争是为了"种族的使命","天皇的荣誉"。他们是为了保护国家的危亡,为了他们的天皇和国家而战的。

谎言! 完全是谎言!

像这样一个侵略战争的凶手,是需要像调查其他案件,比如谋杀一样去追查的。看谁能够从这场战争中获益? 日本工人,那些贫困的农民和失业的工人会从中得益吗? 在侵略战争的历史上,无论是西班牙占领墨西哥,还是英国占领印度,或是意大利对于埃塞俄比亚的掠夺,这些战胜国的工人有没有从中得益过? 从来也没有。

日本工人会从自己国家的自然资源比如说煤、铁、金银、石油中获益吗? 很长时间以前,他已经不再拥有这些自然财富。它们属于富有的统治阶级。那么他怎么可能从对于中国的自然资源的武装侵略中获益呢? 难道一个国家的财主不会在另一个国家的财富中谋求暴利吗? 他们不是已经这样做了吗?

日本的军国主义者和资本家是能够从这场大屠杀——一个官方认可的疯狂表演中得益,这是不可回避的事实。这些道貌岸然的刽子手,整个统治阶级甚至整个国家都是有罪的。

侵略战争以及为掠夺殖民地而发动的战争就是一笔大的生意吗? 是的。不管这些国家的凶手以什么样的方式来掩盖他们的罪恶,不管他们用多么冠冕堂皇的理由和深奥的理论都无法掩盖这个事实。他们打仗是为了以屠杀的方式来开拓市场,以强奸的方式来掠夺原材料。偷窃比交换更为廉价,杀戮比购买更为简单。这就是战争的秘密——利润,生意;利润,血汗钱。

在这之后是可怕的商业和血的上帝,它的名字是利益。金钱像一个贪得无厌的摩洛神要求给他利息,给他回报。不惜代价,即便是成百上千的人死亡,他也要满足自己的贪欲。在军队的背后站着军国主义者,在军国主义者的背后站着财经资本和资本家。这些人是身上粘了血迹的兄弟,是罪恶的帮凶。

这些人类的敌人长什么样? 他们难道头上带了标记可以使人辨别出来吗? 没有。

恰恰相反,他们都是很尊贵的绅士。这真是对"绅士"这个词的玷污。这些绅士是国家、教会和社会的栋梁,他们利用自己的财富来支持私人或是公共的慈善事业,他们给学校捐款。私下里,他们善良、周到、遵纪守法,但是有一点可以让这些绅士屠夫的真面目暴露出来,那就是只要稍稍减少一点他们的利润,他们就会狂叫起来,像野兽一样凶狠,像疯人一样残酷,像刽子手一样无情。一定要消灭这些人,人类才可能继续存在,否则世界将永不安宁。所有允许这些人存在的组织也必须被消灭。

是他们制造了伤口。

议一议

美文体现了白求恩职业情感的哪些特点?

第二节　职业情感与快乐工作

读一读

国家人力资源和社会保障部劳动科学研究所推出的《中国职业发展现状调查》显示:对于目前工作的满意度调查中,表示满意的只有605人,所占比重仅为8%;表示不满意的却有1331人,占到17%,高于满意者的两倍多;一般态度,即说不上满意和不满意的,有2860人,占到36%,成为最高比例人群。

这表明了大家对于职业的平淡和中庸态度,不满意情绪远大于满意。其中,选择"不明确自己的发展方向"的有3014人,占到24%的比重,远远高于其他各种令人困惑的问题。在解决职业困惑的方式中,选择自给自足的自我学习方式的人占了44%,而希望困惑随着时间自然消亡的,占到20%。调查结论:"员工职业发展现状调查统计数据告诉我们,职业问题已经成为社会问题和企业问题。社会的集体无意识,让中国的企业在员工职业规划方面应付出的努力更加艰巨。"

想一想

你现在的工作快乐吗? 为什么?

一、你为什么工作不快乐

无法想象,一个人活一生没有一份工作是什么滋味。一个虚度光阴的人无法认识到自己于己于人于社会都没有存在的意义,那他如何能体会到快乐?!

1. 没有理解工作的真谛　有人问,为什么我的工作不快乐? 因为那个工作是你的职业,却并不是你的事业。人们愿意为自己的事业,抛头颅,洒热血,即使痛苦也快乐。如果不是事业的职业,既不快乐也痛苦,那就不是他的追求。

说到工作快乐,职场中人纷纷抗议,我们整天忙都忙死了,累都累死了,哪还有工夫快乐啊,只是没有办法,为了生活,为了让自己过得舒适一点,只有辛勤工作罢了!很多人都认为自己的工作就是付出,而付出当然不会快乐,所以不快乐也是正常的,工作对于他们来讲,仅仅是个饭碗而已。他们在付出时也丝毫没有其他的感觉,所以这种麻木也意味他们也没什么痛苦,这种付出的麻木感使得付出也失去了本来的意义,拥有这种想法的人,工作是不可能给他们带来成就感,让他们通过工作实现人生目标的,这时,快不快乐对他们来讲只是空谈。

林肯的墓志铭是这样写的:不要问国家能为你做了什么,要问你能为国家做什么。在家里也是一样,不要问家庭能为你做什么,要问你能为家庭做什么。在医院也要有这种胸怀,不要问医院能为你做什么,要问你能为医院做什么。

2. 不快乐是自己造成的 快乐是自己给自己的,只要你想快乐,没有人可以把它从你那里夺走。因此,你要学会给自己快乐,每天用微笑诠释你的快乐!每天微笑多一点,每天快乐就多一点。一件挺难的事儿,一个微笑,好像简单许多。微笑感染你身边的人,身边的人也从微笑中也会变得自信起来!不管遇到什么事,都要让自己快乐起来。一个人经常遇到不好的心境。无论有多烦恼,都要尽量让自己快乐起来。快乐是一天,不快乐也是一天,为什么不快乐过一天呢?

3. 没有活在当下 不管做什么,先把人做好,品德修养最重要。不管过去经历过什么,昨天已经过去了,就不要再为过去的事情耿耿于怀,过去不等于未来。无论目标多么遥远,只要每天都能向前迈进,目标总会实现。要天天为机会做好准备,不要不见目标不瞄准,等到机会出现反而把握不住。最后,不要拿过去、别人、没发生、自己的烦恼折磨自己。

4. 没有调整好自己的心态 如果在平凡岗位上的人们,以敷衍的态度对待工作,每天被动地、机械地工作,同时不停地抱怨工作的劳碌辛苦,没有任何趣味,甚至感到耻辱。那我们快乐吗?幸福吗?不会,当然不会!只能永远做等待下班、等待工资、等待被淘汰的"三等人"!退缩、逃避、放弃,这些都不是解决问题的办法。作为护士,是否可以改变态度来调整对工作的价值取向,换一种态度,换一种心情也许会给工作带来意想不到的快乐!我们左右不了变化无常的天气,却可以适时调整我们的心态。

🌸 读一读

职业承诺及情感承诺的理论及内涵

国外对职业承诺有三种理论:单维态度论(注重对职业的情感)、动机论(注重职业行为的动力)和三维态度论(情感承诺、继续承诺和规范承诺)。职业承诺是指由个人对职业的认同和情感依赖,对职业的投入和对社会规范的内化而导致 的不愿变更职业的程度。

情感承诺是指个人愿望呆在其职业的强烈愿望,既是主观现在的职业,且该职业符合自己的职业理想、志趣而不愿离开现在的职业。

职业承诺和情感承诺的关系是在情感承诺的基础上,该职业人员认为自己从事的职业符合自己的理想,符合社会认同,在能够认知工作中存在的工作环境,角色冲突等变量下仍能对工作达到一定的满意程度,从而产生对该职业的成就感、荣誉感,最后拥有该职业承诺的良好认识和情感。

议一议

护士的职业承诺是什么呢? 护士的情感承诺又是什么?

二、让职场人天天快乐

读一读

有位学者一日在外散步,他看见一个警察愁眉苦脸,就问:"怎么了? 有什么事情让你烦恼吗?"警察回答说:"我一天到晚的巡逻只有 10 美元,这样的工作简直是在浪费时间。"

这时一个灰头土脸的扫烟囱的人走过来,学者觉得他很快乐,就问他:"你一天能有多少收入?"扫烟囱的人回答:"3 美元。"

学者又继续问:"一天才拿 3 美元,你为什么这么快乐?"扫烟囱的人惊讶地说:"为什么不呢?"警察鄙视地说:"只有垃圾才爱干垃圾的工作。"

学者严肃地说:"警察先生你错了,他在干着使自己愉悦的工作,但是你却每天被工作奴役着,他的人生一定比你更精彩!"选择一份自己喜欢的工作是重要的一步,接着怎样为自己的工作寻找快乐是更重要的一步。没有后一步你会浪费掉大部分生命。为了对自己负责就该把工作和自己的生命划个等号。

议一议

工作对你而言意味着什么,是一份维持生活的薪水? 还是一份成就自己的人生事业?

(一)工作是快乐的源泉

你有没有发现,工作的本身就是一件快乐的事。因为,工作不仅仅是为了谋生。我们工作固然是为了取得谋生之资,但也是为了使生活更有色彩,对社会有贡献,使生命更有价值。工作的最佳状态,是"乐在工作"/或"工作着,快乐着"。关键在于你选择什么。

1. 生存的需求　对于一个人来说,生存是第一位的,工作赚钱养活自己也无可厚非。但是这种没有任何主动性、迫于无奈去工作的人,永远是一个平庸者。

2. 生活的保障　工作的初衷非常简单,就是想有个铁饭碗。希望凭借自己的工作,过上比较安稳舒适的日子。这样终日忙碌在工作岗位上的人不少,但最终的结果仍不免流于平庸。

3. 自身价值的认可　希望通过自己的努力工作,充分体现自己的价值,得到社会的认可和尊重。但是,自尊心太强,一旦受到挫折,便很容易气馁。因此,一不小心也会陷入平庸。

4. 自我价值的实现　工作不仅是生存的需要,也是实现个人的人生价值的需要。在工作中通过不断地挑战自我,发挥出自己的创造性潜质,最终实现自身的价值。只有这种视工作为乐趣的人才能避免流于平庸,才能够实现自我价值。

读一读

拖着疲惫的身体回家,我又开始了唠叨:科室太忙、病人太多、护士太少……总之,所有的事物在我眼中都变得不顺眼。

"世界如此美妙,你却如此暴躁,这样不好,不好!"老公开玩笑地说:"科室忙、病人多、护士少这些问题都是你不能改变的,你为什么不换种想法呢? 科室忙了,你可以学到更多的东西;病人多了,说明对你们科室的肯定;而护士少你们都能完成任务,则说明你们能干啊。"

一语惊醒梦中人。是啊,为什么我不换种想法呢? 现在忙的时候一天的工作量相当于空闲时半个星期甚至一个星期的工作量,而我们照样也完成了。说明我们效率很高,开心得完成,不开心也得完成。干嘛不选择开心地去完成呢?

虽然每天上班都必须面对没完没了的电铃,没完没了的交班,没完没了的咨询,很苦也很累,甚至也有人累得病倒了,但是科室的姐妹们仍然坚持着,相互合作,相互鼓励,合理的安排各种事情。天下本无事,庸人自扰之。与其看到不好的一面,还不如换种想法,这样活干了,心情也好了。

无论去哪儿,无论什么天气,都记得带上自己的阳光。这句话,同样适用于我们的护理工作:无论多忙,多紧张,都记得带着微笑。换种想法,生活还是很美好的。

悟一悟

请你说说,快乐工作的源泉在哪里?

(二) 快乐工作的秘籍

快乐工作就是用快乐的方式解决工作中遇到的一切不快乐因素,用快乐的方式建立上下级之间、同事之间、人与人之间亲和、友好、和谐的关系,用快乐的方式去解决矛盾,处理问题,克服困难,缓解压力,在快乐中创造价值。高尔基曾经说过:"工作快乐,人生便是天堂;工作痛苦,人生便是地狱。"

1. 快乐心态　俄国作家高尔基说:工作是一种乐趣时,生活是一种享受;工作是一种义务时,生活则是一种苦役。我工作,我快乐,只要脚踏实地把自己的工作做到位,持之以恒,永不松懈,你就会发现自己的心胸越来越宽广,所有不论做什么事,有快乐的心态确实是很重要的。快乐工作是自己以一种快乐的心态去工作,把工作快乐化,使自己每天以崭新的眼光,积极的心态去对待属于自己或来之不易的一份工作。

2. 假装快乐 每个人都有自己快乐的方式和定义,就看你如何调适自己。《快乐的假设》的作者、美国维吉尼亚大学心理学教授便说,聪明的人会做3件事:改变自己去适应环境、塑造有利的环境、选择新环境。假装快乐是一种快速调整情绪获得快乐的方法,自己给自己找快乐。心理学研究发现,人类身体和心理是互相影响、互相作用的整体。所以假装快乐,你就会真的快乐起来,这就是身心互动原理。

3. 寻找快乐 如果快乐来源只有工作,很容易因为工作上的不顺心而影响自己的情绪。所以,每个人应该在工作之外,寻求其他的快乐来源。透过简单的小活动让自己快乐,是非常有效的方法。这种快乐感受通过行为获得。例如看电影、喝咖啡、大笑。英国作家约瑟夫说:我不喜欢工作——没有人喜欢工作。但是我喜欢在所从事的工作中找到发现自己的机会。

4. 修身养性 快乐是一种修养,出自于内在,而非从外在获得。学会热爱生活,热爱工作;融入工作环境,融入工作群体;学会简单,学会宽容;不斤斤计较,与人为善。热爱你的工作,从平凡的工作中感受其不平凡之处,那样就会感受到工作后的快乐。工作是物质的基础,快乐是精神的享受。我们拥有良好团队环境,也就拥有了快乐的重要因素。

读一读

快乐的钥匙

每人心中都有把"快乐钥匙",但我们却常在不知不觉中把它交给别人掌管。一位女士抱怨道:"我活得很不快乐,因为先生常出差不在家。"她把快乐的钥匙放在先生手里。职场中人哀叹说:"上司不赏识我,大家不喜欢我,所以我情绪低落。"这把快乐钥匙又被塞在老板手里。年轻人从商场走出来说:"那位服务员态度恶劣,把我气炸了!"这些人都做了相同的决定,就是让别人来控制他的心情。当我们容许别人掌控我们的情绪时,我们便觉得自己是受害者,对现况无能为力,抱怨与愤怒成为我们唯一的选择。我们开始怪罪他人,并且传达一个信息:"我这样痛苦,都是你造成的。你要为我的痛苦负责!"此时我们就把一重大的责任托给周围的人,即要求他们使我们快乐。

我们似乎承认自己无法掌控自己,只能可怜地任人摆布。实际上,一个成熟的人握住自己快乐的钥匙,他不期待别人使他快乐,反而能将快乐和幸福带给别人。他的情绪稳定,为自己负责,与他在一起是种享受,而不是压力。21世纪,我们都应该要学会快乐工作,快乐生活!你的钥匙在哪里?在别人手中?快去把它拿回来!学会忠诚、敬业、责任、协作,等等,你就可以掌控自己的快乐!

想一想

谁偷走了您快乐的钥匙?

第十一章 职业压力——护士不可承受之重

内容摘要

简述职业压力的相关概念,说明护士工作压力源,阐述其应对策略。

◇ **认知目标**

1. 了解职业压力的相关概念。
2. 认识职业压力源种类。

◇ **能力目标**

1. 领悟职业压力。
2. 识别职业压力源。
3. 掌握应对职业压力的策略。

◇ **情感目标**

为应对职业压力做好心理准备。

读一读

2005 年底安徽护士长丁艾梅过劳死,2006 年 9 月,成都儿童医院护士长张德丽因压力过大和医患关系紧张含泪辞职;2006 年 12 月,苏州市市立医院北区陈艳枝护士长因压力过大跳楼自杀;2007 年 4 月,上海梅山医院某护士从宿舍楼上坠落,自杀原因还是压力……与之相伴的是业内从业人士不断报告中国护士严重缺编,护士工作压力过大,白衣天使折翅。过劳死,抑郁症,自杀等这些本不该是天使去承担的东西,却不断地出现在我们面前,悲剧仍然在发生,如果现状还不改变,丁艾梅不是第一个过劳死,也不会是最后一个。

链一链

以"护士自杀"为关键词,获取相关资讯,思考相应对策。

第一节 压力的性质

一、压力与职业压力

（一）压力

1. 压力的含义 压力是个体对作用于自身的内外环境刺激做出认知评价后引起

的一系列非特异性的生理及心理紧张性反应状态的过程。

2. 压力的动态过程　包含三个反应环节：① 刺激：自变量，研究引起压力反应的刺激物的特点，以控制压力；② 认知评价：插入变量，研究刺激与反应的心理中介因素；③ 反应：因变量，研究人体在压力下的身心反应（见图 11 - 1）。

3. 产生压力的一般情况　表现在：① 压力是环境要求你作出选择或改变时的个人感受。例如：在面临人生转折点或生活的某个路线方向的选择决定。② 压力是对未知事件悲观解释的结果。例如：领导找你谈话，是好兆头还是坏消息。③ 压力是持续不断的精力消耗——心理衰竭。例如：没完没了地加班加点。④ 压力是面临威胁时的本能反应。例如：炒股是买进还是抛出，工作选择是坚守还是转行。

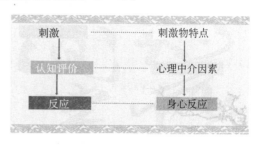

图 11 - 1　压力形成结构图

（二）职业压力

1. 职业压力　指当职业要求迫使人们作出偏离常态机能的改变时所引起的压力。适度的心理压力能成为人们活动的动力，对活动起激励作用。过大的心理压力会引起有机体过度的情绪紧张，导致有机体内活动失衡，从而带来一系列动作紊乱现象，注意和知觉范围变得狭窄，正常的思维活动受到干扰和限制，因而活动效率降低，甚至导致活动失败。长期的心理压力过大，会引起人们持续的情绪紧张，并由此而引发一系列的心身疾病。

2. 职业压力类型与作用　分为积极压力和消极压力。如果压力源有利于机体在紧急状态下的战斗或逃避，称为积极压力。压力的积极作用：① 维持正常人体活动的必要条件；② 有利于提高人体的适应能力；③ 使机体处于应对刺激的紧张状态。如果压力源过于强烈，可以引起病理变化，甚至死亡，称为消极压力。压力的消极作用：① 突然的压力对健康的影响；② 持久而慢性的压力对健康的影响；③ 对个体社会功能的影响。

读一读

消极压力的危害

在心理上的表现为焦虑、压抑、迷惑、急躁、疲劳、注意力分散，自信心不足。在生理上主要症状是心率加快、血压升高、肠胃失调，身体疲劳、心脏疾病、呼吸问题、汗流量问题、皮肤功能失调、头痛、睡眠不好等。在行为上的症状为拖延和逃避工作，表现为生产能力降低，工作完全破坏。同时高强度的工作压力使护士产生工作疲惫感，对患者漠不关心。

　　压力的危害分成 4 种方式：第一种方式是最严重的，就是它要你的命，很多猝死的直接原因就是压力；第二种就是让你得病，让你什么也做不了；第三种就是让你的职业寿命缩短，工作 10 年后就再也不想工作了；第四种是让你的工作技能下降。

　　在职场中，男性和女性谁承受的压力更大呢？调查显示，男性承受的压力都高于女性。男性在职场发展压力中占 38%，女性感受到的是 35%；工作负荷，男性是 30%，女性是 22%；人际关系的压力，男性和女性只差 1 个百分点；工作和家庭压力，男性和女性基本平衡。

　　据报道，医务工作者中有 25% 的人有消极情绪，55% 的人有时会有消极情绪，只有不到 4% 的人从来没有消极情绪。医护人员焦虑症的发生率为 22.5%，抑郁症的发生率为 34.2%，女性高于男性，护士高于医生，大部分医务工作者处于亚健康状态。医护人员成了"五高"人群："高离婚率、高流产率、高患病率、高自杀率、高服用安眠药的人群"。

　　高职业风险、高工作压力、低薪酬、社会评价不高以及职业发展空间受限等等，是每一个选择做护士的人必须面临的现实问题。

🌷 议一议

　　请举例说明您在学习、生活、工作中压力及其对你产生的影响。

二、压力源及其种类

　　1. 含义　压力源是指任何能使个体产生压力反应的内外环境的刺激。

　　2. 种类　按照不同的标准有不同的类型。

　　(1) 生物性压力源。这是一组直接阻碍和破坏个体生存与种族延续的事件。包括躯体创伤或疾病、饥饿、性剥夺、睡眠剥夺、噪音、气温变化等。

　　(2) 精神性压力源。这是一组直接阻碍和破坏个体正常精神需求的内在和外在事件。包括错误的认知结构、个体不良经验、道德冲突以及长期生活经历造成的不良个性心理特点(如易受暗示、多疑、嫉妒、自责、悔恨、怨恨)，等等。

　　(3) 社会环境性压力源。这是一组直接阻碍和破坏个体社会需求的事件。社会环境性的压力源，分为两大类：① 纯社会性的，如重大社会变革、重要人际关系破裂(失恋、离婚)、家庭长期冲突、战争、被监禁等；② 自身状况(如个人心理障碍、传染病等)造成的人际适应问题(如恐人症、社会交往不良)，等等。

　　将压力源分为三个组成部分，这只是理论分析的需要。因为纯粹的单一性的压力源，在现实生活中极少，多数压力源都涵盖着两种以上因素，特别是精神压力源和社会压力源，有时是浑然一体的状态。即三种压力源之间有着不可分割的内在联系，必须把三种压力源作为有机整体加以考虑。

　　压力源是否都会对个体构成压力取决于：① 个体本身的感受；② 当时所处的情景；③ 支持系统；④ 个体应对方式；⑤ 压力源本身。

🌷 **测一测**

压力过大的表现及自我检测

（1）经常患感冒，且不易治疗好。（2）常有手脚发冷的情形。（3）手掌和腋下常有出汗的现象。（4）时有心悸现象。（5）突然出现呼吸困难的苦闷窒息感。（6）有胸痛情况发生。（7）有头重感或头脑不清醒的昏沉感。（8）有鼻塞现象。（9）眼睛很容易疲劳。（10）有头晕眼花的情形发生。（11）站立时有发晕的情形。（12）有耳鸣的现象。（13）口腔内有破裂或溃烂情形发生。（14）经常有咽痛现象。（15）面对喜欢吃的东西，却毫无食欲。（16）舌头上出现白苔。（17）常觉得吃下肚的东西好像沉积在胃里。（18）背部和腰经常疼痛。（19）肩部很容易坚硬酸痛。（20）疲劳感不易解除。（21）稍微做一点事就马上感到疲劳。（22）早上经常有起不来的倦怠感。（23）有体重减轻的现象。（24）不能够集中精力专心做事。（25）睡眠不好。（26）有腹部发胀、疼痛感觉，而且常有下痢、便秘现象发生。（27）睡觉时经常做梦。（28）深夜突然醒来之后，就很难重新入睡。（29）与人交际应酬变得很不起劲。（30）稍有一点不顺心就生气，时有不安的情形发生。

说明：① 出现其中 5～10 种症状者：属于轻微的紧张型，只需要留意，合理休养就可很快恢复；② 有其中 21 种以上症状者：在一般日常生活中就会出现适应障碍的情形，而且有可能出现明显的身心不适症状。

第二节　护士工作的压力源

🌷 **读一读**

护士光环背后的辛酸与劳累

头戴白色燕尾帽，身穿白色衣裙，护士这个职业往往和圣洁、高尚、无私、奉献联系在一起。然而，我们身边众多的白衣天使却需要强大的意志来承受这些赞美。天天和疾病、死亡打交道，护士在赞美词背后经历的是辛酸和劳累。

权威机构的最近一项网上"护士问卷调查"显示，89％的人认为护士工作压力很大，79％的护士对自己的社会地位不满意。护理界的现状究竟如何？当今护士最渴望什么？

许多护士谈到目前的处境都感到"很郁闷"，觉得"做护士太累"。原因何在？主要有三方面因素：一是医患关系紧张。不少患者带着戒心进医院，用不信任的目光打量医务人员，护士与住院病人打交道最多，难免受到怀疑，产生心理压力。二是护理的价值尚未被全社会认识。在有些人的心目中，总认为护士是"服侍人的"，护理工作是"简单劳动"，而没有看到护理工作在维护病人健康和生命安全方面具有不可替代的作用。三是绝大多数医院护理人手配备存在"缺口"，导致一线护士普遍"超负荷"，这是造成护士感觉"太累"的最主要原因。护理一线人手不足，不仅会导致护士"超负荷"，也会导致对病人的护理服务"缩水"，增加护患矛盾。

云南师范大学心理学教授表示，目前护士流失的原因有很多，其中包括职业压力、社会、管理、职业等因素。

首先，职业压力已严重影响到护士对工作的满意感和健康，有研究表明：护理是卫生保健行业中压力最大的职业之一。近年来，随着以患者为中心的服务理念不断更新、社会对护士的素质提出更高要求、患者维权意识不断提高，护士工作的难度和压力越来越大，对于经常在这种环境下工作的护士而言，长期的压力会导致情绪化加重、职业倦怠，流失率大的情况就产生了。

其次，现在很多医院都存在"重医轻护"的思想，护士工作得不到重视，甚至有的科室的护士还担当护工角色。护士为病人付出辛勤劳动得不到应有的尊重，工资与福利待遇也相对较低。很多护士认为自己的工作没有发展前途，也就无心在这个行业干下去。

数据显示，83％的护士"感到工作压力大"，87.6％的护士表示"工作感到疲惫不堪"，79％的护士"常觉得时间不够用"。

其实，护士压力增大，源于多方面的因素。比如护理模式的改变，现在强调"一切以病人为中心"，护士从单纯的专业人员成为服务型专业人员，压力自然增大。但是，与服务业相比，护士面对的是人的生命，服务质量要求更高，所以护士更紧张、工作更繁重，不仅付出脑力、体力，更要付出宽容和爱心。同时，护士的平均学历明显要高于专职服务人员，这种反差使一些护士感到心理不平衡。调查中58％的护士"想想要一辈子做护士就害怕"。

此外，"三班制"扰乱了护士的生物钟节律，长期超负荷的工作，脑、体并用的劳动，造成护士心力和体力的同时透支。调查中就有50％的护士"临近夜班就害怕"。由于投诉体制还不够完善，少数患者对护士缺乏理解和尊重，动辄投诉和起诉，使护士的压力增大。

一个心力疲惫不堪的护士，她还能尽善尽美地去照料患者吗？心理专家们认为：护理人员与职业经理人、老师为职业压力最大的三个群体。护士职业是工作压力和工作强度双高职业，护士是职业病和亚健康的典型人群，护士的心理健康问题长期以来得不到社会、单位的足够重视。

尽管护士每年有一次体检，但从来没有心理健康状况的测查，这说明人们对此的忽视，致使护士中的许多心理健康问题没能及时发现和矫正。而这些心理问题已不同程度地渗透到一部分护士的工作和社会活动及生活中，影响了她们的健康状态、工作效率、生活质量。

　　调查显示,很多护士的内心矛盾,主要表现在家庭、学习与工作上。护士时刻承担多种角色,既要做一个好女儿、好妻子、好母亲,又要做一个好护士、"白衣天使"。由于时间、精力等原因,现实中常常难以两全,矛盾和冲突就不可避免地产生了。

　　数据表明,53%的护士"经常倒班顾不了家庭和孩子",21%的护士"常因处理不好工作和家庭关系而烦恼",21%的护士"上班时经常牵挂家里的事",26%的护士常为"丈夫经常抱怨我顾不了家"而烦心。

　　情绪的疲倦感、工作的冷漠感和工作无成就感的综合表现造成护士的工作疲倦感。西方护士高度疲倦感为33%,中国护士为59.1%。调查发现,护士的心理健康水平比一般人群差,其中30~49岁是心理障碍发生最多的时期。

🌸 说一说

　　请说出你的职业压力。你对缓解职业压力有哪些好的建议?

　　护士工作的压力源可以归结为四大类:① 躯体性压力源;② 心理性压力源;③ 社会性压力源;④ 文化性压力源。主要表现在以下四个方面。

一、特殊的工作性质

(一)护士角色的多重性

　　"以病人为中心"的责任制整体护理模式,使护士工作已从单纯的执行医嘱转移到为病人提供生理、心理、社会和文化的全面照顾。护士既是病人的治疗执行者,又是日常医疗活动的管理者,还是病人的生活照顾和病人家属的关心者,容易产生压力,使护士经常精力透支,日积月累对护士的健康产生伤害。

(二)护理行业的高风险性

　　护理行业是高风险、高责任的服务行业。由于职业的特殊性、疾病的复杂性和不可预见性及医学技术的局限性,使得风险无处不在,无时不有。特别是急救中心、ICU,是急、危重病人较集中的场所,病人病情变化快,稍有一点疏忽就会导致严重后果。在急救处理过程中,护士有时感到力不从心,服务不能满足全部病人的要求。因此而产生内疚、失望、沮丧,导致心理压力。病人要求护士能够随叫随到,有求必应,但这与护理人员短缺相矛盾。有时护士对病人或家属的不满,或多或少产生恐惧和悲伤,需要压抑自身的感受,护士们始终处于应激状态。

🌸 读一读

香港一护士长不堪工作压力割动脉打空气针自杀

　　中新网2008年10月28日电　据香港《大公报》报道,香港特区政府医院医护人员大量流失,造成前线人员要承担严重压力。屯门医院一名资深女护士长26日晚下班驾车返家途中,驶至荃湾青山公路停在一旁写下绝命书后,以利刀割双腿大动脉和打空气针"双料自杀",至27日晨才被发现伤势危殆。

性命垂危女护士长陈少贞（46 岁），自幼便立意当南丁格尔，完成学业就投考护士，从基层做起，现时为护士长兼病房经理。消息称，事主已婚，丈夫为教书先生，育有两女，一家人为事主的伤势忧心忡忡。

现场消息称，事主留有遗书，透露因工作问题企图自杀。由于事主双腿受创，不排除是割断大动脉造成，车厢内遗下恐怖血渍，大部分经已凝固成固体。另外，事主身旁留下一支大型针筒，估计曾经打"空气针"。

想一想

这则消息，给人们哪些警示？

二、特殊的工作环境

（一）职业氛围凝重

护士长期工作在医院这种紧张焦虑、节奏迅速和沟通不畅的职业氛围，处在充满"应激源"的环境中，应对患者喜怒哀等情绪变化，既要处理各种治疗护理等常规工作，还要处理各种应急突发事情，感受生死离别的情感冲击。上夜班大多数为单独作业，单独处理急、危、重症病人时而带来心理紧张，夜班工作容易产生疲倦，而碰上病人死亡，护士执行终末处理令半数以上的护士感到恐惧，这种不良情绪刺激甚至会影响部分护士的正常生活和工作。

（二）潜在的职业暴露风险

职业暴露的风险，工作中经常接触各种致病因子，如细菌、病毒、放射线等威胁，以及拥挤的空间和不良的空气，遭受疾病的侵袭等不良环境。

三、沉重的工作负荷

（一）护理人员配备严重不足

护理人力配置不足，等级护理落实不到位。大部分医院护理人员未能按编制的规定配置，有的医院护士与床位比不足 1∶0.25。医院上班时间输液任务较重，护士工作多忙于基本治疗，床边护理时间少，根本不能满足病人生理、心理需求。

（二）作息没有规律

睡眠是一项重要的生理活动，是人类生存与发展的需要，护理工作与人类的健康和生命息息相关。夜班护士因为受到单独值夜班、病人夜间病情变化等应激源的刺激，易产生焦虑情绪。值夜班频繁将导致护士焦虑比例相应增加。在值夜班的护士中，多为 25 岁左右的年轻护士，处于恋爱、婚姻、生育阶段，容易为琐碎的生活小节而困扰。频繁的夜班工作制度既影响工作和生活节律，又影响对家人的照顾，使她们觉得和伴侣相处时间减少。久而久之，她们应激能力相对低，容易产生焦虑情绪；同时还有交班时间要准时，往往造成护理人员易醒或醒后难以入睡。长期的紧张心理，易造成慢性疲劳综合征。所以良好的睡眠对于解除护士日常工作带来的疲劳，保持良好的体力、精力和积极的心理状态，从而更有效的保证护理工作质量和病人安全都十分重要。

四、社会综合因素

1. 社会地位低 护士为病人付出的辛勤劳动得不到应有的尊重与承认,工资及福利待遇相对较低,晋升及继续深造的机会较少,护士的贡献未被社会完全承认。甚至有传媒的不符合事实的报道,更严重伤害了护理人员工作的积极性。

2. 职业角色特殊 多数护士为女性,在家中还要承担家庭主妇的角色。作为护士既是妻子又是母亲,同时承担多种角色,肩负工作与家庭的双重压力,护士工作中的负面感受有时会影响家庭生活的和谐气氛,面对家庭的责任和家务琐事,难免不消耗护士部分精力,还要承受因怀孕、分娩、月经、更年期等生理变化而出现的心理问题,增加工作压力。

3. 复杂的人际关系 护士必须与各种人打交道,如医护、护护、医技、药技、后勤、职能等相关部门,如不能妥善处理,就会陷入人际关系的困境,直接影响护士的身心健康,尤其是护患关系,由于许多患者及家属不理解护士的工作性质,遇到不解的问题不能客观地理解,情绪过激,甚至殴打护士的事件时有发生。

4. 知识更新的压力 医疗技术的飞速发展,给护理工作者提出了新的挑战,新技术、新业务、新设备应用于临床,要求护士必须掌握;各级医院对护士学历层次的要求,也促使着中专护士学大专、大专护士学本科,再加上护理继续教育、三基训练、晋升考试、进修学习等各种形式的考核,使护士一生中都在接受各种形式的考核,护士既要完成日常繁重的护理工作,还要利用休息时间参加培训、自学,长期处于高压的状态。

5. 高期望的个人价值和不相称的社会地位 在学校的正规教育和媒体正面报道中,护士是"白衣天使",而在现实生活中,护士的社会地位与她们付出的劳动并不相称。以"病人为中心"的护理模式使护士工作以单纯的执行医嘱转移到为患者提供生理、心理、社会和文化的全面服务,这种包括心理和文化服务在内的全面护理,是复杂而具有创新的工作,需要护士付出很多的劳动和精力。人们常认为护士只是医生的助手,护士的价值得不到认可,造成护士心理不平衡,产生心理压抑,自卑、失望、焦虑等情绪,直接影响护士的心理健康。

读一读

护士流失令人忧

(一)

一半护士每天工作超过 9 小时,甚至没空喝水、上厕所、接电话,经常不能按时下班。超半数护士对目前收入感到不满意或非常不满意

"医生的嘴,护士的腿"。在电视剧《心术》里,女主角美小护每天都在医院里东奔西跑,不分节假日,哪个医生都离不开她的配合。这就是护士职业的真实写照。

11 年前,王惠来到北京某儿童医院做了急诊科护士。这么多年来,她几乎没有离

开过北京,也没有回老家过年。孩子5岁了,从来没有和家人旅游过。在每年最忙的3个月里,每天要接待1 000多个输液小患者,没时间喝水、上厕所、接电话,下班了也得继续帮忙。午饭由一名护士打回来,大家轮着吃,到最后一名护士吃的时候都快下班了,得放微波炉里热一热才能吃。

护士小娜4月底结婚,没休一天婚假接着上班了。“我一休假就得重新调班,原有的岗位还得有人顶上,所有人的安排都得打乱,而且每个人都不请假,我也就不休了。”小娜对记者说。

因为随时有抢救和突发情况,护士经常不能按时下班,没法按时接孩子放学。北京某医院普外科的护士小珂说,别人的孩子5点就接走了,她的孩子习惯了在幼儿园一个人等着晚来的妈妈接。孩子对她说:“妈妈,我是乖宝宝,我明天一定听老师话,不挑食,不尿裤子,你能奖励我一下,明天准时接我吗?”

2010年,九三学社北京市医药卫生委员会对北京市的1 272名护士进行问卷调查,结果显示51%的医院护士每天工作时间超过9小时,其中二级和三级医院分别达到60%和53%。43%的被调查护士反映与一年前相比工作时间延长,尤其是二、三级医院,其中延长时间超过1小时的比例达到88%,这在一定程度上反映护士工作负荷有加大趋势。

参与调查的全国政协委员、北京大学医学部主任助理吴明认为:“这种状况不仅会影响到护士群体的健康,也影响到护理工作的质量和医患关系。很多医院正在开展优质护理服务,进一步加大了护士的工作量。”

调查显示,61.5%护士月收入在3 500元以下,55%的护士对目前收入感到不满意或非常不满意,而对自己收入满意的护士仅占5.7%。

(二)

工作烦、脏、累,心里压抑,还要被骂、被打,不被社会理解。护士职业认同感低于外来农村流动人口。

在工作中,护士经常会遭受一些伤害。北京某医院护士小倩一次值夜班中,一位患者出现手术后症状,不停地用“你不是人”、“真不要脸”等词语骂她,甚至骂遍了她的家里人,以及医生、麻醉师等,并提出各种各样的无理要求,还将吐满痰液的手纸摔到小倩脸上。早晨下班时,患者家属听信了患者的话,说要投诉她。最后护士长与家属沟通,才让小倩免除了一场信任危机。

去年冬天一次抢救中,小娜被一名患者家属踹了一脚肚子,耳朵被挠出了血道子。从此,小娜对患者的态度更加谨慎,生怕家属提出“你必须一针就给扎上”等无理要求。

很多患者会把一些其他方面的矛盾转嫁到护士身上,例如看病等的时间长了,会把怨气往护士身上撒,或为了达到比如想要家属陪住这样的要求而故意为难护士。

“其实,我们不要求什么回报,只要患者和家属能理解我们,我们就知足了。”护士小瑜说。她告诉记者,在重症监护室工作的护士,护理的患者好多都是昏迷的,患者基本没有回应,说声谢谢,眨个眼和护士有个交流都是奢望。而且死亡病例多,心里很压抑,病情好转了就要转回普通病房,感受不到患者康复出院的成就感。

记者走进小瑜所在科室的监护室,病床住满了患者,护士们戴着口罩,正按照医嘱有条不紊地对患者进行护理。每张床位旁边摆满了机器,监护仪、呼吸机、除颤仪等。"很多人认为护士就是伺候人的,没什么技术含量,可是你看,我们能很熟练地用这些机器,每天都在学新技术、新业务,现在的护士是很专业的。"小瑜说。

一些护士说,每当看到媒体报道护士被打的新闻,心里感到特别压抑,害怕哪天就轮到自己了。

吴明分析,在医患矛盾严重的当今,护士也要承受很多来自患者的压力,再加上社会和医院重医轻护,她们的职业认同感和成就感较低。

根据问卷调查,护士对自己社会地位评分的平均值仅为 36.5 分,甚至低于 2008 年在北京市对外来农村流动人口开展的同样调查(评分为 40~45 分)。在调查中,不少护士表达了她们的想法:"护士得不到尊重,越干越心寒、越干越没劲","责任大,很辛苦,但得不到尊重和理解,付出与回报不成正比","在痛苦中煎熬","护士工作又烦、又脏、又累,地位又低,后悔做护士,希望早些退休,下辈子绝不干了"。

(三)

护士流失率居高不下,因编制而造成的同工不同酬现象普遍。超三成被调查者表示不想继续做护士。

我国护士流失率居高不下。尤其是开展优质护理服务之后,工作量加大,收入并未增加,小娜所在的科室去年就流失了近 1/4 人员。庞大的工作量、漫长的培养周期、趋高的流失率,使医院的护士队伍建设工作变得十分棘手。

"近几年我们的护士都是'拣'来的,综合素质高的奔综合医院去了,大专、中专的护士才到儿童专科医院来。我们医院护士 450 多名,其中 70% 是专科学历,医院培训的任务非常重,护士毕业后在临床老师亲自指导两到三年后才能独立工作,一般的护理技能起码也需要两到三年后的培训和临床实践才能基本熟练操作,但流失率却达到5%~8%。"首都儿研所附属儿童医院护理部主任陈燕芬说。

因为编制不足或出于压缩成本考虑,大部分医院聘用了合同制护士。调查显示,目前医院中 40%~50% 的护士是合同制等非编制内护士。这些编制外的护士与编制内护士存在"同工不同酬"的现象。比如,在收入、住房公积金、部分保险等方面,正式编制护士优于合同制护士;合同护士参与管理及晋升的机会要明显少于在编护士。此外,相当比例的合同护士没有北京市户口,家庭不在北京,需要在北京租房,日常支出也较大。而没有北京户口,还面临着购房、购车、孩子上学等诸多困难。

从哈尔滨来到北京工作的小娜,是一名合同护士。虽然和编制内护士一样,有同样的奖金,但是各种补贴以及户口带来的一切,都与她无关。总体算下来,小娜每个月要少挣1 000～2 000元。5年来,小娜一直租房住,甚至住过小得不能再小的隔断间,而且几乎每年就搬一次家。

"收入低,也不能租好的,因为工作关系,只能在医院旁边找,因此也比较贵。"她说。因为不是北京人,也没有转正的机会,小娜安慰自己的理由是"特别喜欢护士工作,跟领导同事处得也算不错"。据她介绍,科里的护士原来有一半是合同工,后来都走了,现在只剩3名合同工,其他2名合同工都是北京人,有转正机会。

调查显示,护士中37%的被调查者表示不想继续做护士,其中二级医院达到44%。10%的护士不愿意继续在所在医院工作,其中二级医院达到13.5%。

"护士大量流失,主要是因为收入相对低、工作强度大、职业风险高和医院对护士关心不够。一个初级职称护士的成长周期大约是3年,但很多医院的护士工作时间不长,刚刚有些工作经验就离职了。护士流动频繁,有可能导致医疗安全隐患。"吴明说。

教育评估机构麦可思提供的调查数据显示,本科院校护理学专业2009届和2008届毕业生的平均月薪分别为2 268元和1 889元,均低于全国各本科专业毕业生总体平均月薪(2 369元和2 133元)。

高职院校护理学专业2009届和2008届的平均月薪,分别为1 386元和1 250元,也低于全国各高职专业总体平均月薪(1 890元和1 647元)。

🌷 议一议

你认为护士的压力还源自于哪些方面?

第三节　护士工作压力的应对策略

🌷 读一读

张护士,女,24岁,刚本科毕业分配到某省级医院胃肠外科工作。该病区工作很忙,护士长为了控制护理质量,每天晨交班时就指出某某护士工作中的错漏,并登记要扣奖金,以提醒大家注意。张护士每天下班累得疲惫不堪,也曾经被护士长提过有做得不够的地方。最近,张护士每天下班前反复检查自己的工作有无错漏,晚上难以入睡,甚至梦见出差错而惊醒。

🌷 议一议

张护士面临的工作压力源有哪些? 自身应如何应对护士工作压力? 护士长如何帮助该护士应对工作压力?

一、医院支持系统

缓解护士的工作压力,医院应该从五个方面入手。

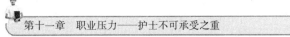

1. 营造宽松氛围，组织专题活动　为护士创造良好的工作环境和条件，丰富业余生活。组织多项活动，鼓励她们积极参加体育锻炼和文娱活动，以积极的方式放松身心，并组织专题心理讲座、座谈、个别沟通等，引导护士学会适当的发泄方式疏解压力，保持心理健康。

2. 提高护士压力管理能力　护士必须要有正确的价值观，面对现实，提高适应能力，努力提高自身的业务素质和能力，不断充实自己，善于积极调整自己的心态，尽可能减少压力因素的侵袭，热爱护理工作，明确护理岗位的积极作用和意义，学会客观地看待得与失，通过经常性的活动和比赛等使护士正确认识自我工作价值，增强自信心。帮助护士提高心理调节能力，同时要培养护士的积极情感，加强意志锻炼，提高心理耐受力。

3. 形成良性竞争激励机制　努力营造平等竞争的人文环境，形成激励机制。积极鼓励和提高业务水平突出或在临床教学、科研和管理方面有突出表现的护理人员，充分发挥其工作动机和成就感。护理形象定格在高知识、高智能、高能力，以知识创造为目标上。加强护理科研理论学习，鼓励有科研意识的同志参加课题研究的尝试，体现自我价值。

4. 提高护士待遇　通过不断深化医疗改革和医院管理体制改革，将护理服务工作与经济效益挂钩，并不断创新，以高质量的护理增值服务，为医院取得经济效益，同时使护士的辛勤劳动得到合理的回报。

5. 科学合理排班　充分考虑轮班对护士生理、心理和生活等各方面带来的负面影响，护理任务忙闲不均，而护理人员又缺编或配备不足，针对病房特点计算各工作时段的工作量，实行弹性工作制，使有限的人力资源得到最大的利用。在不影响工作情况下，合理调配人员，保证护士足够的休息和睡眠。尽可能创造条件使护士能劳逸结合。

🌸 小贴士

北京协和医院邀请心理专家，对全院护士进行心理健康教育。广东省妇幼保健院组织护士自练瑜伽来调节心理状态，并计划引入"打沙包"等情绪发泄法，帮助护士减压。专家建议，医院要对各科室的护士进行岗位轮换，避免在同一个科室病房待的时间过长；成立"同伴支持小组"，定期组织护士活动专题讨论，互相开解，排遣压力。

二、个人应对方略

（一）分阶段化解护士成长"烦恼"

对于一名护士的成长，其成长过程是曲折的，大致可分为三个阶段。

1. 职业开始阶段　初出校门，主要完成由护生向护士角色转变，这是一个由受学者向责任者的转变过程。

（1）危机来源。护理的现实远不像想象中那样单纯美好，给护士造成职业选择的迷茫与困惑。于是，提出疑问"我选对了专业和职业了吗？"；学校教育大部分仍停留在应试教育,不能满足临床工作的需求,造成了实际临床操作能力不足、交流欠缺等困境,于是,提出疑问"我能胜任工作吗?";与国外相比较,我国护理人员队伍地位相对低下,护士待遇偏低,护理质量要求高,除专业护理服务外,还须完成部分非专业护理内容,于是提出疑问"这样做护理,我值得吗?"

(2) 如何应对。① 坚定职业选择的思想信念。强烈的责任感是事业成功的关键,通过组织新护士岗前院史培训,开展护士职业观、人生观教育等活动,使新上岗护士在学校走向社会、知识向能力转化的过程中逐渐成长,为青年护士的健康发展奠定基础;② 通过开展护患手拉手行动、听老护士讲关于爱的故事,树立对病人、医院、护理事业的信心与责任感;③ 鼓励青年护士积极开展临床实践,利用她们思想活跃这一特点,积极支持其提出对于护理工作的想法,寻找思想闪光点,用工作本身吸引年轻护士;④ 将责任意识贯穿在年轻护士成长的全过程,实现年轻护士岗位奉献、岗位成才的理想。

2. 职业形成阶段　此阶段初露锋芒,主要完成由护士向职业护士的转变。

(1) 危机来源。学科的发展对护士的要求相应提高,社会及患者对护理工作的要求逐渐增高,个人能力与之不相适应,医疗和人事制度的改革,使这一阶段的护士明显感到职业危机,个人发展空间受到挑战。此阶段护士开始更多地关注自己的个人利益和价值,追求集体利益与个人利益、奉献与索取的统一,加之工作的不规律性,工作压力的增大,报酬相对偏低等,护士面临经济利益与尽职尽责两难的选择。

(2) 如何应对。为护士创造发展空间,激发护士工作热情。给护士提供自由驰骋的空间,营造良好学习成长环境,如利用读书报告会作为共同学习、相互倾诉的交流空间等。通过心与心的交流帮助年轻护士们明确护理学科发展的方向,制订适合自己的发展计划,通过自我管理,创造自身价值。

3. 职业发展阶段　此阶段是护士成长的纵深发展。对于现今护理职业发展方向可大致分为四种,其中包括临床护理专家、社区全科护士、护理管理者和护理教育者。其中角色转变矛盾最为突出即是由护理者向护理管理者的换变。

(1) 危机来源。包括管理知识经验缺乏、管理素养不够、专业知识、技术差距等。此外,人际关系缺失是影响新护士长进入角色的重要因素。初当护士长,满怀理想与信心,工作热情很高,渴望施展才华,大干一番事业,希望得到上级的认可,以及下属的支持和理解,然而在管理活动中难免会有一些冲突、矛盾,有些事情事与愿违,一个人改变不了所有的不合理现象,造成护士的不满,出现管理上的被动,使工作遭遇挫折陷入困境,备受打击。

(2) 如何应对。新护士长可通过管理书籍的阅读、护理管理培训班的学习,获取和掌握管理基本方法的技巧,同时提高自身的管理素养,为人正直,以身作则;不断加强学习,加深拓宽专业知识技能;坚持以工作为中心,维护医院形象,主动交谈,主动化解矛盾,建立良好的人际关系;在面对挫折与困难时,应正确对待,调整好自己的心态;通过非权力性影响力赢得大家的尊重。

总之,护士成长的过程是连续的。护理管理者要注重培养的发展性和连续性,进行分阶段、有计划、定目标的系统培养,为护士健康发展创造条件、搭建平台。

读一读

我曾经是一名护士,做了4年多的护士。因为是重点大学本科毕业,医院也非常重视,在我离职之前,已经在考虑我所在科室下一任护士长由我接任的问题。但是,就在护士长选举前的2个月,我提出了辞职。护理部、科主任、护士长都设置了种种障碍,阻止我离开。最后我不得不编了个理由:我的未婚夫在老家,我们准备结婚了。医院这才勉强同意我离职。

离职后,家里人、不做护士的同学、朋友都不理解,大好的前途就这样随手扔了。只有那些做护士的同学支持我,现在我找到了护士之外的工作,她们都羡慕我,让我好好珍惜。

其实,我不怕脏、不怕累,只是发现做护士时间越长,心理问题、心理矛盾就越多。

我有很严重的"夜班恐惧症",每周至少有3个夜班,不管是上前半夜还是后半夜,上班之前的几个小时,我从来没有睡着过。比如今天是上后半夜的班,要晚上12点开始。一早上很早我就会醒,强迫自己闭上眼睛,告诉自己晚上要上班,这些暗示都于事无补,就是睡不着;白天睡不着还可以做点其他的事,晚上吃过晚饭后到上班之间的这段时间是最难熬的。明明知道上班不能睡,现在要多睡会,但是脑子就是想着还有几个小时我就要上班了,就要起床了,这种矛盾心理一直纠缠着我,任凭睡眠环境多好,我都是一直在床上翻来覆去,一直到上班。从我开始上夜班到离职,夜班前的几个小时我从来没有睡着过。后果就是,4年的时间我迅速的变老,双眼无神、大大的黑眼圈、脸色蜡黄。

大部分的护士都有"强迫症"。除了治疗时的"三查七对",一有空就会想自己刚做了什么,是怎么做的,有没有错误!从下班的那刻起,明明班已经交的很清楚,还是会不由自主地想今天有什么事情没做。有时候已经快睡着了,突然会想起来一件事,会赶紧拿起电话打到科里给当班护士。

"焦虑症"的情况也很普遍。举一个简单的例子,护士长规定24小时手机畅通,以避免如果出现意外情况需要加班找不到人的情况。所以逛街时,会把手机拿在手里,调到最大音量,因为担心如果放在包里听不到怎么办;一群人玩,不管谁的手机响,都会看看是不是自己的;晚上,躺在床上了,如果有电话,会立刻跳起来接听……

护士或轻或重都有"抑郁症"。我们经常面对的是饱受病痛折磨,病情变化莫测的患者,面对生死弥留、骨肉分离的悲惨场面,这些原本就让护士感到悲哀与压抑,但是我们不仅不能整理自己的情绪,还需要在这种情绪中完成自己的工作。更让我们担心的是,稍有风吹草动,就转化为矛头直指医护人员的一场战争! 长期在这种环境下工作,我们变得情绪低落,在患者与家属眼里就是冷漠。

护士所面临的各种心理问题不是一个孤立的现象,而是与护士的生活环境、工作压力、社会支持等有着密切的关系。当然也和护士的个性心理特征、个人行为动机有关。因此,请给我们理解,请给我们关爱,关爱的不仅是我们的身体,还有我们的心理,为护士创建一个良好的工作生活环境,让护士以健康的心态救护病人。

写一写

请写出你职业发展各个阶段的压力,寻找解决的策略。

(二)意象训练

1. 基本原理　通过想象轻松、愉快的情境(如大海、山水、瀑布、蓝天、白云等),达到身心放松、情绪舒畅的目的。意象训练的效果取决于想象的生动性和真实性,意象越清晰、生动,放松的效果就越明显。意象训练法不仅能消除疲劳,恢复精力,长时间坚持意象训练,还可以达到开发智能的效果。在进行意象训练时,你可以想象某一特定情境,也可以像旅游一样,从一个地方到另一个地方逐一想象,采取何种方式要看哪种情况更适合你。下面就通过语言引导来进行一次意象训练。

2. 基本做法　现在请你全身放松,闭上眼睛,静静地、悠闲地让你头脑中闪现的每一个念头,不要去理它,任它来去。站在高山云巅,仰望湛蓝的天空,显得那么高远,那么幽静,天空中,行云如流水又仿佛是一片片棉絮,从天际涌出,悠悠然从顶空飘过,又消逝在无尽的远处……你可以重复想象上面描述的情境,渐渐地,一闭上眼睛,你的头脑中便会显现出秋天的景色,一副动态的、有序的画面。如果你感觉到想象动态画面很吃力的话,也可以想象你所喜欢的静态画面,或是蓝天白云,或是青山绿水等等。如果你的想象能力很好,你就可以做下一步的训练,把想象从外界转向自身世界。想象自己站在或是坐在一朵金色的莲花上,周身金光四射,就像刚刚出升的太阳,照耀万物。这种训练方法你可以做几分钟、几十分钟或更长时间,能坚持不懈地进行训练,经过一段时间你会发现自己的身体素质、学习效率都会发生很大的变化。

(三)护士如何应对工作家庭冲突

在工作与家庭的冲突中,护士在时间上、精力和行为上的冲突都要明显大于其他职业女性。在这3种冲突中,无论是对于护士还是其他职业女性来说,行为冲突都是最大的,远大于时间和精力上的冲突。导致护士工作与家庭冲突的原因是多方面的:首先,护士的工作强度非常大,而且还要经常上夜班;其次,护士是一个高风险和高责任的职业,要求工作严谨认真,一丝不苟;再次,护士面对和服务的是一个非常特殊的人群——痛苦、焦虑或烦躁不安的病人。这就要求护士在工作中始终需要表现出足够的爱心和耐心。但即使这样,病人有时也会把对医生或医院的不满发泄到护士身上。

护士在家庭中的工作方式及效果与她们在单位的表现大不一样,这种行为上的冲突明显大于其他职业女性。比如护士对待家人的态度和耐心可能远不如对待病人；她们对丈夫和孩子的照顾可能不如对病人照顾得好。经研究发现，护士承担的家务明显少于其他职业女性。并不是因为护士懒于做家务，而主要是因为护士的工作性质、时间和精力影响了她们的家务承担。护理人员需要花费足够多的时间不断学习新的护理技术，以及先进的医疗仪器的使用方法；同时，护理人员经常需要面临突如其来的情况，不能准时下班。由于工作占用了太多时间，不能正常地参与家庭事务，影响了护理人员的家庭生活。工作时间长、工作强度和压力都很大，她们很难做到每天精疲力竭地回到家里后还会像在医院那样，相反，护士回家后更希望得到休息和别人的照顾。很多护士回到家后什么事情都不想做，所谓"在医院像条龙，回家像条虫"。这可能是导致护士行为冲突的最主要原因。

护士的工作压力大，工作与家庭的冲突也明显大于其他职业女性。这会引起护士角色履行和身体及心理等方面的问题，导致护士普遍存在抑郁和焦虑，出现较高程度的职业耗竭。有研究表明，护士的生活规律紊乱，业余生活单调，生活质量较低，社会支持不足，因此，现代护士需要社会和家庭更多的理解和支持。

小贴士

教你几招如何缓解压力

① 一次只担心一件事；② 每天集中精力几分钟；③ 说出或写出你的担忧来；④ 不管你有多忙碌，一定要锻炼；⑤ 享受按摩的乐趣；⑥ 放慢说话的速度；⑦ 不要太严肃；⑧ 不要让否定的声音围绕自己，而把自己逼疯；⑨ 让自己彻底放松一天；⑩ 至少记住今天发生的一件好事；⑪ 不要拿别人来折磨自己；⑫ 拥有健康的心态；⑬ 善待自己，善待他人；⑭ 善于放弃；⑮ 当求问心无愧；⑯ 多想开心的事

（四）护士减压文化

1. 运动解压法　沉默内向的人，是最容易被压力折磨出病来的人群，这类人适合通过运动解压，如果觉得这阵子心理状态不佳，可以去健身房办张卡，而"运动解压法"是最环保的也是最有效的舒缓压力的方式，尤其是带有搏击性质的运动（打沙袋），更是最安全环保的排解坏情绪和怒火的好办法，一场下来，你会发现，坏脾气烟消云散了。

2. 睡觉解压法　乐观实际的人，喜欢用睡觉来解压，不管三七二十一，先蒙头大睡一场，一觉醒来，会发现其实也没那么烦了。喜欢"睡觉解压法"的人主观性较强，很难听进别人的话，所以，他需要自我休养生息的方式去克服难题，而睡觉，则是这类人独特的放松方式。

3. 笑声解压法　还有些人喜欢用看喜剧片的方式排解压力，先让自己笑出来，最好是大笑，一旦笑神经被调动了，压力会随之释放，白天承受着工作的压力，晚上回到家，边休整边看上一段幽默小品，释放下坏心情，简单又方便。

4. 购物解压法　有些女性,喜欢使用购物解压法,用买东西来缓解坏情绪,每次发脾气过后,家里都多了若干有用没用的东西。这是最昂贵的解压方式,虽然疯狂购物之后,坏情绪是会有所缓解,但明天一觉醒来,发现钱包大幅缩水,说实话,下一轮压力,恐怕又要随之而来了!

5. 上网聊天　登录互联网,进入聊天室,向陌生人把自己内心的各种不良情绪,如苦闷、压抑、不安、愤怒、忧愁等,自由自在、毫无约束地抒发出来,宣泄出来;同时还能同其他网友交换看法,既得到别人的安慰,又理清了自己的思绪。

6. 外出旅行或户外活动　离开自己纷乱的情绪,一定要找到一片净土。不熟悉的环境和人群,容易刺激你的兴趣点,转移注意力,享受大自然的拥抱,在那里,呼吸、动作、心跳都放慢节奏,逐步让情绪平息。

总之,在日常护理工作中,面对这些来自外部环境或内心深处的重重压力,我们应以积极心态应对,选择适合自己的减压方式,学会自我调节,以缓解内心压力,使自己身心得到平衡。无论何时,对自己充满自信,对他人充满理解,对工作充满热情,对生活充满希望,就一定会保持身心健康,就一定会实现工作状态下的健康与快乐!

🌷 小贴士

21 字减压法

1 树理想。护士是一个崇高的职业,我们就是要以南丁格尔为榜样,向新时代的楷模学习,让我们的精神世界高尚起来,丰富起来。

2 强责任。我们每天和生命打交道,必须有强烈的责任心,认真对待每一个鲜活的生命。

3 懂感恩。病人是我们的衣食父母,我们的成长是在无数患者用生命支持下取得的,只要我们心中装着爱,时刻怀着一颗感恩的心去工作。我们累,但我们快乐着,幸福着。

4 会平衡。护士每天的生活都会遇到许多难题,也会有许多心理矛盾和冲突,应该在工作以外解决这些问题,不要受到个人问题的干扰,我们必须具备自我平衡的能力。

5 稳情绪。我们的镇定自如,才能带给病人以安静平和;我们充满自信,才能让病人给予我们信任;我们遇事不慌,处变不惊,才能换来患者的积极配合。

6 勤沟通。我们一定要和患者真诚地沟通。医和患本是同根生的兄弟,为了一个共同的目标——健康走到一起,我们有什么问题沟通不好呢?

7 会放松。只有休息好才能工作好,紧张的工作之余一定要学会放松,学会休息,不良情绪及时宣泄。如参加体育锻炼、飙歌、找人倾诉,甚至哭出来,发泄也是一种放松。

第十二章 职业情商——决定是否升迁

内容摘要

阐述职业情商的性质,提出职业情商的四项修炼,简述护士的情商及其重要作用,提出护士情商管理的建议。

◇ **认知目标**

1. 了解职业情商的含义与意义。

2. 了解护士情商的含义。

3. 理解护士情商的作用。

◇ **能力目标**

1. 熟悉提升职业情商的途径。

2. 掌握护士情商的管理。

3. 初步进行职业情商的四项训练。

◇ **情感目标**

初步体会护士职业情商,尝试建立职业情商。

读一读

职场青睐于高情商的员工

《不可思议的情商》作者为特拉维斯·布拉德伯利博士和吉恩·格里夫斯博士,两人多年来活跃在情商领域,书中的情商训练技巧和效果已得到了超过 50 万人的亲身验证。其中,作者根据真实案例,用大段篇幅讲述了情商在职场中的重要作用。

尽管社会对情绪和情商的关注越来越多,然而世界各地的人们在理解和管理情商方面表现出的能力赤字仍然让人触目惊心。在接受测试的人群中,只有 36％的人能准确及时地识别出自己的情绪。这意味着有 2/3 的人被自己的情绪所控制,既不擅长识别情绪,也不懂得对其加以利用。学校并没有教会我们如何察觉和理解自身情绪。我们身怀绝技进入职场,能读、能写、能在专业领域撰写报告,然而在遇到挑战性问题时,就可能缺乏管理情绪的技能。要想做出正确的决定,仅有教科书上的知识是不够的,还需要在关键时刻运用自我意识和情绪管理的技能。

绝大多数人在情绪的理解和管理上都存在问题。关于这一点,最有力的证据就是生活中承受的压力和人际交往中出现的矛盾冲突。超过七成的受调查者都不能很好地化解压力,在遇到工作上最棘手的问题时也显得手足无措。消极地逃避问题,或一味将事情夸大,这只会让职场的冲突进一步恶化。试想一下,客服人员一整天都得和满腹牢骚的顾客周旋协商,情商的重要性也就不言而喻了。

运用情商技能会给事业成就带来多大益处呢? 两个字:很多! 它们能让你在特定方向集中精力,从而收获显著成效。我们将情商和其他33项重要的职场素质并列在一起进行测试,发现其实33项中有很多技能都可并入情商技能之下,如时间统筹能力、内驱力、远见和沟通能力等。你可以运用情商从多方面提高业绩。情商技能是取得成功的一大要素,在所有类型的工作中,它在个人业绩主导因素中占了六成。在职场上,它是预测个人业绩最可靠的指标,也是推动领导力和个人素质提高的最强大的推动力。

在我们的研究对象中,超过九成的佼佼者都拥有骄人的情商技能。而相反,平庸之辈中仅有两成的人情商分数较高。这一研究发现适用于遍布世界各地、从事各行各业、站在各个岗位的人们。我们还没发现有哪类工作的业绩与情商毫无关系呢。

🌷 议一议

根据你生活、学习、工作的实践,谈谈你对情商的理解。

第一节　职业情商的性质

一、情商和职业情商

(一)情商

EQ(emotional quotient)是"情绪商数"的英文简称,代表的是一个人的情绪智力(emotional intelligence)的水平。情商是一个人自我情绪管理以及管理他人情绪的能力指数。情绪智力是由美国心理学博士丹尼尔·葛尔曼1995年在《情感智商》一书中提出的,包括两个部分:第一部分是要随时随地认识、理解并妥善管理好自身的情绪;第二部分是要随时随地认识、理解并妥善管理好他人的情绪。具体分解为五个方面。

🌷 小贴士

情商内容广泛,包括乐群性、稳定性、恃强性、兴奋性、有恒性、敢为性、敏感性、怀疑性、幻想性、世故性、忧虑性、实验性、独立性、自律性、紧张性,等等。情绪的类型:

① 正向的情绪与情感:高兴、感动、愉悦、安然、淡泊、爱慕、希望、稳定、平静、热情、善良、温和、幽默、感恩、宽容、悔悟、友好、果敢、乐观、谦逊、坚毅、自信、博爱、坦诚、守信,等等;

② 负向的情绪与情感:焦虑、愠怒、烦躁、恐惧、冷漠、嫉妒、怨恨、抑郁、多疑、急躁、悲观、沉闷、冲动、粗暴、蛮横、绝望、怯懦、伤感、忧虑、浮躁、狭隘、软弱、自卑、紧张,

等等。

1. 认识自身的情绪　认识情绪本质是情商的基石,这种随时随地认识感觉的能力,对了解自己非常重要。不了解自身真实感受的人势必沦为情绪的奴隶,反之,掌握情绪才能成为生活的主宰,面对各种抉择方能妥善处理。例如在恼怒时你能马上意识到自己的失态。因此,认识情绪的本质的能力是情商的基石。苏格拉底有一句名言:"人啊,你要认识自己!"孔子也有一句哲言:"知人者智,自知者明,胜人者力,自胜者强"。

2. 妥善管理自己的情绪　即能调控自己。尤其当坏心情不期而至时,能很快冷静下来,甚至从积极的视角重新审视。情绪管理必须建立在自我认知的基础上。如何自我安慰,摆脱焦虑、灰暗或不安,而这方面情绪匮乏的人常常与低落的情绪交战。调控自如的人,则能很快走出命运的低潮,重整旗鼓。妥善管理情绪,要努力做到操之在我,自己把握并影响情绪的变化,这样能够始终保持理智,避免感情用事。

🌷 读一读

你开着刚买来的新车子在马路上奔驰,突然,路旁冲出一个挥舞小手的男孩。你正要从那孩子的旁边通过。紧接着,你的车子轮胎下发出一声可怕的"哧喇"声。啊!你领悟到你的车子撞到石头上了。你急刹车,跳了下来,气哼哼地向那男孩狂奔过去。每走一步,你的怒火都在升温,到底该怎么处置这小子呢? 你思考着,是否要揪住他的脖子,把他拎到他父母面前去索赔呢? 当接近那男孩时,你的血液已近沸腾。那男孩泪水满面,站在那儿瑟瑟发抖,看着你,哀求道:"叔叔,请原谅,我想……不这样叔叔就不会停车。"接着,他指着深草丛中那个小小的影子说:"我弟弟受了重伤,我想请叔叔帮我一下忙。"这时,你的恼怒和亢奋会怎样变化呢? 可能的情况是,你越想越生气,甚至可能导致鲁莽行为。你也可以告诉自己:"这个孩子有爱心、有智慧",让自己冷静下来。

🌷 忆一忆

你在临床护理工作中,也曾经遇到过类似的情形吗?

3. 自我激励能力　在人生的旅途上,充满奔向目标的朝气和激情,即使道路坎坷也能披荆斩棘勇往直前。自我激励要求自我鞭策,对学习、生活和工作永葆高度热忱;要求自我约束,克制冲动和延迟满足。保持高度热忱是一切成就的动力。能够自我激励的人做任何事情都具有较高的效率。内心涌动着激情,方能坚持不懈并能高效地成就自己的事业。

🌷 读一读

乔丹在《乔丹传》中写道,当他在比赛之前坐在更衣室里时,常会默默地念叨。在最后还有半分钟的时间,他会闭上眼睛假想:假如最后还有 20 秒或者 15 秒,我们还落后对方一分,球在我们手里面,边线发球,这个球怎么发? 我跑到哪个位置? 队友怎么把球交给我? 我怎么运球? 我运几步? 到哪个地方急停? 那个防守运动员怎么被我甩开? 我怎么起来? 跳起来? 最后一秒钟我出手,球是怎么样的一个弧线? 然后,"扑通"进了,比赛结束了,我们赢了一分,全场都疯了,还跑上来和我拥抱,索要签名。

　　乔丹的这种假想其实就是自我激励。乔丹说:"有人问他'你为什么是这个世纪最伟大的球员'? 别的 NBA 球员只是一个优秀的球员,原因是什么呀?"他说:"因为我在更衣室里面幻想"。几乎所有的演员和运动员,都会做这种冥想式的自我激励,他虽然不是站起来大声喊:"我是最棒的,我是最棒的"。但是,他的内心甚至比这个想得更加的细致。为什么我是最棒的? 因为我看到了正面积极的东西,超长发挥了我的正能量,所以我一定是最棒的。

🌹 诵一诵

　　1. 山高人为峰。

　　2. 我能行!

　　3. 我最棒!

　　4. 我要成功!

　　5. 心有多大,舞台就有多大。

　　4. 认知他人的情绪　　这是与他人正常交往的基础。也就是说,能想人所想、忧人所忧。能否设身处地理解他人的情绪,这是了解他人需求和关怀他人的先决条件。对他人的感受熟视无睹,必然要付出代价。具有同情心的人能从细微的信息察觉他人的需求,进而根据他人的需求行事,就能得到他人的认可和欢迎。在人际交往中,认知他人的情绪并顺应他人的情绪起着至关重要的作用。换位思考、感情移入、操之在我是认知他人情绪的常用技巧。

🌹 诵一诵

　　1. 换位思考,理解万岁。

　　2. 情绪管控,操之在我。

　　3. 做情绪的主人,不做情绪的奴隶。

　　5. 人际关系的管理　　即领导和管理能力。人际关系管理是管理他人情绪的艺术。它要求人能在认知他人情绪的基础上,采取相应措施,与他人建立并维系良好关系。一个人的人缘、领导能力、人际关系和谐程度都与这项能力有关,充分掌握这项能力的人常常能成为社会上的佼佼者。

　　(二)职业情商

　　职业情商是情商的五个方面在职场中的具体表现:在职场上对自己和他人情绪的了解和把握,以及如何处理好职场中的人际关系;遇事是否能够理性认识,意志坚强;

做事是否易冲动,对环境的适应能力;是否能够了解并控制情感等。

一般而言,职业情商高的人表现为:在职场社交能力强,外向而愉快,不易陷入恐惧或伤感,对事业较投入;为人正直,富有同情心,情感生活较丰富但不逾矩,无论独处还是与众人在一起都能怡然自得,职场人际关系和谐;事业心强,团队意识强,工作成绩也好。因此,职业情商对一个人职业发展有很大作用。

读一读

认识自我情绪的四种方法

(1)情绪记录法:做一个自我情绪的有心人。你不妨抽出一至两天或一个星期,有意识地留意记录自己的情绪变化过程。可以以情绪类型、时间、地点、环境、人物、过程、原因、影响等项目为自己列一个情绪记录表,连续记录自己的情绪状况。看记录,谈感受。

(2)情绪反思法:你可以利用你的情绪记录表反思自己的情绪;也可以在一段情绪过程之后反思自己的情绪反应是否得当,为什么会有这样的情绪? 这种情绪的原因是什么? 有什么消极负面的影响? 今后应该如何消除类似情绪的发生? 如何控制类似不良情绪的蔓延?

(3)情绪恳谈法:与你的家人、同事、领导、朋友等恳谈,征求他们对你情绪管理的看法和意见,借助他人的眼光认识自己的情绪状况。

(4)情绪测试法:借助专业情绪测试软件工具,或咨询专业人士,获取有关自我情绪认知与管理的方法建议。

练一练

1. 自制情绪记录表,连续记录3周。
2. 反思自己的情绪,分析原因,寻找对策。

二、职业情商的意义

读一读

连休了六天,今天去上班。下班后,护士长找我谈话。

"最近有什么想法没有?""今天还好,没什么,等有想法的时候告诉你吧。"护士长笑答,"你坏呢,怎么没什么说的呢?"我觉得纳闷,真是没什么好说的,因为我是个直爽人,是有什么说什么的人。接着她说出了目的:我也在平日里暗暗地观察每个人,你很适合当责任护士,很有亲和力,唯一不足的就是爱在上班时发牢骚。我憋不住了答道:我不想把我的坏情绪带回家发泄到我家人的身上,这样会恶性循环,我生活、工作会更加糟糕。再说我的家人也不学医,不是很理解我的想法,我跟同事说说这些烦心事,说完也就没什么了,再说我也不是胡编乱造啊。她说你可以利用上班时到我这儿来发泄一下,哪怕5分钟也就够了。在她眼里,我应该很完美,不该和俗人一般的。太理想化了吧？我也是母亲,是女儿,是儿媳,是老婆啊,每天我上下班都是来也匆匆去也匆匆,也不住医院,根本没有时间接触到同事。上班时也是忙得喘不过气来,都是在手上边干活的时候边与好朋友聊聊,没影响到工作啊。她也知道从病人口中对我的好评可以证明这一切。

护士长,我真的不是圣人,我只是个护士而已,不要总想着让我充当什么角色,我已经很累了,希望能站在我的角度考虑问题。我会尽我所能的完美地完成我的工作,我真的太累了。

🌸 议一议

从情商视角,分析护士和护士长的职业情商状况,提出你的建议。

1. 职业情商是职场的通行证　身在职场,无论从事何种职业,身居何种职位,提高职业情商是个人职业发展的关键,这已成为决定职业发展的重要信条。一个人的知识、经验和技能等智力因素固然重要,但是,进入一个单位之后,影响和决定一个人职业发展的关键因素却是情商素质的高低。职业情商决定其他职业素质,影响整个职业生涯发展,是最重要的职业素质。研究表明,智商决定人生的 20%,情商则主宰人生的 80%。即俗话所说的"智商决定是否录用,情商决定是否升迁"。

2. 职业情商是从事某种职业必须具备的能力　职业情商是一种能力,职业情商是一种创造,职业情商又是一种技巧。境由心造,像由心生。如果你认为自己是幸福的,你就会找到无数的事实证明自己是幸福的;如果你认为自己是不幸的,你也会找到无数的事实证明自己是不幸的。你选择什么就会得到什么,你选择开心就会得到幸福,你选择不幸就会得到痛苦,你选择激情就会得到未来,因为激情创造未来。

🌸 测一测

情商的水平不像智力水平那样可用测验分数较准确地表示出来,它只能根据个人的综合表现进行判断。描述情商的词汇:独立性强、自信心强、性格开朗、豁达、坚持主张、适应性强、善于和人接触、友爱、善良、坚持不懈、尊重他人。偏见、天真、退缩、拒绝指令、寻求指令、理智型、本能型、刻苦型、知觉歪曲、乐观自信、情绪不成熟、目标不明确、崇尚理智、权威冲突、权威崇拜、爱发牢骚、孤独疏远、为人谦逊、自责、处罚、工作忧虑、控制力、陶醉敏感、死板僵化、高度敏感、尊重所有人的人权和人格尊严。

🌸 练一练

你的情商如何？你可能选择哪些词汇来描述你自己。

三、提高职业情商的途径

情商与智商不同,智商 70%～80%源于遗传基因,先天因素占主要方面;而情商的形成发展,主要是在一定的生活环境、教育熏陶及个人自觉的锻炼和修养中逐渐形成的。情商的培养比学习知识和一般能力更重要。

1. 学习是提高职业情商的有效途径　自古以来,人们把学习的经历划分为三个过程,来激励自己或他人。其中最有影响的当推清代王国维引用三句古词来形容成大学问人的三种境界。第一种境界是"昨夜西风凋碧树,独上高楼,望尽天涯路";第二种境界是"衣带渐宽终不悔,为伊消得人憔悴";第三种境界是"众里寻他千百度,蓦然回首,那人却在灯火阑珊处"。王国维归纳的三境界,第一境界为求学与立志之境,此为"知"之大境界。第二境界为"行"之境界,为实现远大理想而坚忍不拔。第三境界为"得"之境界,功到自然成。学习既能开阔人的视野,增长人的知识,提高人的智商,塑造人的性格,也能培养人的情商。

2. 加强道德修养是提高职业情商的根本　当代国际管理行业有句名言:"智力重于知识,素质重于智力,品质更重于素质"。职业情商既能反映一个人的道德情操水平,又能通过人的行为表现和修养作用于外部世界,感染和影响周围的人和环境。

3. 培养良好性格是提高职业情商的要素　培养自尊、自信、自觉、果断、善良、情绪稳定、心理健康、正确的人生观和价值观,保持良好的心态,保持人自身内心世界与外界环境的和谐统一。

第二节　职业情商修炼

读一读

《第六枚戒指》
——选自美国《读者文摘》

那是在美国经济大萧条时期,有一位姑娘好不容易才找到了一份在高级珠宝店当售货员的工作。在圣诞节的前一天,店里来了一个30岁左右的贫民顾客,他衣着破旧,满脸哀愁,用一种不可企及的目光,盯着那些高级首饰。

姑娘去接电话,一不小心把一个碟子碰翻,六枚精美绝伦的戒指落到地上。她慌忙去捡,却只捡到了5枚,第6枚戒指怎么也找不着,这时,她看到那个30岁左右的男子正向门口走去,顿时意识到戒指被他拿去了。当男子的手将要触及门把手时,她柔声叫到:

"对不起,先生!"

那男子转过身来,两人相视无言,足有几十秒。

"什么事?"男人问,脸上的肌肉在抽搐,再次问,"什么事?"

"先生,这是我头一回工作! 现在找个工作很难,想必您也深有体会,是不是?"姑娘神色黯然地说。

男子久久地审视着她,终于一丝微笑浮现在他的脸上。他说:"是的,确实如此。

但是我能肯定,你在这里会干得不错。我可以为你祝福吗?"他向前一步,把手伸给姑娘。

"谢谢你的祝福。"姑娘也伸出手,两只手紧紧握在一起,姑娘用十分柔和的声音说:"我也祝你好运!"

男子转过身,走向门口。姑娘目送他的背影消失在门外,转身走到柜台,把手中的第 6 枚戒指放回原处。

🌷 议一议

1. 故事对从事护理工作的你,有哪些积极意义?
2. 第六枚戒指失而复得,体现了姑娘的哪些职业情商?

作为现代的职场人士,首先要提升自己的职业情商,这不仅影响着职业生涯的发展,同时也会影响一个人的家庭生活、个人成长等诸多方面。职业情商是个人在职业上实现突破发展的关键因素,提高职业情商需要心态、思维、行为、习惯的四项修炼,改进和完善自己的职业情商素质,为自己的职业发展创造更多机遇和更大发展空间。

一、心态修炼

了解自己在工作中的情绪是为了控制自己的情绪,保持良好的工作心态。职业情商对职业情绪的要求就是保持积极的工作心态。什么样的工作心态算是积极心态呢?积极的工作心态表现在四个方面:

1. 工作信念要积极　对工作拥有强烈的自信心,秉持坚定的信念,相信自己的能力和价值,肯定自己,悦纳自己。只有抱着积极的信念工作的人,才会充分挖掘自己的潜能,为自己赢得更多的发展机遇和更大生存空间。

2. 工作态度要积极　积极的工作态度意味面对工作中遇到的问题,积极想办法解决问题,即为成功找方法而不是千方百计找借口。

3. 工作表现要积极　积极就意味着主动,即:① 主动发现问题;② 主动思考问题;③ 主动解决问题;④ 主动承担责任;⑤ 主动承担份外之事。五个主动是职场员工获得高职高薪的五大法宝。

4. 工作状态要积极　职业人工作状态是精神饱满、主动积极、热情投入、乐在其中、享受工作的成就感和幸福感。而把工作当成上班的人,谁见了他都是一副无精打采的面孔,说起话来有气无力,没有任何感情色彩。这样的人,永远得不到上级的赏识,也不会吸引他的同事的好感。

二、思维方式修炼

1. 培养积极的思维方式　积极的思维方式就是以开放的心态和多极思维去处理工作中的人和事,包括多向思维、发散思维、反向思维、横向思维、超前思维等。例如了解他人的情绪需要逆向思维,逆向思维的情商表现就是同理心思考或换位思考,要站在对方的角度看问题,理解对方的内心感受。例如,静脉输液没有一针见血,遭到患者投诉。可能在整个事件中,你几乎没有过错,但是,护士长还是批评你。这就是对于同样一件事情,由于看待问题的角度、高度、出发点等不同,必然出现不同的认识。

2. 学会掌控消极的情绪　掌控情绪就是掌握情绪和控制情绪两个层次的含义,而不是单纯的自我控制。因为控制情绪说起来容易,往往做起来很难,甚至遇到对自己情绪反应激烈的问题时,根本就忘了控制自己。要驾驭自己的情绪,还必须要从改变思维方式入手改变对事物的情绪,以积极的思维方式看待问题,使消极的情绪自动转化为积极的情绪,从而实现控制自己的情绪。

三、行为修炼

良好的工作心态和思维方式都要体现在工作行为上,对于自己的工作行为,必须遵循两条基本的行动准则。

1. 工作行为要以目标为导向　这就要求了解单位的目标,明确清晰的个人目标,促使单位目标和个人目标相结合,形成职业发展的合力,完成单位目标而实现个人目标,这是在职场实现个人职业发展的捷径。但是,在有些情况下个人的长期目标并不一定总是与你目前服务的单位目标相一致的,既然你在这个单位工作,你就要把一切经历变为有助于你个人职业发展的财富,你的个人阶段目标必须服从你的单位工作目标。

2. 工作行为要以结果为导向　以结果为导向就是要站在实现结果的角度去思考问题,站在完成成果的角度去衡量自己的工作。以结果为导向既是一种思维方法,又是一种行为习惯。只有以结果为导向就是要追求积极的结果,积极想办法去实现。如果面对一项工作,如果你还没有去做就首先认为自己"办不成",你的思维妨碍了自己能力的发挥,那么你就有可能真的办不成。

四、习惯修炼

改变不良习惯的关键,是突破自己的舒适区。一个人形成的习惯就是其舒适区,要改变不好的习惯就要突破自己的舒适区,要敢于为自己主动施加压力,努力突破自己的心理舒适区,培养出积极的职业化习惯。

1. 突破情绪舒适区　当病人误解你对你发火时,你也怒目相向。喜怒哀乐是人的情绪对外部刺激的本能反应,但是如果对消极的情绪不加以控制,发泄情绪的结局就是自己必须为之买单。在职场中应该绝对避免的消极情绪是抱怨和牢骚、不满和愤怒、怨恨或仇恨、嫉妒、恐惧失败、居功自傲等,这些都是影响个人职业发展的致命伤害。必须牢记:在工作场合我的情绪不完全属于我,我必须要控制自己的情绪! 我没办法控制别人的情绪,但我可以控制对别人情绪的反应。

2. 突破沟通舒适区　与人沟通要以对方为中心,实现同理心沟通,必须有意识改变自己习惯的自我为中心的沟通方式,学会积极倾听,正确地自我辩解,不能进行人身攻击和恶语相向,这是职场人际沟通中最应该避免的现象。

3. 突破交往舒适区　人们都习惯和自己脾气相投的人交往,所以无论在哪个单

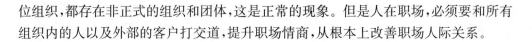

位组织,都存在非正式的组织和团体,这是正常的现象。但是人在职场,必须要和所有组织内的人以及外部的客户打交道,提升职场情商,从根本上改善职场人际关系。

🌸 **读一读**

<h3 style="text-align:center">天使:学会与自己干杯</h3>

　　时光像流水一样悄悄地从身边流失,转眼我已在护理岗位上工作了三年,我永远记得,第一次穿着洁白的白大褂,穿着漂亮的护士鞋,天使的翅膀化作燕尾帽戴在头上的那一幕,感觉护士这个职业是如此美丽而圣洁。那一刻的我兴奋不已,感觉自己就是天使。三年的时光,使我对所从事的工作有了更深地认识,我对我的职业无怨无悔。无论春夏秋冬,无论暑九寒天,无论白天黑夜,无论疲劳辛苦,我们都对每一位患者微笑,因为我们对这个神圣职业抱有希望。

　　我们工作成年累月警惕地重复着不变的"游戏规则":"三查七对",不厌其烦地重复着一遍又一遍早已烂熟于心的程序,那是为了让每一位患者少一点伤害,多一点放心。每当他人还在酣然入睡的时候,我们却在守护着病人的平安。生与死在搏斗,夜与昼在交替,我们从黑夜忙到天亮,为的是带给病人一点平安。尽管超负荷的工作使我们的身体疲惫,我们想着的仍然是病人的需要;当面对许多渴求健康的目光,我们用鼓励的眼神传递力量,用温暖的手传递亲情,当病人健康地走出医院,似乎所有的累和疲惫都化为乌有。

　　我们是普普通通的人,做着平凡而又伟大的工作。工作中的累、工作中的苦、工作中的委屈,已让我们学会与自己干杯。没有人看见天使值班后的憔悴,更没有人听说天使受了委屈想喝醉,以为我们心胸开阔不要安慰。其实,我们已经学会与自己干杯,点燃心中的热情融化伤悲,天使已逐渐习惯自己擦泪,挥洒笑容勇敢面对! 为我们的付出干杯,为人们的健康干杯,为我们崇高而神圣的事业干杯!

🌸 **议一议**

　　短文反映了护士哪些方面的良好习惯?

<h2 style="text-align:center">第三节　护士的情商及其管理</h2>

🌸 **读一读**

　　那是一个深冬的早晨,在一个犹太社区健身房外的走廊里,一个两岁的男孩突然大发脾气:他一下子趴到地下,又哭又闹,两脚乱踢,两手乱抓。当母亲的看到此景,一句话也不说,放下手里的包袱,先蹲下来,再坐下,后来索性全身趴在地上,使她的头和儿子的头成了一个水平线,两个人的鼻子也碰到了一起。走廊里来来往往的人很多,大家都很小心地不去打扰他们,不去注意他们。他们两个趴在地下,也都旁若无人。最后,孩子脸上的愤怒慢慢消失,显露出平静,哭叫声变成了耳语,终于把哭红的小脸靠在地板上,他的妈妈也同样把自己的脸靠在地板上。他们又这样待了两三分钟,最后孩子站了起来,母亲也站了起来。母亲拿起丢下的包袱,向孩子伸出手来。孩子抓住了母亲的手,两人一起走过了长长的走廊,到了停车场。母亲打开车门,把孩子抱上车,扣好座椅,亲了一下孩子的额头。孩子的情绪已经变得非常安稳甜蜜。而在这整个过程中,当母亲的居然没有说一句话。

🌸 **议一议**

找出母亲非语言移情的表现,分析母亲所展示出的情商。

一、护士的情商——移情

🌸 **读一读**

遇上善感的人,或有一个善感的朋友,是一份福气。对方不需要富有、品位高尚或是知识广博,最好便是那善感的智慧,可遇不可求。

当他知道您远途归来,带点戾气的时候,会说:"很累了吧,先休息一下,别先忙看电邮,洗个澡再回电话。"而不是问:"为什么您总要令自己那么累?"

当他知道您跟别人生离死别,哭肿了眼睛,会坐下来说:"很想他吧? 要不要多哭一会?"而不是问:"为什么您不能从积极一点的角度去看问题? 为什么不想想,他现在在天堂里十分轻松快乐?"

当他知道您需要一个可以倚靠的肩膀、聆听的耳朵时,会腾出时间来,陪您走几圈,替您总结一下语无伦次的说话内容,而不是在您来电的时候几次打断您的话,不断地接他那边的 waiting call。

善感的人不会看轻您的需要,因为他清楚记得自己相同的遭遇,知道什么是人生的关口。他们甚至会帮您去记忆,在您面临抉择的时候,提醒您曾经有过的感受、受过的伤害或耻辱、欢乐或荣誉,让您记起什么对您来说才最重要。善感的人毋须据理力争、面红耳赤,只需要静坐在旁边,与您用同样的节奏呼吸。

🌸 **议一议**

根据短文提供的信息,请回忆你所经历的某个事件,分享移情的愉悦。

那么,什么是移情呢?

(一)移情的性质

1. **移情的含义**　移情(empathy)一词,中文有多种译法,如"神入"、"同感"、"共感"、"共情"、"投情"、"同理心"、"感情移入"等。按照罗杰斯的观点,移情是体验别人内心世界,就好像那是自己的内心世界一样的能力。

移情就是用别人的眼光来观察世界,或者称"感同身受"、"换位思考"。尽管移情与同情这两个词经常被互用,但它们的含义是完全不同的。同情是对他人的关心、担忧和怜悯,是个人对他人困境的自我感情的表现,而移情是从他人的角度去感受、理解他人的感情,是分享他人的感情而不是表达自我情感。

2. **移情过程**　包括三个步骤:① 感受到对方的情感(感同身受)——移情的感觉。② 运用语言和非语言表达出对对方的情感和状况的理解——表达移情(理解万岁)。③ 让对方感受到对其理解——对方感觉到移情(心领神会)。

🌷 **读一读**

一位商人,外出时看到一个铅笔推销员,衣衫褴褛,生意冷清。商人顿生一股怜悯之情,不假思索地将十元钱塞进卖铅笔人的手中,然后头也不回地走开了。走了没几步,他忽然觉得这样做不妥,于是连忙返回来,从推销员手中取出几支铅笔,并抱歉地解释说自己忘了取笔,希望不要介意。最后,他郑重地说:"您和我一样,都是商人。"

一年之后,在一个商贾云集的社交场合,一位西装革履、风度翩翩的推销商迎上这位商人,不无感激地自我介绍:"您可能早就忘记了我,而我也不知道您的名字,但我永远不会忘记您。您就是那位重新给了我自尊与自信的人。我一直觉得自己是个推销铅笔的乞丐,直到您亲口对我说,您和我一样都是商人为止。"

🌷 **练一练**

请分析并标注出短文所反映的移情步骤。

3. **移情的重要意义**　移情是人际沟通过程中最重要的同时也是最复杂的变量,是人与人取得理解的首要前提,在有效的人际沟通中发挥着重要作用。没有移情,人际沟通将缺少其基本的性质——理解。

🌷 **说一说**

1. 举例说明移情与家庭幸福、社会和谐、身心健康等关联性。

2. 具体说明移情对一名女性的重要性。例如:贤妻良母是对女性的角色要求,善解人意是对护士的职业要求。

(二)理解万岁

为什么人与人之间难以理解?为什么人们呐喊:"理解万岁"!因为理解自己容易,理解别人太难。因为他们分属于贫穷与富有、得意与失意、热恋与失恋、健康与顽疾、男人与女人,他们处境不同,他们不是"同是天涯沦落人",他们的感觉永远是"妹妹坐船头,哥哥岸上走"。他们没有我们那种百米冲刺后的你心跳快,我脉搏快;你失恋,我也失恋;你下岗,我也失业的感同身受。他们是站着说话腰不疼,经常会说"你怎么能这样呢?""要是我的话?"诸如此类的话语。

理解是和谐社会的主旋律。被人理解是幸福的,理解别人是快乐的。理解是天堂,不理解是地狱。"理解万岁"告诉人们:万事都要考虑一下对方,社会要理解个人,个人也要理解社会;领导要理解群众,群众也要理解上司;父母要理解自己的子女,子女也要理解自己的父母;学生要理解老师,老师也要理解学生;丈夫的要理解自己的妻子,妻子也要理解自己的丈夫;等等。

📖 读一读

料事如神

在波斯的一所学校里,老师在教一位孩子时遇到了不少麻烦。"念 A。"(在波斯文里念"阿里夫")老师教道。但那孩子抬起头来摇了摇,咬紧嘴唇不出声。老师耐着性子和气地说:"你是个好孩子,请跟我念 A,这对你没什么害处。"可那孩子照旧不开口,只用空空的眼神望着他。老师发火了,大喊:"念 A",可那孩子嘴里只是发出"嗯嗯"的声音。老师没办法了,只好找来这孩子的父亲,两人一起求这孩子念 A。最后孩子屈服了,从他嘴里发出了一个清清楚楚的 A 字。老师被这成功所鼓舞,说:"太好了,现在念 B。"可那孩子却火了,用他的小拳头敲着课桌喊道:"够了! 我就知道念了 A 会有什么事。我念了 A 你就会让我念 B,然后我就得背整个字母表,还得学读和写,后面还有算术题要做。这就是为什么我不愿意念 A!"

📖 想一想

1. 在学习、生活、工作中,你能理解哪些人?哪些人能理解你?请写下并记住他们的姓名。

2. 举例说明造成争吵、战争等根源与理解的关系。

3. 男人说活得累,女人发誓:下辈子再也不做女人。其实换位思考,就会有全新的说法。

渴望别人理解的人,首先要理解别人。理解是双向的。只要你善解人意,自然也能得到别人的理解。让我来理解你吧! ——应该成为发自人们心底的呼声! 因此,理解不能以自我为中心,一切只考虑自己、自我封闭、过分的心理防卫,经常会做出与他人不合作的行为来,这类人一般不会理解他人。理解要有宽广的胸怀。理解不仅是"推己及人"和"己所不欲勿施于人",而且需要宽容的境界。

📖 读一读

美国著名作家欧·亨利曾写过一个故事,描述了患者与强盗的幽默言行。

一天晚上,一个人正躺在床上。突然一个蒙面大汉跳进阳台,几步就来到床边,他手中拿着一把手枪,对床上的人厉声说道:"举起手! 起来,把你的钱都拿出来!"躺在床上的人哭丧着脸说:"我患了十分严重的风湿病,尤其是手臂疼痛难忍,哪里举得起来啊!"那强盗听了一愣,口气马上变了:"哎! 老哥! 我也有风湿病。可是比你的病轻多了。你得这种病多长时间了,都吃什么药呢?"躺在床上的人把水杨酸钠到各类激素药都说了一遍。强盗说:"水杨酸钠不是好药,那是医生骗钱的药,吃了它不见好也不见坏。"两人热烈讨论起来,尤其对一些骗钱的药物看法颇为一致。两人越谈越热乎,强盗早已在不知不觉中坐在床上,并扶患者坐了起来。

强盗突然发现自己还拿着手枪,面对手无缚鸡之力的患者十分尴尬,赶紧偷偷地放进衣袋之中。为了弥补自己的歉意,强盗问道:"有什么需要帮忙吗?"患者说:"咱们有缘分,我那边的酒柜里有酒和酒杯,你拿来,庆祝一下咱俩的相识。"强盗说:"干脆咱俩到外边酒馆喝个痛快,怎样?"患者苦着脸说:"可是我手臂太疼了,穿不上外衣。"强盗说:"我能帮忙。"强盗替他穿戴整齐,扶着他向酒馆走去。刚出门,患者忽然大叫:"噢,我还没带钱呢!"强盗说:"我请客。"

议一议

为什么患者与强盗能够成为朋友?

(三)移情表达

语言和非语言都能表明移情。比如,坐在飞机上,当飞机起飞,孩子面色紧张,喊"我怕。""你没有必要害怕,爸爸在你的旁边领着你,你不要担心。"这类说教是完全不对的。相反,你应伸出手,攥住孩子的小手,把身子靠近他,耳语道:"我明白你现在的心情。"同样道理,你也可以对失恋、考试失利的人表达移情。

读一读

移情表达实例

下面的场景 A 女士对 J 女士表示出移情。A 和 J 都是某办公室的职员。J 因抄写错误使单位利益受损,老板严厉批评。下面的对话是发生在 J 受批评之后。

对话:

(1)J:他的话让我觉得自己太笨了、太无能了(表露自己的情感)。

(2)A:是的,我能理解你。他以前也这样对我吼过(A 透露出一个类似的经历,以寻找共同点。她因此表示出对 J 的理解)。

(3)J:我真不敢想象你也会有这样的体会。你是很自信的(J 想从 A 那里得到证实,她也有如此经历)。

(4)A:不完全这样,我只是不愿让别人知道我的感情。他对我这么叫嚷后,我回家就哭了(A 直接予以回答,并且再次寻找出一个共同的经历)。

(5)J:我想,我如果今天再听到他的话,也会受不了而大哭一场的(感情上的分忧解愁达到了感情上的平等,从而出现了移情)。

(6)A:我觉得,与一位朋友谈谈心,气就会消去,然后再独自一个人想想(A 直接回答,并在回答中描述了类似的经历)。

(7)J:我真担心会被开除(J 自我暴露)。

(8)A:不会的,他知道你是个好职员,你总是那么的认真,并拍拍 J 的肩膀,对之微笑(A给予肯定回答以示安慰,还用身体接触和微笑等非语言信息加以补充)。

(9)J:谢谢你,A,我现在已经觉得好多了。

练一练

请模仿实例,就某一事件展示你的移情。

（四）不同水平移情理解

水平一:没有理解,没有指导。反应是一个问题、否认、安慰或建议。

水平二:没有理解,有些指导。只注重收集信息内容,而忽略了情感。

水平三:理解存在,没有指导。对内容也对意义或情感都作出了反应。

水平四:既有理解,又有指导。作出情感反应,并指出不足。

水平五:理解、指导和行动都有。既具备水平四的内容,也提供了行动措施。

事例:

"我多次尝试和她沟通,可根本不行,她对我太恶劣了。"

水平一:我相信将来总会行得通的。【安慰和否认】

为什么你们两个不能相处?【问题】

水平二:你和她的相处现在挺困难。

水平三:你试着与她相处,但不成功,因而感到沮丧。

水平四:你似乎无法接近她,所以感到沮丧。你想让她对你好一些。

水平五:你似乎无法接近她,所以感到沮丧,你想让她对你好一些。你可以采取这样一个步骤,即向她表达出你的这种情感。

练一练

1. 请尝试对下岗无助、失恋绝望、绝症患者、学习痛苦的人,予以移情表达。

2. 请说说哪些职业更需要移情的能力?

3. 请设置这样的场景:丈夫喝醉了酒,很晚回家敲门,你作为妻子开门迎接。A"成天就知道喝酒,喝得人不像人、鬼不像鬼的,还知道回来,下次你就死在外面喝吧,干脆别回来!"B"老公,我知道你,人在江湖,身不由己! 你咋就不爱惜自己的身体的呢!? 醉酒伤身,小心肝!"

（五）操之在我

1. 操之在我的含义 自己情绪的控制完全在于自己,完全把握自己的情绪,超级主动,使得自己的情绪不会被别人所左右。

2. 操之在我的特点 仁爱、友谊、忠厚、热情、自信、独立、乐天、勇敢、负责、积极、开放、前进;广交朋友、接受变化、追求发展、热爱生命、相信自己、不甘心命运、接受他人、接受现实、理解事物和他人、寻求和谐、推动变化、面对未知认真思考、适应变化、承认相对真理等等。

3. 受制于人的一般特点　偏见、嫉妒、孤独、冷漠、自卑、胆怯、依赖、懒惰、少交朋友、封闭、抵制变化、固守信条、宿命论、忽视个体价值、拒绝他人、敌对现实、"绝对真理"理念、拒绝变化中的真理,等等。

4. 受制于人与操之在我的思考方式对比　水因时而变,山因势而变,人因思而变。有了操之在我的思维,你就会变得积极、乐观、向上、开朗、愉快。

二、情商在护理工作中的重要性

国内外研究证实,护理人员的情商分数与病人的满意度有着密切的联系。马克思说:"一种良好的心情,比 10 剂良药更能解除生理上的疲惫和痛楚。"

(一)情商与护理职业

国内外很多研究表明,护理工作与公众的健康和生命质量的有关指标相关联。护理作为一门与人的生命健康密切相关的专业,需要护士不仅要有一定的专业知识技术和能力,更重要的是应该尊重人、关爱人。护理人员的情感是救死扶伤的特殊职业决定的,这就要求护士以一种健康的心理素质、积极向上的情绪对待病人,要用热心、爱心、耐心、责任心对待病人;护理工作属于高情感职业,高情商是护理职业要求,也是护士必备的心理素质。

(二)情商与护理模式

责任制整体护理模式将人视为生理、心理、社会、精神、文化的统一整体,更加注意病人的情绪与感受,注重调动其主观能动性,积极参与配合护理活动,这就要求护士密切观察病人,主动发现病人的问题,提供切实有效的护理服。情商的特质就是护士开展以病人为中心的优质护理服务,将高情商渗透护理程序的全过程。

(三)情商与护士人文关怀能力

关怀是护理的核心概念和中心任务。人文关怀是指关心人的精神问题,注重自我与他人的精神发展。护士作为人文关怀的主体,其人文关怀的能力正是情商能力的印证。

(四)情商与护患关系

1. 高情商可以改善护患关系　情商直接影响护士与他人建立良好的人际关系。护患关系需要的是感情上的交流,是相互间理解和支持。建立良好的护患关系,除护理人员技术上的因素外,护患间良好的心理环境,也有举足轻重的作用。因为在这种良好的心理环境中,一切的护理活动,便可以有效实施,而良好的护理心理环境又依赖于护理人员良好的情商。

2. 高情商可以促进病人早日康复　护士作为医疗工作重要参与者,其稳重、积极、乐观的情绪对病人的康复和心理健康有着十分重要的影响。

3. 情商可以提升护理服务质量　护士在临床工作中,其情商影响护患沟通,直接影响护理质量。虽然提高服务质量可以通过提高技术,改善护理环境去实现,但最关键的是护士情感上的转变,要真正做到关心病人,尊重病人,理解病人,主动热情地为病人服务,这些都需要护士的高情商。

三、护士情商的管理

职业情商在职场中的具体表现:在职场上对自己和他人情绪的了解和把握,以及如何处理好职场中的人际关系;遇事是否能够理性认识,意志坚强;做事是否易冲动,对环境的适应能力;是否能够了解并控制情感等。

（一）情商管理的四种能力

情绪智能界定为对情绪的自觉力、知道力、运用力、摆脱力,涵盖了自我情绪的控制调整能力、对人的亲和力、社会适应能力、人际关系的处理能力、对挫折的承受能力、自我了解程度以及对他人的理解与宽容,等等。

1. 自觉力　知道自己正处于某种情绪理解力。

2. 知道力　知道自己的信念、价值观系统中的哪个部分受到冒犯——就是该情绪出现的原因。

3. 运用力　知道该情绪能为自己做什么,并且运用它提升自己。

4. 摆脱力　若知道该情绪不能为自己做到理想的效果,能够把自己带去另一个更有效的情绪状态。

（二）情商管理的三个方面

一般而言,职业情商高的人表现为:在职场社交能力强,外向而愉快,不易陷入恐惧或伤感,对事业较投入;为人正直,富有同情心,情感生活较丰富但不逾距,无论独处还是与众人在一起都能怡然自得,职场人际关系和谐;事业心强,团队意识强,工作成绩也好。

1. 体察自己的情绪　也就是说,时时提醒自己注意:"我现在的情绪是什么?"例如:当你因为朋友约会迟到而对他冷言冷语,问问自己:"我为什么会这样做? 我现在有什么感觉? 如果你察觉已对朋友三番两次的迟到感到生气,就可以对自己的生气做更好的处理。有许多人认为人不应该有负面情绪",所以不肯承认自己有负面的情绪,要知道,人一定会有情绪的,压抑情绪反而带来更不好的结果,学着体察自己的情绪,是情绪管理的第一步。

2. 适当表达自己的情绪　再以朋友约会迟到的例子来看,你之所以生气可能是因为他让你担心了,在这种情况下,你可以婉转地告诉他:"你过了约定的时间还没有到,我好担心你在路上发生意外。"试着把"我好担心"的感觉传达给他,让他了解他的迟到会带给你什么感受。

什么是不适当的表达? 例如:你指责他:"每次约会都迟到,你为什么都不考虑我的感受?"当你指责对方时,也会引起他负面的情绪,他会变成一只刺猬,忙着防御外来的攻击,没有办法站在你的立场为你着想,他的反应可能是:"路上塞车嘛! 有什么办法,你以为我不想准时吗?"如此一来,两人开始吵架,别提什么愉快的约会了。如何"适当表达"情绪是一门艺术,需要用心的体会、揣摩,更重要的是,要确实运用在生活中。

3. 以适宜的方式缓解情绪　缓解情绪的方法很多,有些人会痛哭一场、有些人找三五好友诉苦一番、另一些人会逛街、听音乐、散步或逼自己做别的事情以免老想起不愉快,比较糟糕的方式是喝酒、开快车,甚至自杀。要提醒各位的是,缓解情绪的目的在于给自己一个理清想法的机会,让自己好过一点,也让自己更有能量去面对未来。如果缓解情绪的方式只是暂时逃避痛苦,而后需承受更多的痛苦,这便不是一个合适的方式。有了不舒服的感觉,要勇敢地面对,仔细想想,为什么这样难过、生气? 我可以怎么做,将来才不会再重蹈覆辙? 怎么做可以降低我的不愉快? 这么做会不会带来更大的伤害? 根据这几个角度去选择适合自己且能有效缓解情绪的方式,你就能夠控制情绪,而不是让情绪来控制你!

测一测

每道题选择答案:"是"、"也许"、"否"。

1. 你是否知道自己生气时的表情和动作?

2. 你是否知道自己高兴时的表情和动作?

3. 你是否能把自己烦恼的情绪用言语清楚地表达出来?

4. 你是否能很快地察觉到自己在生气?

5. 你是否能分辨兴奋和愉快两种情绪的不同?

6. 你是否能清楚区别自己高兴的情绪有好几种程度?

7. 你是否能察觉自己对别人的情绪表达并不适当?

8. 你是否能以言语向别人表达,自己的心情是悲伤,还是忧伤?

9. 你是否能以适当的表情或动作来表达自己的喜怒哀乐等情绪?

10. 你是否了解自己的情绪状况?

11. 你是否能从别人的表情上察觉到他的情绪?

12. 你是否能从别人的肢体动作上察觉到他的情绪?

13. 你是否能从别人的话语中知道他的情绪状况?

14. 你是否能了解别人说话的内涵、想法和感受?

15. 你是否能把别人说话内涵的想法和感受表达出来?

16. 你是否能接纳别人的想法,虽然自己不同意他的观点?

17. 当别人述说苦恼时,你是否能感同身受?

18. 你是否能设身处地从他人的角度来了解他的作为?

19. 你的好朋友是否会说你很了解他?

20. 你是否觉得自己很能体会别人的心情?

21. 你是否觉得自己是善于表达情感的人？

说明：分值："是"3分、"也许"2分、"否"1分。

（1）50～63分，优秀。具备很好的情绪表达与评估能力，了解自我，能有效地察觉及区分自己的情感。

（2）35～49分，良好。具备较好的情绪表达与评估能力，只是有时或有些情绪不是那么肯定了解，多去体察自己的情感状态。

（3）21～34分，不够理想。情绪表达与评估能力有待加强，多观察自己和别人的语言和非语言行为。

第十三章　职业伦理——护士伦理准则与伦理实践

内容摘要

　　简述伦理的相关概念,阐述护理准则的基本内涵与指导思想,提出建构中国特色的护理准则的设想,举例说明国内外护理伦理建设的实践,并对部分伦理案例进行解析。

◇ **认知目标**

　　1. 识记伦理的相关概念。

　　2. 认识职业伦理内涵。

　　3. 了解建构职业伦理的指导思想。

◇ **能力目标**

　　1. 熟悉中国护士伦理准则建构。

　　2. 尝试对部分伦理案例进行解析。

◇ **情感目标**

　　初步建立护士的职业伦理。

读一读

　　某医院儿科收治一名高热患儿,经医生初诊"发热待查,不排除脑炎"。急诊值班护士凭多年经验,对患儿仔细观察,发现精神越来越差;末梢循环不好,伴有谵语,但患儿颈部不强直。于是,护士又详细询问家长,怀疑是中毒性菌痢。经肛门指诊大便化验,证实为菌痢,值班护士便及时报告给医生。经医护密切配合抢救,患儿得救。

练一练

　　请对护士的行为作伦理分析。

第一节　护士伦理准则及其建构

一、与伦理的相关概念

(一)与《护士伦理准则》建构相关的 3 组概念

1. 伦理与道德　"伦理"与"道德"是伦理学或道德哲学中的两个核心概念,既有相通之处,都是指人们处理相互关系时所应遵循的行为准则,也有明显区别——道德是伦理学的研究客体,"伦理"是"道德"的上位概念。但是,"伦理"与"道德"通常容易被混用。"伦理"偏向于人伦原理、价值哲学,主要指行为的具体原则,所表述的是社会规范的性质,是"你必须应该"。"道德"偏向于个人品德、行为实践,主要指应当达到的善的目标,或指用来评价善的标准,所表达的是一种精神或最高原则,是"你最好应该"。作为规范功能,伦理具有普遍性,道德具有独特性;伦理是应然性的社会关系,道德是应当如何地规范。可以说,个体道德的社会化谓之伦理,社会伦理的个体化即道德。

2. 守则与准则 守则是国家机关、社会团体、企事业单位为维护公共利益和工作秩序,向所属成员发布的行为准则和道德规范。守则的内容通常比较原则,如《护士守则》、《高等学校学生守则》,不过多地涉及具体事项和方法、措施。就适用对象而言,准则不仅适用于个体行为,而且适用于群体行为;守则只适用于个体。就内容的侧重点而言,准则侧重于职业道德、行为方式、行为目标及其评价标准,而守则侧重于纪律方面的要求。就作用而言,准则要求人们具备良好的职业道德、职业素养,强调行为方式及行为效果;守则要求人们对待本职有积极的态度、良好的作风,强调纪律意识。

3. 规范与准则 从原始人的道德规范到现代人的道德规范,大体可以概括为图腾、禁忌、礼仪、风俗、箴言、准则、义务、责任等几种主要的表现形式。除此以外,还有规范、誓词、宣言、守则等。例如:《国际护士伦理准则》、《21世纪中国护士伦理准则草案》、《公民道德规范》、《南丁格尔誓词》、《中国医师宣言》、《美国护士伦理守则》等。

"规范"的含义是:① "标准、法式。" ② "模范、典范"(《辞海》1989年版)。护士道德规范是对护理人员在护理活动中所应遵循的行为准则,从"模范、典范"意义上来说,是倡导性、宣扬性要求,是一个上位目标;"准则"只是"法式、标准"(《辞海》1989年版)。那么,《护士伦理准则》的"准则"的含义就是根本的、主要的标准,是对护理人员在护理活动中所应遵循的行为准则的最低要求,是一个底线目标。究其本质,一切道德规范都是一种准则,而命名《护士伦理准则》彰显了对护士道德的高标准和严要求。

二、护士伦理准则基本内涵与指导思想

(一)《护士伦理准则》基本内涵

护理道德基本原则、护理道德规范、护理道德范畴构成了《护理伦理准则》的完整体系。

1. 护理道德基本原则 是调节护理人员在护理实践中各种人际关系所应遵循的根本原则,对所有的道德规范和道德范畴具有指导作用,是衡量护理人员道德品质和

道德行为的最高标准。护理道德基本原则是：防病治病，救死扶伤，实行社会主义的医学人道主义，全心全意为人民健康服务。因此，所有的护理道德规范和护理道德范畴都要贯彻和体现护理道德基本原则的要求。

2. 护理道德规范　是护理人员道德行为和道德关系普遍规律的反映，是护理人员依靠内心信念、社会舆论和传统习惯来调整护理人员与病人、社会以及护理人员之间道德关系的行为准则。其基本内容包括，护理态度：一视同仁，和蔼可亲；护理工作：尽职尽责，一丝不苟；护理技术：刻苦钻研，精益求精；工作作风：正派严谨，廉洁奉公；言行举止：慎言守密，庄重可信；护际关系：互相尊重，团结协作。护理道德规范是护理道德基本原则以及护理道德范畴的载体，是护理道德基本原则的具体体现。

3. 护理道德范畴　是反映最本质、最重要、最普遍的护理道德关系的概念。其主要内容包括情感、义务、良心、功利、公正等。护理道德范畴体现护理道德基本原则和护理道德规范的要求，也是护理道德基本原则和护理道德规范的内化。

(二)中国《护士伦理准则》建构的指导思想

1. 指导性与约束性相结合，科学性和导向性相生辉　构建中国《护士伦理准则》，强调以先进的护理理论和科学的伦理原则为指导，贯彻指导性与约束性相结合的原则。即《护士伦理准则》的建构，必须符合护理工作的职业特点和内在规律，内容简明扼要，是非界限清楚，突出对护理行为的伦理原则指导，给护理人员更大的职业道德判断空间，发挥护理人员的伦理决策能力，凸显伦理的价值导向作用，体现伦理是自律与他律之间的律法，是来自于道德但又不是道德的觉悟，是来自于法律又不是法律的强迫。例如在护士职业道德中如何充分地展现护士大爱无疆、慎独为魂的职业操守。

2. 道德原则与道德规范结合，整体指向与具体操作融通　护理伦理原则是构建护理道德规范的最根本、最一般的道德依据，贯穿于护理道德体系的始终。邱仁宗教授认为，护理伦理的原则是"有利、尊重、公正、互助"。全国护理伦理学专业委员会认为，护理伦理的原则是"尊重、不伤害、有利、公正"。道德原则着重于从护理理念和职业价值方面对护士的执业行为进行引导，强调伦理原则的导向作用，应对复杂多变的临床护理实践，弥补道德规范的列举不穷尽性，注重护士在执业中的伦理决策能力。道德规范主要是列举可为和不可为的具体行为，强调道德规范的可操作性。两者有机结合，既具有整体的指向性，又有具体的操作性；护理伦理的基本原则，是护士伦理准则的灵魂。道德原则导向守护护士的内心世界和护理灵魂，道德规范要求界定护士的行为是否可为和不可为。

3. 特色与惯例兼顾，力求与国际接轨　《护士伦理准则》的建构，立足于中国护理实践，充分体现中国护理特色。同时，借鉴国际护士(伦理)准则，架构中国《护士伦理准则》,体现与国际接轨。即在基本概念、框架结构、具体内容、表达方式等方面,《护士伦理准则》既要在保持中国特色的前提下,遵循中华民族的思维习惯、语言表达、理解方式,体现中国《护士伦理准则》的国际化、民族性、时代性、先进性特征,又要在一些基本概念和技术方法上力求与国际先进的护理理论和临床护理标准接轨。

4. 法治与德治相兼备,共同规范护理行为 在护士的行为规范中,国家制定了《护士条例》,中华护理学会制订了《护士守则》,这些法规对于确保护士履行职责、保证护理质量起到了很好的外部强制作用。但是,仅依靠国家和主管部门颁布的相关的法规规范护士的行为是不够的,必须制定《护士伦理准则》,规范护士在执业过程中所应保持的职业领域所要求的职业理念、价值标准和行为规范。制定和颁布《护士伦理准则》,建立护士的道德行为规范体系,与《护士条例》、《护士守则》等法规相衔接,实现从依法治护到以德兴护的历史转变,这对于护理事业的和谐健康发展有着不可或缺的作用。

三、中国特色的护士伦理准则的建构

作为21世纪中国《护士伦理准则》,必须符合一般准则的逻辑,必须遵守一般准则的语言规范,尤其应该体现护理伦理原则并且反映护理伦理范畴的完整体系,必须体现与时俱进的时代特色、中国特色以及护理职业特色。

(一)借鉴国内外科学先进的伦理成果

1. 继承中国传统护理道德的精髓,吸收现当代护理伦理的研究成果 战国时期的《黄帝内经》标志着中国医学护理道德体系的确立,把尊重人的生命价值作为医学的基本原则。清代喻昌《医门法律》,首次提出了医德核心思想:"医,仁术也。"1988年12月15日卫生部颁布了"医务人员医德规范及实施方法"。21世纪初,彭美慈、曾熙媛、王春生等护理精英采用特尔非法撰写《21世纪中国护士伦理准则草案》(以下简称《草案》),并在中华护理杂志全文发表。近期,全国护理伦理学专业委员会先后14稿拟就《中国护士伦理(守则)或(规范)》(讨论稿),并准备在全国护理伦理专业委员会年会暨《中国护士伦理守则》专题论坛上探索架构《中国护士伦理准则》。《护士守则》、《中国执业药师职业道德准则》、《中国医师宣言》等国内相关的研究成果相继出台,为构建《护士伦理准则》奠定了坚实基础。

2. 汲取世界护理伦理的精华,建设中国特色的《护士伦理准则》 自20世纪50年代护理道德发展进入了现代阶段,以条约、宣言、条例等形式制定了一系列的护德规范。1948年国际医学大会以《希波克拉底誓词》为基础,制定并发表了《日内瓦宣言》,并把它作为医务界人士共同遵循的守则;1953年国际护士会议拟订了《护理伦理学国际法》;1976年美国护士会制定了《护士章程》,一系列的文件表明护理道德的研究已经向规范化、法律化迈进。1985年美国护士学会修订《护士伦理守则》。1953年国际护士会(ICN)通过了首部《国际护士伦理准则》,2005年完成最新的修订版。分前言

与准则两大部分,护士与人、护士与护理实践、护士与专业发展、护士与合作者四个方面规定护士的伦理准则。国际护理伦理的相关文献,为构建中国《护士伦理准则》拓展了国际视野。

(二)建构中国《护士伦理准则》模式

1. 命名　　回顾国内外职业道德规范的命名,可以为我们建构中国《护士伦理准则》的命名提供借鉴和参考。1988 年卫生部命名《医务人员医德规范》,彭美慈、曾熙媛、王春生等命名《21 世纪中国护士伦理准则草案》,全国护理伦理学专业委员会命名《中国护士伦理(守则)或(规范)》,中华护理学会命名《护士守则》,1985 年美国护士学会命名《护士伦理守则》,1953 年国际护士会命名《国际护士伦理准则》。从国际惯例看,从"伦理"视角考量的较多;从中国文化背景审视,以"道德"切入点较多,如《中国执业药师职业道德准则》等都以《行业+职业道德规范》命名。因此,命名《护士伦理准则》,其理由如下:① "中国"的国家属性,作为对国内的行业道德规范可以省略,例如中华护理学会发布的《护士守则》;② 既然护士已经表示行业或职业,那么如果再以"护士职业道德"命名就有重复之嫌;③ 为了与《护士守则》相区别。因为有作者认为,护士守则(Code of Nurses)又称为护士伦理守则(Code of Ethics),是对护理专业伦理的规范及纲要的概括,是有关护理职业道德、价值观念和专业标准的正式声明,是所有护士从业时应遵循的道德规范和行为准则,是职业道德最简明的表达。

2. 结构体例　　纵观国内外有关道德规范的体例,基本上包括两种:① 誓言(宣言、誓词)形式,庄严神圣。例如:《希波克拉底誓言》、《中国医师宣言》;② 条文形式,简明通俗。例如:《21 世纪中国护士伦理准则草案》、《护士守则》、美国护士学会的《护士伦理守则》等。

3. 基本内容　　《护士伦理准则》的基本内容应该包括:护士职业道德理想、护士职业道德基本原则、护士职业道德规范,共同构成护士的道德境界、道德精神、道德风范有机组成的和谐美好的职业画卷。

(1)拓展和深化《护士条例》和《护士守则》的伦理内涵。《护士条例》第十八条:"护士应当尊重、关心、爱护患者,保护患者的隐私。"《护士守则》相关的道德内涵:护士应当奉行救死扶伤的人道主义精神,一视同仁,尊重患者,为患者提供医学照顾,工作严谨、慎独,团结协作,等等。

(2)挖掘中国护理的伦理内核。《护士伦理准则》必须体现护士职业特点对伦理的本质要求和时代特征,"爱"和"奉献"是贯穿其中的核心和灵魂。例如:人道待患、全心服务、仁爱为本、安全护理、优质服务、团结协作、一视同仁、慎独为魂、终身学习等都应作为伦理内涵的核心概念。"人道待患、全心服务"是护士职业道德的基本原则,也是护士职业的崇高理想。"人道待患"是护士职业的内在要求,护士必须职业本能地去理解患者,关心患者,尊重患者。"仁爱为本"揭示护理是关怀照顾的艺术,关怀照顾是护理的灵魂。"安全护理、优质服务"是护士的天职。护士必须一视同仁、精益求精为患者提供优质服务。

4. 呈现方式　《护士伦理准则》无论是采用誓言式还是条目式,都必须做到:简明扼要,条目清晰,层次分明,逻辑严谨;语言凝练,易懂易记,朗朗上口。例如:《公民道德建设实施纲要》提出的"爱国守法,明礼诚信,团结友善,勤俭自强,敬业奉献"的 20 字基本道德规范就为我们提供了范例。

第二节　护士伦理实践

一、国内外护理伦理建设实践

（一）国际护理学会护士守则（1973 年）

护士的基本任务有四方面:增进健康,预防疾病,恢复健康和减轻痛苦。

全人类都需要护理工作。护理从本质上说就是尊重人的生命,尊重人的尊严和尊重人的权利。不论国籍、种族、信仰、肤色、年龄、性别、政治或社会地位,一律不受限制。

护士对个人、家庭和社会提供卫生服务,并与有关的群体进行协作。

护士与人:护士的主要任务是向那些要求护理的人负责。

护士作护理时,要尊重个人的信仰、价值观和风俗习惯。

护士掌握由于病人对她信任而提供的情况,要注意保密。

护士与临床实践:护士个人执行的任务就是护理实践,必须坚持学习,做一个称职的护士。

护士要在特殊情况下仍保持高标准护理。

护士在接受或代行一项任务时,必须对自己的资格作出判断。

护士在作为一种职业力量起作用时,个人行动必须时刻保持能反映职业荣誉的标准。

护士与社会:护士们要和其他公民一起分担任务,发起并支持满足公众的卫生和社会需要的行动。护士与其共事的成员:护士在护理及其他方面,应与共事的成员保持合作共事关系。

当护理工作受到共事成员或任何其他人威胁的时候,护士要采取适当措施保卫个人。

护士与职业:在护理工作与护理教育中心,在决定或补充某些理想的标准时,护士起主要作用。

在培养职业知识核心方面,护士起积极作用。

护士通过职业社团，参与建立和保持护理工作中公平的社会和经济方面的工作条件。

（二）护士守则

第一条　护士应当奉行救死扶伤的人道主义精神，履行保护生命、减轻痛苦、增进健康的专业职责。

第二条　护士应当对患者一视同仁，尊重患者，维护患者的健康权益。

第三条　护士应当为患者提供医学照顾，协助完成诊疗计划，开展健康指导，提供心理支持。

第四条　护士应当履行岗位职责，工作严谨、慎独，对个人护理判断及执业行为负责。

第五条　护士应当关心爱护患者，保护患者的隐私。

第六条　护士发现患者的生命安全受到威胁时，应当积极采取保护措施。

第七条　护士应当积极参与公共卫生和健康促进活动，参与突发事件时的医疗救护。

第八条　护士应当加强学习，提高执业能力，适应医学科学和护理专业的发展。

第九条　护士应当积极加入护理专业团体，参与促进护理专业发展的活动。

第十条　护士应当与其他医务工作者建立良好关系，密切配合、团结协作。

（三）护士职业道德规范

1. 热爱本职、忠于职守，对工作极端负责，对患者极端热忱。

2. 满足病人生理、心理、安全、求和、爱美的需要，使之处于最佳心理状态。

3. 尊重病人权利，平等待人，做病人利益的忠实维护者。

4. 审慎守密，不泄露医疗秘密和病人的隐私。

5. 求实进取，对技术精益求精。

6. 对同事以诚相待，互敬互让，通力合作。

7. 举止端庄，文明礼貌，遵纪守章，助人为乐。

8. 廉洁奉公，不接受病人馈赠，不言过其实，不弄虚作假。

9. 爱护公物，勤俭节约。

10. 以奉献为本，自尊自爱，自信自强。

（四）21世纪中国护士伦理准则草案

一、通则

1. 人类对护理工作的需求是普遍的，护士工作服务于人生命的全过程。

2. 护士提供护理服务应建基于尊重人的生命、权利和尊严，提高生存质量。

3. 护士对服务对象实施护理应不受限于种族、国籍、信仰、年龄、性别、政治或社会地位，对之均一视同仁。

4. 护士的基本职责是促进健康,预防疾病,协助康复和减轻患病带来的痛苦。

5. 护士应按服务对象个人。家庭及社区的需要,与医务及社会人士共同合作,提供健康服务。

二、尊重生命,提高生存质量

6. 护士的主要任务应是照顾需要护理的人,及推广基层健康教育。

7. 执行护理工作时,护士应确保护理对象安全。

8. 护士应提供符合护理对象及其亲友需要的护理、指导与咨询。

9. 护士应尊重濒临死亡者的意愿,帮助其安详及有尊严地离世。

三、尊重人的权利和尊严

10. 护士应尊重个人的信仰、价值观和风俗习惯。

11. 护士应保密和审慎地运用有关护理对象的一切资讯。

12. 护士应尊重护理对象及其亲友的意愿,鼓励和协助他们计划和实施护理。

13. 护士应采取适当行动,积极维护护理对象的权利和尊严。

14. 护士应诚信自重,推己及人。

四、洞察社会需求,群策群力,共建健康社群

15. 护士应肩负普及卫生保健知识的责任,促进及改善医学教育,搜集整理有关社群健康方面的知识。

16. 护士应与社会大众共负倡导和支持全民健康的责任,为实现"人人享有卫生保健"而努力。

17. 护士应与社会大众共策良谋,善用卫生资源,以达最佳的经济效益。

五、精益求精,确保优质护理

18. 执行职务时,护士应以科研结果为依据,实事求是,为护理对象谋福利。

19. 护士应灵活地运用和积极地改善现有资源,以提供最佳的护理服务。

20. 护士应运用专业的判断能力以接受任务和适当地将任务授予他人。

21. 护士应肩负促进护理科研发展的任务,积极开拓及提高护理技能。

二、护理伦理案例解析

读一读

南丁格尔誓言

余谨以至诚,于上帝及公众面前宣誓:

终身纯洁,忠贞职守,

尽力提高护理专业标准,

勿为有损之事,

勿取服或故用有害之药,

慎守病人及家务之秘密,

竭诚协助医师之诊治，

务谋病者之福利。

南丁格尔谨誓

（一）护理伦理问题

护理人员在护理实践和护理科研中碰到的对错、好坏、该不该等方面的伦理问题，具体包括：应该做什么？什么事情有义务去做，什么事情不能去做，什么事情可以做也可以不做？应该如何做？

1. 问题类型　护理伦理问题可能因下列情况而产生：① 因利益冲突而提出的伦理问题。② 因道德义务冲突而引起的伦理问题。有时护理人员履行一种义务必然会影响到对另一种义务的履行。③ 因道德概念差异而产生的伦理问题。不同的文化、意识形态、宗教之间难免会产生不同的非曲直观和道德观。这些观念之间甚至是不相容的，在逻辑上相互排斥。例如，在天主教国家人工流产是伦理上不允许的，但在尊重个人选择的国家，人工流产就是伦理上允许的。

2. 问题表现　① 护理实践引发的伦理问题；② 护理科研中的伦理问题；③ 医学高科技应用于临床时碰到的护理伦理难题；④ 护理人员的医德医风问题；⑤ 护理伦理审查。

在护理实践中，识别护理伦理问题，借助护理伦理学原理和分析方法去分析和解决这些伦理难题。

（二）案例解析示例

案例1

一护士在急诊值班时，接诊一浑身严重外伤的中年妇女。该中年妇女是被一男子送来的。此妇女的头部出血较多，但尚未昏迷。护士接诊后找来了大夫，大夫处理完后，给护士下了输液的医嘱。护士在做治疗时问了一句："家属来了吗？"患者说此男子是她丈夫。护士问是如何被伤成这样的，妇女欲言又止，看了看那名男子后流露出极大的恐慌，便闭上眼睛不说话了。经夜间观察，护士可以确定患者没有生命危险，很快就可以离开急诊室出院了。但护士心中总是有一块阴影，不知如何办是好。

案例说明的是什么问题？这个护士心中的阴影是什么？

分析线索：护士觉得自己应该做点什么来帮助这位女患者。案例中的事实是患者可能是被其丈夫暴力伤害，涉及到的关系是护患关系、护士和患者家属之间的关系、护士作为一般的社会公民的角色。

案例中的伦理问题是，护士是否应该提醒妇女用法律的武器保护自己，护士是否应该向院里的保安部门或当地派出所报案，护士这样做是否会影响患者的家庭等。

本案例中问题的决定者是护士。影响护士做决定的价值观是护士如何看待家庭暴力这一社会问题，如何看待作为护士自身的义务和自身同时作为公民的义务。

护士可能的决定是不管这事——这又不是我份内的事情。于是，便以"不作为"的方式结束了护患关系。

护士还有可能采取的其他决定是告诉妇女，若是发生家庭暴力，可以找有关部门解决。或者是给妇女一些资料，资料上有关于这些问题的解决途径的提示。也可以直接通过妇女的病历记录上的电话，几天后在询问病情恢复如何的同时，传递一种自己的担心和希望对她提供帮助的信息。

具体采取什么行动，作为你自己，可通过伦理学原则和理论的分析后决定。若本着为了病人的利益和作为公民的社会责任，即从义务论出发，可以采取"作为"的方式，即便在护患关系结束之后，也可以传递对患者的关心。若从功利论出发，即是否采取某个方案要看其后果如何，而不管这是否是我的义务，若告诉患者拿起法律的武器保护自己，将给此妇女带来更大的家庭暴力，或给自己带来不必要的麻烦，那么护士可能采取不介入此事的行动方案。

本案例还说明了护理道德与法律的关系问题，其中的微妙之处在于，是否帮助患者提请法律援助，这并不是一个公民的基本法律义务，即法律上并没有要求作为公民的任何人要对疑是家庭暴力的案件予以举报。但从伦理学上说，对处于危险之中的人提供道义上的帮助是应该的。

案例 2

护士长带领一位临床见习的学生给患者取静脉血化验，虽然护士长事先给学生讲解了静脉穿刺的要领，但是临阵时学生仍有些紧张。实习生第一针未能穿刺进入血管，第二针又将血管刺破，因此双手有些哆嗦。实习生心想："不取出血来绝不罢休!"于是镇定一下又要穿刺第三针。此时，护士长将针要了回来，并说："你考虑过病人的痛苦没有?"实习生带着一股怒气离去。护士长一针取出血来，并对病人说："对不起，让您受苦了!"病人却不以为然地说："没有关系，培养学生也是应尽的义务。"片刻，实习生又返回，并羞愧地对病人说："我是实习生，由于技术不熟练给您带来了痛苦，请您原谅!"病人却严肃地说："有点痛苦算不了什么，不过要记住:你们服务的对象是人，不是标本!"实习生点了点头。然后，病人又说："好了，不要紧张! 我仍然支持你们的实习，技术会慢慢熟练的，我相信你将来会成为一名优秀护士。"实习生连声说："谢谢。谢谢!"而后离去．

请对该案例中实习生护士长和病人的行为进行伦理分析。

伦理分析

1. 实习生给病人静脉取血两次未成功，但由于虚荣心而不顾及病人的痛苦，把病人当成"活标本"，欲再次取血，虽经护士长提醒也未醒悟，反而不服气离去。说明实习生缺乏基本的同情感。后来，实习生良心发现，对自己的行为内疚而主动地去向病人道歉，这是认识上的转变，也是值得欢迎的。

2. 护士长体谅病人的痛苦，严格要求学生，这是责任心的体现。

3. 病人密切配合学生实习，履行了培养医生的社会义务，并且不计较个人的痛苦以诚挚的态度教育、鼓励和信任学生，都是高尚道德的表现。

（三）案例分析

案例 1

某医院内科病房，治疗护士误将甲床病人的青霉素注射给乙床，而将乙床病人的庆大霉素注射给甲床病人。当她发现后，心理十分矛盾和紧张，并对乙床病人进行严密观察而没有发现青霉素过敏反应。该护士原想把此事隐瞒下去，但反复思虑还是报告给护士长，同时做了自我检查。

请对治疗护士的行为进行伦理分析，并说明应否告诉病人真相。

案例 2

患儿王某，男，3 岁。因误服 5ml 的炉甘石洗剂到某医院急诊。急诊医生准备用 20％硫酸镁 20ml 导泻，但将口服误写成静脉注射。治疗护士拿到处方心想："25％硫酸镁能静脉注射吗？似乎不能，但又拿不准。"又想："反正是医嘱，执行医嘱是护士的职责。"于是，将 25％硫酸镁 20ml 给患儿静脉注射，致使患儿死于高血镁的呼吸麻痹。

请问：患儿死于高血镁的呼吸麻痹是如何造成的？护士违背了哪些护患关系道德规范？她又是如何理解医护关系的？

案例 3

一位年轻的未婚妇女因子宫出血过多而住院，她主诉子宫出血与她的月经有关，而且去年发生过几次。一位正在妇科实习的医学生和她关系融洽，在一次聊天时谈及病情，病人说："你能为我绝对保密吗？"在医学生保证为她保密的前提下她说怀孕了，自己服了流产药物后造成出血不止。此时，医学生面临以下选择：

（1）遵守自己的承诺，为病人保密并且不告诉任何人；

（2）向她保证为其守密，然后告诉指导医生全部实情，但要求指导医生不要让病人知道是谁告诉的；

（3）不能为她保密，给她解释如果医生不了解病人真情，就不能适当治疗，这样会发生危险。

请问：你遇到这种情况怎么办？理由是什么？

案例 4

叶先生，47 岁，已婚，有一子。因车祸严重受伤而住进 ICU。车祸发生时，他目睹妻子当场死亡，坐在后座的儿子只受到轻伤。他住在 ICU 已有 10 周之久，左腿已行膝上截肢，全身数个器官的功能已经发生衰竭，目前正使用呼吸机。他意识清醒，能以纸笔交谈，主诉疼痛非常厉害，一再问医护人员他是否会死？是不是已无好转希望？他认为没理由继续与死神搏斗，想及早结束他的痛苦，希望你帮他请求医生以大量麻醉剂解脱他的痛苦,也要求你关掉呼吸机电源。他并说如果你愿意,请你握住他的手,由他自行拔除气管插管,让他及早脱离苦海。他一再强调他已没有活下去的价值,也不想再活下去。请问:

(1) 对上述情况,如果你是他的护士,你会怎么处理?

(2) 你认为护士是否应该协助病人达成结束生命的目的?

(3) 为解除他的痛苦,有没有其他更好的方法?

(4) 对这个病人的处理,你将如何应用"自主"、"行善"和"不伤害原则"?

第十四章 职业法规——天使的守护神

> **内容摘要**
>
> 简述护理法的性质,阐述护士的权利和义务,关注护士依法执业的相关问题,论述护理法律问题及其如何防范。

◇ **认知目标**

　　1. 了解护理法内涵与类型。

　　2. 了解护士权利与义务。

　　3. 理解护理法的意义。

◇ **能力目标**

　　1. 识别护理法律责任等相关概念。

　　2. 熟悉护理法律问题。

　　3. 防范护理法律问题。

◇ **情感目标**

　　1. 初步建立护理法制意识。

　　2. 培养护理的法制观念。

读一读

　　患者小花,女,24 岁,在丈夫陪同下到某大学医院妇科就诊,在妇产科医生赵某的安排下,患者按照要求做好准备躺在检查床上,等待检查,这时,医生叫进来20 多名身穿白大褂的男女围在床前,小花非常的紧张和难堪,稍微镇静后,她要求医生让他们出去。医生说,没关系,他们都是实习生,并要求小花躺好,不然没法检查。接着医生一边触摸小花的身体,一边向学生介绍各部位名称、症状等,期间还听到有实习生的笑声。检查讲解过程持续了约五六分钟。

　　事后,气愤难平的小花和丈夫决定用法律手段维护自己的合法权益。向当地人民法院提起诉讼,诉该医院及当事医生侵犯其隐私权,要求赔礼道歉,并赔偿精神损失费1 万元。

议一议

　　1. 该医生的行为是否侵害了患者的隐私权? 医院是否承担责任?

　　2. 患者的隐私权如何保护?

第一节　护理法的性质

一、护理法的内涵和范畴

（一）护理法的内涵

法是国有制定或认可的、以国家强制力保证实施的，在其统辖范围内对其所有社会成员具有约束力的行为规范。行为规范有多种，包括法律、政策、纪律、道德和契约规范等，但这些行为规范并不具有同等的地位和效力。法的主要特征为社会共同性、强制性、公正性、稳定性。

护理法是指由国家制定的、用以规定护理活动（如护理教育、护理管理、护理科研、护理服务）及调整这些活动而产生的各种社会关系的法律规范的总称。

（二）护理法范畴

主要包括：① 由国家主管部门按立法程序制定的法律、法令。② 各级政府或地方主管当局根据卫生法制定的法规。③ 各级政府授权各专业团体制定的法规。④ 护理专业团体自行制定的有关会员资格的认可标准和护理实践的规定、章程、条例等。⑤ 其他。有关其他部门制定的法律，如教育法、劳动法等。

1. 医疗卫生管理法律　指全国人民代表大会及其常务委员会制定、以国家主席令颁布的有关医疗卫生管理的法律，如《中华人民共和国传染病防治法》、《中华人民共和国药品管理法》、《中华人民共和国献血法》、《中华人民共和国执业医师法》以及《中华人民共和国母婴保健法》等。

2. 医疗卫生行政法规　指国务院制定并以总理令形式颁布的有关医疗卫生管理的各种条例、办法，如上述法律的实施细则或办法以及《医疗机构管理条例》、《麻醉药品管理办法》、《医疗用毒性药品管理办法》和《医疗事故处理条例》等。

3. 部门规章　指卫生部制定并以部长令形式颁布，或卫生部和有关部（委、局、办）联合制定发布的有关医疗卫生管理的法规性文件，如《中华人民共和国护士管理办法》、《消毒管理办法》、《医疗机构管理条例实施细则》以及《医疗事故处理条例》配套文件中的《医疗事故技术鉴定暂行办法》、《医疗事故分级标准（试行）》等。

4. 诊疗护理规范、常规　根据上述法律、法规、部门规章的基本原则，依据医学、护理学科学原理，在对长期医疗护理实践进行总结、归纳的基础上，制定的用于指导、规范医疗护理行为的各种标准、规范、制度、指南的总称，包括广义、狭义两类。广义的诊疗护理规范、常规由卫生行政部门或全国性行业协（学）会制定并发布，在全国范围内适用，全国医务人员须共同严格遵守、认真执行，如《医院消毒供应室验收标准》、《医院感染管理规范（试行）》、《医院感染诊断标准》等。狭义的诊疗护理规范、常规不能违背法律、法规、规章以及广义规范、常规规定的基本原则,可以根据本单位情况作进一步具体规定,如根据《医院感染管理规范(试行)》的规定,制定本单位的实施细则等。一般情况下,法律、法规、规章以及广义规范、常规的制定相对滞后,医疗机构应根据本单位新业务、新技术开展情况,及时制定和完善诊疗护理规范、常规。

🌹 **小贴士**

护理立法的历史与概况

护理立法始于 20 世纪初。1919 年英国率先颁布《英国护理法》;1921 年荷兰颁布护理法;1947 年国际护士委员会发表了一系列护理立法专著;1953 年 WHO 发表了第一份有关护理立法的研究报告;1968 年国际护士委员会制定了护理立法史上划时代的文件《系统制定护理法规的参考指导大纲》;1994 年我国《中华人民共和国护士管理方法》;2008 年我国《护士条例》。

《中华人民共和国护士管理办法》1994 年 1 月 1 日实施;《护士守则》2008 年 5 月12 日实施。《护士条例》2008 年 1 月 23 日国务院第 206 次常务会议通过,并于 2008年 5 月 12 日开始实施。包括:总则、执业注册、权利和义务、医疗卫生机构的职责、法律责任和附则 6 个部分。护士条例特点:① 明确了政府在护理管理中要加强宏观监督管理。② 对医疗机构提出了具体要求。③ 凸显维护护士的合法权益。④ 强化了护士的权利和义务。⑤ 调整了护理执业规则,护士执业操作必须遵循的行为规范。⑥ 明确了法律责任,《条例》从卫生行政机关、医疗机构、护士和他人侵犯护士权益等层面来分别规定各自的违规责任。

二、护理法的意义

随着科学的发展、社会的进步以及人民法律观念的日益增强,运用法律武器保护自己的正当权益已逐渐成为人们的共识,这就要求护理工作者必须增强法律意识,规范护理行为,同时也要学会用法律维护病人的利益和争取自己的合法权益,确保护理安全。

1. 促使护理管理法制化,保障护理安全　通过护理立法,使护理人员的地位、作用和职责范围有了法律依据,护士在行使护理工作的权利、义务、职责时,可最大限度地受到法律的保护、国家的支持、人民的尊重,任何人都不可随意侵犯和剥夺。

2. 促进护理教育及护理学科的发展　护理法集中最先进的法律思想及护理观念,为护理专业人才的培养和护理活动的开展制定了法制化的规范及标准,使护理工作中有时难以分辨的正确与错误,合法与非法等,在法律的规范下得到统一。促进了护理专业向现代化、专业化、科学化、标准化的方向发展。

3. 促进护理人员不断学习和接受培训　护理法规定的护士资格、注册、执业范围等,是不可变更的,以法律的手段促进护理人员不断学习和更新知识,从而促进护理专业的整体发展。这就从法律、制度上保证了护理人员必须不断接受继续护理学教育的权利与义务,使其在知识和技能上持续不断的获得学习和提高,对于护理质量的保证、

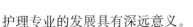

护理专业的发展具有深远意义。

4. 有利于维护患者及所有服务对象的正当权益　明确哪些工作自己可以独立执行,哪些工作必须有医嘱或在医师的指导下进行,以防止法律纠纷,有利于维护病人和一切护理对象的正当权益。

第二节　护士权利和义务

读一读

来自卫生部的统计数字表明,全国由于医患纠纷引发的冲击医院等恶性事件,2002 年有 5 000 多起,2004 年上升到 8 000 多起,2006 年则将近 10 000 起。2008 年,在太原召开的一个关于医疗纠纷全国性的内部会议上披露,全国医疗纠纷每年发生达百万起,并以 100% 的速度增长。

2012 年 3 月 24 日,"丁香园"发布了一则《中国大陆近年恶性医患冲突案例简编》,该网站通过网络检索,从媒体公开报道中梳理出了从 2000 年至 2009 年 7 月的124 起恶性医患冲突案例。据丁香园网站不完全统计,光从砍杀医务人员事件看,仅2011 年,全国就发生了 10 起血案。2012 年上半年又发生了 3 起。

媒体惊呼:中国医生已成为最危险职业;中国成为全世界医生遭杀害最多的国家。

悟一悟

作为护士,我们应该如何在这种护理执业环境下工作?

我们知道,权利与义务是相互依存、不为分割的整体。没有无权利的义务,也没有无义务的权利。

一、护士权利

（一）法律赋予的护士权利

护士的职业权利包括保障护士的工资、福利待遇;护理工作的职业卫生防护;职称晋升和参加学术活动的权利;教育和参加培训的权利;执业知情权、建议权;护士的其他职业权利等。这些权利分别有护士条例(以下简称条例)予以具体规定。

1. 享有获得物质报酬的权利　条例第十二条规定,护士执业,有按照国家有关规定获取工资报酬、享受福利待遇、参加社会保险的权利。任何单位或者个人不得克扣护士工资,降低或者取消护士福利等待遇。

2. 享有安全执业的权利　条例第十三条规定,护士执业,有获得与其所从事的护理工作相适应的卫生防护、医疗保健服务的权利。从事直接接触有毒有害物质、有感染传染病危险工作的护士,有依照有关法律、行政法规的规定接受职业健康监护的权利;患职业病的,有依照有关法律、行政法规的规定获得赔偿的权利。

3. 享有学习、培训的权利　条例第十四条规定，护士有按照国家有关规定获得与本人业务能力和学术水平相应的专业技术职务、职称的权利；有参加专业培训、从事学术研究和交流、参加行业协会和专业学术团体的权利。

4. 享有获得履行职责相关的权利　条例第十五条规定，护士有获得疾病诊疗、护理相关信息的权利和其他与履行护理职责相关的权利，可以对医疗卫生机构和卫生主管部门的工作提出意见和建议。

5. 享有获得表彰、奖励的权利　条例第六条规定，国务院有关部门对在护理工作中做出杰出贡献的护士，应当授予全国卫生系统先进工作者荣誉称号或者颁发白求恩奖章，受到表彰、奖励的护士享受省部级劳动模范、先进工作者待遇；对长期从事护理工作的护士应当颁发荣誉证书。具体办法由国务院有关部门制定。

6. 享有人格尊严和人身安全不受侵犯的权利　条例第三十三条规定，扰乱医疗秩序，阻碍护士依法开展执业活动，侮辱、威胁、殴打护士，或有其他侵犯护士合法权益行为的，由公安机关依照治安管理处罚法的规定给予处罚；构成犯罪的，依法追究刑事责任。

这表明，如果护士在正常执业过程中遭到侮辱甚至殴打，有关肇事者将被追究刑事责任。这将使那些以各种理由来迁怒于护士的违法犯罪行为得到有效制止，使侵犯护士人格尊严和人身安全的违法犯罪者受到应有的惩罚。

🌷 小贴士

对于医护人员的人身权利保护，《医疗事故处理条例》第五十九条也规定，以医疗事故为由，寻衅滋事、抢夺病历资料，扰乱医疗机构正常医疗秩序和医疗事故技术鉴定工作，依照刑法关于扰乱社会秩序罪的规定，依法追究刑事责任；尚不够刑事处罚的，依法给予治安管理处罚。

（二）为保障护士权利，医院应当承担的责任

1. 按照卫生部的要求配备护士　条例规定，医疗卫生机构配备护士的数量不得低于卫生部规定的护士配备标准。条例施行前，尚未达到护士配备标准的医疗卫生机构，应当按照卫生部规定的实施步骤，自条例施行之日起 3 年内达到护士配备标准。

2. 保障护士合法权益　包括应当为护士提供卫生防护用品，并采取有效的卫生防护措施和医疗保健措施；应当执行国家有关工资、福利待遇等规定，按照国家有关规定为在本机构从事护理工作的护士足额缴纳社会保险费用；对在艰苦边远地区工作，或者从事直接接触有毒有害物质、有感染传染病危险工作的护士，所在医疗卫生机构应当按照国家有关规定给予津贴；应当制定、实施本机构护士在职培训计划，并保证护士接受培训；根据临床专科护理发展和专科护理岗位的需要，开展对护士的专科护理培训。

3. 加强护士管理　包括应当按照卫生部的规定，设置专门机构或者配备专（兼）职人员负责护理管理工作；不得允许未取得护士执业证书的人员、未依照条例规定办

理执业地点变更手续的护士以及护士执业注册有效期届满未延续执业注册的护士在本机构从事诊疗技术规范规定的护理活动;在教学、综合医院进行护理临床实习的人员应当在护士指导下开展有关工作;应当建立护士岗位责任制并进行监督检查。护士因不履行职责或者违反职业道德受到投诉的,其所在医疗卫生机构应当进行调查;经查证属实的,医疗卫生机构应当对护士作出处理,并将调查处理情况告知投诉人。

读一读

谁让合同制护士边工作边流泪

我们是工作多年的临床合同制护士,我们已经成为护理队伍中的一个重要组成部分,但在福利待遇方面却未得到用人单位的应有重视,即"同工不同酬"。

我们参加工作时,医院对我们的承诺是:合同制护士的编制是暂时性的,如果在今后的工作中表现突出有转成正式在编的机会,晋级考试达标医院也会聘用,正式护士工资上涨时我们也会按一定幅度上调,待遇会尽可能与正式护士持平。但事实是,只有护理本科毕业生才能成为事业单位的正式在编护士,而我们中专毕业的就永远被定格在临时合同护士上。更让我们难以理解和接受的是,合同护士福利待遇与正式护士相差甚远。我们的晋级考试已经顺利通过,可是医院不予聘用,医院对我们的答复是省卫生厅对合同制护士未出台晋级政策。

长期以来,我们工资低,没有护理津贴、住房公积金,国家规定省属医院的护士每年有 12 天的休假也被剥夺,事业单位多次涨工资更是没有我们的份。若科室医保超标扣罚奖金,工资拿到手上只有 600~700 元。

合同护士是临床繁忙科室中的主要力量,甚至占科室护士人数的一半以上,我们在体力上付出的比别人多,精神上也承担着更多的压力,我们的付出真的与收入相差甚远。

我们一年又一年默默工作着,逐渐步入了谈婚论嫁的年龄,由于工作强度大、工资低、待遇差,使我们在个人问题的处理上也处处受阻,为什么对我们这样不公平? 我们哪一点比正式护士差? 我们急切地盼望着国家尽快出台相关的政策。我们期待着、企盼着与其他护士一样,哪怕是差不多的待遇。我们也真诚地希望有人能为这些辛勤工作在临床第一线的合同护士的利益呼吁。不要再让我们高付出、低回报,边工作、边流泪。

合同护士权益无保障

陕西省卫生厅按随机的方法抽取陕西省 35 所医院,包括三级医院 17 所(其中包括 1 所军队医院)、10 所县级医院,基本可以反映陕西省各医院合同护士的基本情况。调查内容包括聘用条件、聘用方法和享受待遇等方面。35 所医院共有合同护士 2 213人,在 2 213 人中已签合同者 1 244 人,占合同护士的 56.22%,也就是说有近一半护士未签合同,一旦出现意外情况,她们的权益就难以得到法律的保护。此次调查,合同护士的工资待遇和奖金待遇各医院相差很大,但总的来说还是偏低,试用期的平均工资低于西安市居民最低生活标准。聘用后平均低于技术工人的一般工资水平。对合同护士的工资增长也没有统一的标准。调查中还发现,35 所医院仅有 10 所为合同护士办了保险,26 所医院给产假,而 15 所医院产假期间给合同护士工资。

做一做

为了保护护士自身的合法权益,您能够做些什么?

二、护士义务

为规范护士执业行为、提高护理质量,是保障医疗安全、防范医疗事故、改善护患关系的重要方面。因此,护士条例明确规定护士应当承担以下义务。

(一)护士法定义务

1. 依法进行临床护理义务　条例第十六条规定,护士执业,应当遵守法律、法规、规章和诊疗技术规范的规定。这是护士执业的根本准则,即合法性原则。这一原则涵盖了护士执业的基本要求,包含了护士执业过程中应当遵守的大量具体规范和应当履行的大量义务。通过法律、法规、规章和诊疗技术规范的约束,护士履行对患者、患者家属以及社会的义务。如,严格地按照规范进行护理操作;为患者提供良好的环境,确保其舒适和安全;主动征求患者及家属的意见,及时改进工作中的不足;认真执行医嘱,注重与医生之间相互沟通;积极开展健康教育,指导人们建立正确的卫生观念和培养健康行为,唤起民众对健康的重视,促进地区或国家健康保障机制的建立和完善。

同时,《医疗事故处理条例》第五条规定,医疗机构及其医务人员在医疗活动中,必须严格遵守医疗卫生管理法律、行政法规、部门规章和诊疗护理规范、常规,恪守医疗服务职业道德。

医疗机构及其医务人员在严格遵守国家的宪法和法律的同时,还必须遵守有关的医疗卫生管理法律、法规和规章,遵守有关的诊疗护理规范、常规,这是医务人员的义务,对于保证医疗质量,保障医疗安全,防范医疗事故的发生等都具有重要的意义。

2. 紧急救治患者的义务　条例第十七条一款规定,护士在执业活动中,发现患者病情危急,应当立即通知医师;在紧急情况下为抢救垂危患者生命,应当先行实施必要的紧急救护。

3. 正确查对、执行医嘱的义务　条例第十七条第二款规定,护士发现医嘱违反法律、法规、规章或者诊疗技术规范规定的,应当及时向开具医嘱的医师提出;必要时,应当向该医师所在科室的负责人或者医疗卫生机构负责医疗服务管理的人员报告。

4. 保护患者隐私的义务　条例第十八条规定,护士应当尊重、关心、爱护患者,保护患者的隐私。所谓隐私是患者在就诊过程中向医师公开的、不愿让他人知道的个人信息、私人活动或私有领域,如可造成患者精神伤害的疾病、病理生理上的缺陷、有损个人名誉的疾病、患者不愿他人知道的隐情等。由于治疗护理的需要,护士在工作中可能会接触患者的一些隐私,如个人的不幸与挫折、婚姻恋爱及性生活的隐私等。以医院收治的肝炎患者为例,他们共同的心理特点是焦虑、忧郁、恐惧,担心失去工作、怕受歧视。根据条例,护士对保护患者隐私负有义务和责任。这实质上是对患者人格和权利的尊重,有利于与患者建立相互信任,以诚相待的护患关系。这样的规定实质上是对患者人格和权利的尊重,有利于与患者建立相互信任,以诚相待的护患关系。这既是一种职业道德层面的要求,也是法定义务的要求。如果违反此规定,泄露了患者的隐私,情节严重者,护士将丢掉自己的"饭碗"。

对此,《医疗事故处理条例》也有相关规定,其第十一条规定在医疗活动中,医疗机构及其医务人员应当将患者的病情、医疗措施、医疗风险等如实告知患者,及时解答其咨询;但是,应当避免对患者产生不利后果。

本条是对医疗机构及其医务人员向患者履行告知义务的规定,从患者角度而言,则是享有知情权和隐私权。医疗机构及其医务人员在履行告知义务时,要注意保护患者的隐私,医务人员要尊重患者,保护患者隐私,这既是职业道德的要求,也是法律的要求。卫生部制定的《医务人员医德规范及实施办法》中明确规定,为患者保密,不泄露患者隐私与秘密。《艾滋病监测管理的若干规定》第二十一条也规定:不得将艾滋病患者或感染者的姓名、住址等情况公布或传播。

5. 积极参加公共卫生应急事件救护的义务。条例第十九条规定,护士有义务参与公共卫生和疾病预防控制工作。发生自然灾害、公共卫生事件等严重威胁公众生命健康的突发事件,护士应当服从县级以上人民政府卫生主管部门或者所在医疗卫生机构的安排,参加医疗救护。如2003年发生的"非典",护士就有义务参加救护。

(二)严格执行护士的职业行为规范

护士应当遵守法律、法规、规章和诊疗技术规范的规定,履行对患者、患者家属以及社会的义务;在执业活动中,发现患者病情危急,应当立即通知医师;在紧急情况下为抢救垂危者生命,应当先行实施必要的紧急救护;发现医嘱违反法律、法规、规章或者诊疗技术规范规定的,应当及时向开具医嘱的医师提出;必要时,应当向该医师所在科室的负责人或者医疗卫生机构负责医疗服务管理的人员报告;应当尊重、关心、爱护患者,保护患者的隐私;有义务参与公共卫生和疾病预防控制工作等。

诊疗护理规范、常规是指基于维护公民健康权利的原则,在总结以往科学和技术成果的基础上对医疗过程的定义和所应用技术的规范或指南。

1. 广义的诊疗护理规范、常规　指卫生行政部门以及全国性行业协(学)会针对本行业的特点,制定的各种标准、规程、规范、制度的总称。这些规范经卫生行政部门和全国性行业协(学)会制定和发布后,具有技术性、规定性和可操作性,指导、规范医疗行为,医务人员在执业活动中必须严格遵守,认真执行。如《临床输血技术规范》、《医院感染管理规范》、《医院感染诊断标准》、《医院消毒卫生标准》、《医院消毒供应室验收标准》、《医疗机构诊断和治疗仪器应用规范(一)》等。

2. 狭义的诊疗护理规范、常规　指医疗机构制定的本机构医务人员进行医疗、护理、检验、医技诊断治疗及医用物品供应等各项工作应遵循的工作方法、步骤。狭义的诊疗护理规范和常规涵盖了临床医学二、三级专业学科和临床诊疗辅助专业,包括从临床的一般性问题到专科性疾病,从病因诊断到护理治疗,从常用的诊疗技术到高新诊疗技术等内容。随着现代医学技术的进步与发展,新技术、新项目不断涌现,各种诊疗仪器设备不断更新,医疗机构应根据不断变化的新形势,及时修订或制定新的诊疗护理规范、常规。

(三)恪守医务人员的职业道德

包括:① 救死扶伤,实行社会主义的人道主义。② 尊重患者的人格与权利,对待患者,不分民族、性别、职业、地位、财产状况,都应一视同仁。③ 文明礼貌服务。举止端庄,语言文明,态度和蔼,同情、关心和体贴患者。④ 廉洁奉公。自觉遵纪守法,不以医谋私。⑤ 为患者保守秘密。⑥ 互学互尊,团结协作。⑦ 严谨求实,奋发进取,钻研医术,精益求精。

第三节　依法执业

🌷 **读一读**

患儿,男婴,1岁,因面色苍白,发热、呕吐5天,以营养不良性贫血入院。入院后医嘱:10%氯化钾10 ml加入10%葡萄糖液500 ml静脉点滴。值班护士没有认真阅读医嘱,将10%氯化钾10 ml直接静脉推注。注射完毕发现患儿昏迷、抽搐、心脏骤停。立即组织抢救,行人工呼吸、心脏按压,注射钙剂、脱水剂等。经多方抢救无效死亡。

🌷 **想一想**

1. 值班护士在治疗护理活动中违法了吗?

2. 违法行为如何确定?

3. 医院及护士应承担什么法律责任?

一、侵权

(一)侵权

侵权指对个体或群体的财产及人身权利不应有的侵犯。侵权要素包括:① 侵权发生在提供护理过程中。② 护理人员必须出于故意过失而造成侵权行为。③ 护理行为必须有违法性。④ 有损害结果的发生。⑤ 损害结果是护理侵权造成两者之间有因果关系。

（二）侵权行为

在护理行为中,常见的侵权行为有三方面。

1. 侵犯自由权　护士在执业时,应重视病人的自由权,保证病人的自由权。如:因治疗、护理的需要,暂时限制病人的活动自由,应向病人解释清楚,以求合作。

2. 侵犯隐私权　隐私权是私人生活中不足为外人知道的事实,也称生活秘密,病人入院后由于治疗需要,护理人员往往知道病人很多隐私,对于这些隐私,护士要遵守职业道德,依法予以保密。

3. 侵犯健康权　病人的生命健康权与护理行为密切相关,护士执业时,不尊重病人的健康权,工作敷衍,不认真维护病人健康是违法行为。失职后果严重要承担法律责任。侵权行为是违反法律的行为,情节严重者要承担刑事责任。

（三）患者权利

1. 医治权　患者有权得到符合有关机构认可标准的医疗服务。

2. 知情权　患者有权知道自己的病情,包括诊断、病情发展、常见后遗症及治疗计划;有权知道所服药物的名称、效及常见的严重副作用;有权在做特殊治疗、检查或手术前,知道其目的、危险程度、费用及有否其他方法可以替代等;有权知道有关病情及治疗方面的资料;有权在就诊前询问收费标准。

3. 决定权　患者有权决定看不同的医生,听取多方面的意见,才决定接受哪一种诊治方法;有权接受或拒绝任何药物、检验或治疗方法,并应知道所作决定可能引起的后果;有权决定是否参与医学研究计划。

4. 保密权　患者资料必须保密;患者的尊严、文化、宗教背景应受到尊重。

5. 投诉权　若患者怀疑医护人员在诊治等方面有误时,有权向医院有关部门投诉、并得到迅速及时地调查和回复。

小贴士

注意维护病人的九种权利:生命健康权、知情权、安全权、求偿权、受尊重权、获取知识权、选择权、监督权、复印病历权。

读一读

在患者不知情的情况下,医院护士竟擅自将患者的病历复印给他人带出医院,从而引发新疆第一例患者状告医护人员侵犯隐私权的案件。8月5日,乌鲁木齐市天山区人民法院判决,被告何建、袁玉构成了对患者吴丽的隐私侵权,并判赔付吴丽2万元。2004年4月28日,吴丽因牙龈上火去何建所在诊所就诊,何建为吴丽注射"胸腺肽"后病情未见好转,被送往乌鲁木齐市友谊医院,经救治,病情好转后出院。5月13日,吴丽住进袁玉所在医院中医科治疗,5月25日病情好转出院。6月10日,吴丽到袁玉所在医院病案室复印病历,但打开病历,发现首页上印有何建的身份证复印件,吴丽意识到病历已被何建复印。6月11日,吴丽向袁玉所在医院进行举报,医院调查得知,原来是何建到该院请同学袁玉帮忙复印了吴丽的病历。事发后,医院将复印病历追回。同时,医院对袁玉做出处罚。但吴丽认为,医院只对袁玉进行了处罚,但事件直接责任人是何建,他却一直未受到任何处理。为保护自己的隐私权,今年6月,吴丽以隐私权被侵犯为由将何建、袁玉起诉到法院。8月4日,天山区人民法院经调查认为,病历属于病人所有,医务人员私自复印患者病历,侵犯了病人的隐私权。故判决何建与袁玉为吴丽赔付2万元,并当面道歉。

议一议

请说说,案例给你的警示。

二、法律责任

(一)法律责任及其类型

法律责任指因违反了法定义务或契约义务,或不当行使法律权利、权力所产生的,由行为人承担的不利后果。包括行政责任、民事责任、刑事责任。

1. 行政责任　指因违反行政法或因行政法规定而应承担的法律责任。分为医疗卫生行政处罚和行政处分。① 行政处罚的措施。根据《医疗事故处理条例》的规定,对于发生医疗事故的医疗机构,卫生行政部门可以根据情节轻重,依法给予警告、罚款、停业整顿直至吊销《医疗机构执业许可证》的行政处罚。对发生医疗事故的医务人员,卫生行政部门可以根据情节轻重,依法给予警告、暂停6个月以上1年以下执业活动的行政处罚,情节严重的,给予吊销执业证书的行政处罚。② 行政处分。行政处分亦属于承担行政责任的一种方式,其是指由国家行政机关或者其他组织依照行政隶属关系,对违法失职的国家公务员或者所属人员所实施的惩戒措施,包括警告、记过、记大过、降级、撤职以及开除。卫生行政部门应根据医疗事故等级、医方的责任程度等作出对医疗机构或医务人员予以行政处分的决定。

2. 民事责任　指由于违反民事法律、违约或者由于民法规定所应承担的一种法律责任。

3. 刑事责任　指行为人因其犯罪行为所必须承受的,由司法机关代表国家所确定的否定性法律后果。

(二)临床护士的法律责任

1. 处理及执行医嘱　护士应该行使的权利和履行的义务。

(1)仔细核查,在确信无误时,就应准确及时地执行医嘱;

(2)随意篡改医嘱或无故不执行医嘱,均属违法行为;

(3)如果护士对医嘱有疑问,应向开医嘱的医生询问,以证实医嘱的准确性;

(4)护士如果发现医嘱有明显的错误,有权拒绝执行医嘱;

(5)如果护士明知医嘱有错误,但不提出质疑,或忽视了医嘱中的错误,那么造成

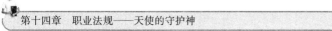

的严重后果,护士应与医生共同承担法律责任。

护士在执行医嘱时应当特别注意:如果病人对医嘱提出疑问,护士应证实医嘱的准确性;如果病人病情发生变化,应及时通知医生,并根据专业知识及临床经验判断是否应暂停医嘱;

慎对口头医嘱及"必要时"等形式的医嘱。

3. 临床护理记录方面的法律责任

(1)护士应及时,准确无误,完整的书写好护理记录,以保证其法律的严肃性;

(2)医疗机构应当按照国务院卫生行政部门规定的要求,书写并妥善保管病历资料。严禁涂改、伪造、隐匿、销毁或者抢夺病历资料;

(3)因抢救急危患者,未能及时书写病历的,有关医务人员应当在抢救结束后 6 小时内据实补记,并加以注明;

(4)患者有权复印或者复制其门诊病历、住院志、体温单、医嘱单、化验单(检验报告)、医学影像检查资料、特殊检查同意书、手术同意书、手术及麻醉记录单、病理资料、护理记录以及国务院卫生行政部门规定的其他病历资料。复印或者复制病历资料时,应当有患者在场。

4. 入院与出院 护士接收病人入院的唯一标准是病情的需要。在病人出院时,护士一定要根据自己的职权范围,严格按照医院的规章制度办事。

5. 麻醉药品及其他药品的管理 严格执行相关的使用和管理的规章制度。

(三)违反法定义务应当承担的法律责任

护士条例第三十一条规定,护士在执业活动中有下列情形之一的,由县级以上地方人民政府卫生主管部门依据职责分工责令改正,给予警告;情节严重的,暂停其 6 个月以上 1 年以下执业活动,直至由原发证部门吊销其护士执业证书:

(1)发现患者病情危急未立即通知医师的;(2)发现医嘱违反法律、法规、规章或者诊疗技术规范的规定,未依照本条例第十七条的规定提出或者报告的;(3)泄露患者隐私的;(4)发生自然灾害、公共卫生事件等严重威胁公众生命健康的突发事件,不服从安排参加医疗救护的。护士在执业活动中造成医疗事故的,依照医疗事故处理的有关规定承担法律责任。

承担法律责任有三种形式:警告、暂停执业活动和吊销其护士执业证书,并且一旦被吊销执业证书的,自执业证书被吊销之日起 2 年内不得申请执业注册。同时所受到的行政处罚、处分的情况将被记入护士执业不良记录。

三、医疗事故

(一)医疗事故定义

根据《医疗事故处理条例》第二条的规定 ,本条例所称医疗事故,是指医疗机构及其医务人员在医疗活动中,违反医疗卫生管理法律、行政法规、部门规章和诊疗护理规

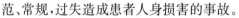
范、常规，过失造成患者人身损害的事故。

（二）医疗事故构成要件

医疗事故的构成要件，包括四方面内容。

1. 主体是医疗机构及其医务人员　这里所说的"医疗机构"，是指按照国务院1994年2月发布的《医疗机构管理条例》取得《医疗机构执业许可证》的机构。这里所说的"医务人员"，是指依法取得执业资格的医疗卫生专业技术人员，如医师和护士等，即依法取得执业许可或者执业资格的医疗机构和医务人员在其合法的医疗活动中发生的事故。这表明护士可能成为医疗事故的主体之一。

2. 行为的违法性　"医疗事故"是医疗机构及其医务人员因违反医疗卫生管理法律、行政法规、部门规章和诊疗护理规范、常规而发生的事故。从医疗实践看，最常用、最直接的是部门关于医疗机构、医疗行为管理的规章、诊疗护理规范、常规。它们是指导具体的操作的，凡是违反了，必定要出事情。在判断是否医疗事故时，这是最好的判断标准。

3. 过失造成患者人身损害　包括两个含义：一是"过失"造成的，即是医务人员的过失行为，而不是有伤害患者的主观故意；二是对患者要有"人身损害"后果。这是判断是否医疗事故至关重要的一点。

4. 过失行为和后果之间存在因果关系　虽然存在过失行为，但是并没有给患者造成损害后果，这种情况不应该被视为医疗事故；虽然存在损害后果，但是医疗机构和医务人员并没有过失行为，也不能判定为医疗事故。这种因果关系的判定，还关系到追究医疗机构和医务人员的责任，确定对患者的具体赔偿数额等。

（三）医疗事故的法律责任

此外，护士条例第十一条第二款规定，护士执业不良记录包括护士因违反本条例以及其他卫生管理法律、法规、规章或者诊疗技术规范的规定受到行政处罚、处分的情况等内容。

对于发生医疗事故后，医疗机构及其他有关机构和人员未履行法律义务所应承担的法律责任问题，《医疗事故处理条例》中也同样有所体现。第五十五条规定，医疗机构发生医疗事故的，由卫生行政部门根据医疗事故等级和情节，给予警告；情节严重的，责令限期停业整顿直至由原发证部门吊销执业许可证，对负有责任的医务人员依照刑法关于医疗事故罪的规定，依法追究刑事责任；尚不够刑事处罚的，依法给予行政处分或者纪律处分。

对发生医疗事故的有关医务人员，除依照前款处罚外，卫生行政部门并可以责令暂停6个月以上1年以下执业活动；情节严重的，吊销其执业证书。

本条规定了两种法律责任，一是刑事责任，另一种是行政责任。另外，承担责任的主体有两类：一类是组织机构即医疗机构；另一类是个人，即负有责任的有关医务人员。

此外该条例第五十八条规定,医疗机构或者其他有关机构违反本条例的规定,有下列情形之一的,由卫生行政部门责令改正,给予警告;对负有责任的主管人员和其他直接责任人员依法给予行政处分或者纪律处分;情节严重的,由原发证部门吊销其执业证书或者资格证书:

（一）承担尸检任务的机构没有正当理由,拒绝进行尸检的;

（二）涂改、伪造、隐匿、销毁病历资料的。

小贴士

不属于医疗事故的情形:紧急情况下为抢救危重患者生命而采取紧急医学措施造成不良后果的;在医疗活动中由于患者病情异常或者患者体质特殊而发生的医疗意外的;在现有医学科学技术条件下,发生无法预料或者不能防范的不良后果的;无过错输血造成不良后果的;因患者原因延误诊疗导致不良后果的;因不可抗力造成不良后果的。

第四节　护理法律问题

读一读

某产妇于某日上午9时许,在某市中心医院妇产科产房顺产一足月男婴,经该院医生检查新生儿一切正常,按新生儿临床评分标准被定为满分。产妇连续两天见到新生儿并以母乳喂养,但产后第三天早晨5时30分突然发现该男婴已死亡于新生儿室。产妇及家属向院方控告该院当班护士失职致其婴儿死亡,护士矢口否认自己有责任,双方遂引发医疗纠纷。

新生儿室护士报告新生儿死亡前后的护理情况:

（1）前日晚10时到次日10时,巡视该新生儿一切正常;

（2）1时15分,排便后喂牛奶30毫升后,右侧卧位,未见异常;

（3）3时30分,护士巡视病房,更换尿布,一切正常;

（4）4时30分,护士巡视,该新生儿正常;

（5）5时,护士巡视、换尿布,仍右侧卧位,一切正常;

（6）5时30分,护士巡视发现该新生儿面部、口唇青紫色,右半身青紫,呼吸、心跳已停止,经值班医师检查确认其已死亡。

检查发现,尸斑已形成,以头面部、右侧半身前胸部为主。该护士主张此男婴系"新生儿猝死综合征"死亡。

尸检结论:窒息。固定尸斑的出现:死亡后四个小时。

因此护士的护理情况报告是虚构的。

议一议

1. 当班护士在本案中是否有责任?
2. 该护士在事故发生前后的行为应如何认定?

一、护士潜在的法律责任

医疗护理工作中碰到的纠纷与法律问题越来越多,我国护理立法已被列为国家法制建设的重要内容。每个合格的护理人员不仅应该熟知国家法律条文,而且更应明白在自己实际工作中与法律有关的潜在性问题,自觉地遵纪守法,保护自己的一切合法权益,维护法律的尊严。

(一)侵权行为与犯罪

新《刑法》第 335 条规定:医务人员由于严重不负责任造成就诊人死亡或严重损害就诊人身体健康,处 3 年以下有期徒刑或拘役。《护士管理办法》第 4 章第 24 条规定:护士在执业中得悉就医者的隐私,不得泄露,但法律另有规定的除外。如护士不遵守职业道德或无意中泄露了病人隐私,给病人造成了心理障碍,便侵犯了病人的隐私权。《护士管理办法》第 19 条规定:未经注册者不得从事护士工作。窗口期(毕业第 1 年实习期)护士,无证护士单独值班上岗,就形成了非法执业。若对病人造成了伤害,以非法行医罪处理。《护士管理办法》第 21 条、第 22 条、第 23 条特别强调重视病人的知情权,病人在诊疗护理活动中享有知情权、同意权、选择权、平等享受医护权、监督自己医疗权和实施的权利、享受健康教育的权利。《消毒管理办法》规定:护士执业时要掌握消毒知识,牢固树立消毒隔离观念,严格执行消毒灭菌常规。如护士对一次性使用的医疗卫生用品用后未及时毁形、回收、消毒,就违反了《消毒管理办法》第 2 章第 8 条;对器械、空气和物体未进行严格消毒,就违反了《消毒管理办法》第 2 章第 9 条;对病人的污物未进行消毒处理,就违反了《消毒管理办法》第 2 章第 10 条。《传染病防治法》规定:护士参与传染病的控制和消除传染病的发生与流行,对传染病人实施临床护理。护士执业时,对传染病隔离不当,使传染病传播或流行,对传染病人污染的水、污物、排泄物未进行消毒处理,违反了《传染病防治法》第 6 章第 35 条款规定。《医疗事故处理条例》规定病人有权利复印部分病历。若医疗机构、护理人员不给复印,就侵犯了病人的权利。

护理人员与病人的接触比其他医务人员更为密切,例如有些疾病如变性手术、艾滋病等,应持慎重态度为之保密,如随意谈论,造成扩散,则应视为侵犯了病人的隐私权。

读一读

沈某,男,59 岁,胸闷 4 小时余,急诊,心率 102 次/min,无其他体征。医生疑为冠心病,即给予 5% 葡萄糖 250 ml 加复方丹参 16 ml 静滴,并嘱做心电图检查。1 小时输液完毕后,患者自述胸闷无好转,护士未予理会,也未查心电图,让患者回家,次日晨患者因心肌梗死死于家中。

🌼 **议一议**

在本案例中,医生和护士分别应该承担什么法律责任? 为什么?

（二）疏忽大意与渎职罪

疏忽大意是指不专心致志的履行职责,因一时粗心或遗忘而造成客观上的过失行为,过失可导致两种后果:疏忽大意的错误仅损害了被护理者的心理满足、生活利益或恢复健康的进程,构成侵权行为。因失职而致残、致死,构成渎职罪。例如护士因疏忽大意而错给一位未做过青霉素皮试的病人注射了青霉素,若该病人幸好对青霉素不过敏,那么,该护士只是犯了失职过错,构成一般护理差错。假若该病人恰恰对青霉素过敏,引起过敏性休克致死,则需追究该护士法律责任,她可能被判渎职罪。

护士临床护理容易疏忽的,表现在六方面。

1. **简化程序** 违反操作规程。如对病人责任心不强,交接班不认真,巡视不到位,观察不细致,溶解药物不完全,抽吸不干净,皮试剂量、浓度不准确等造成病人延误治疗和检查、坠床、窒息、死亡。

2. **护理过失** 如三查八对不严格,导致发错药、输错液（血）、打错针、抽错血、手术室接错病人;错误使用医疗器械造成严重的不良后果;盲目执行口头医嘱,过后未及时让医师补医嘱;违反操作原则和规程,造成医源性感染。

3. **药品管理混乱** 只看包装不看药品,只看头,不看尾,不查看药物剂量,思维定式（药物外形相似,放置位置一样）,不懂装懂,思想不集中,想的和拿的不一样。

4. **玩忽职守** 脱岗、睡觉,将婴儿俯卧,拒收危重病人,拒绝抢救治疗欠费的危重病人,发现用错药不及时报告导致病人死亡。

5. **护理工作中的薄弱环节** 新护士单独值班时临床经验不足和操作技术不熟练,情绪波动的护士与病人沟通障碍,造成病人及家属不满、投诉,引发护理纠纷。

6. **护理记录书写不当** 由于护士素质参差不齐,且目前没有统一的标准,存在的问题很多,如缺记、错记、涂改、删除、丢失、字迹不清楚,写错后重抄他人记录等,记录没有做到客观、及时、准确、真实、完整,缺乏连续性,或主观臆造,随意篡改等现象,而且过于简单,关键环节无记录,主观性资料过多,医护记录不一致,转抄医嘱致使信息传递的环节增多,护理差错发生机会多,法律证明作用削弱或查找原始医嘱困难等。

（三）临床护理记录

临床护理记录,不仅是检查衡量护理质量的重要资料,也是医生观察诊疗效果、调整治疗方案的重要依据。不认真记录,或漏记、错记等均可能导致误诊、误治、引起医疗纠纷,临床护理记录在法律上的重要性,还表现在记录本身也能成为法庭上的证据,若与病人发生了医疗纠纷或与某刑事犯罪有关,此时护理记录,则成为判断医疗纠纷性质的重要依据,或成为侦破某刑事案件的重要线索。因此,在诉讼之前对原始记录进行添删或随意篡改,都是非法的。

（四）执行医嘱

医嘱通常是护理人员对病人施行诊断和治疗措施的依据。一般情况下,护理人虽应一丝不苟地执行医嘱,随意篡改或无故不执行医嘱都属于违规行为。但如发现医嘱有明显的错误,护理人员有权拒绝执行,并向医生提出质疑和申辩;反之,若明知该医嘱可能给病人造成损害,酿成严重后果,仍照旧执行,护理人员将与医生共同承担所引起的法律责任。

（五）收礼与受贿

病人康复或得到了护理人员的精心护理后,出于感激的心理而自愿向护理人员馈赠少量纪念性礼品,原则上不属于贿赂范畴,但若护理人员主动向病人索要巨额红包、物品,则是犯了索贿罪。

（六）麻醉药品与物品管理

麻醉药品主要指的是杜冷丁、吗啡类药物。临床上只用于晚期癌症或术后镇痛等。护理人员若利用自己的权力将这些药品提供给一些不法分子倒卖或吸毒者自用,则这些行为事实上已构成了参与贩毒、吸毒罪。因此,护理管理者应严格抓好这类药品管理制度的贯彻执行,并经常向有条件接触这类药品的护理人员进行法律教育。另外,护理人员还负责保管、使用各种贵重药品、医疗用品、办公用品等,绝不允许利用职务之便,将这些物品占为己有。如占为己,情节严重者,可被起诉犯盗窃公共财产罪。

（七）护生的法律身份

护生是学生,她只能在执业护士的严密监督和指导下,为病人实施护理。如果在执业护士的指导下,护生因操作不当给病人造成损害,那么她可以不负法律责任。但如果未经带教护士批准,擅自独立操作造成了病人的损害,那么她同样也要承担法律责任,病人有权利要她做出经济赔偿。所以,护生进入临床实习前,应该明确自己法定的职责范围。

（八）护理活动与职责范围的法律问题

护士由于超出职责范围的护理活动给病人造成伤害的,护士负有法律责任。如急救插管,急救处理无医嘱不能处理。

（九）职业保险与法律判决

参加职业保险可被认为是对护理人员自身利益的一种保护,它虽然并不摆脱护理人员在护理纠纷或事故中的法律责任,但实际上却可在一定程度上抵消其为该责任所要付出的代价。同时,在职业范围内,护理人员对他的病人负有道义上的责任,决不能因护理的错误而造成病人经济损失。参加职业保险也可以为病人提供这样一种保护。

职业保险是指从业者通过定期向保险公司交纳保险费,使其一旦在职业保险范围内突然发生责任事故时,由保险公司承担对受损害者的赔偿。

因此,参加职业保险可被认为是对护理人员自身利益的一种保护,它虽然并不摆脱护理人员在护理纠纷或事故中的法律责任,但实际上却可在一定程度上抵消其为该责任所要付出的代价。同时,在职业范围内,护理人员对他的病人负有道义上的责任,决不能因护理的错误而造成病人经济损失。参加职业保险也可以为病人提供这样一种保护。

医院作为护理人员的法人代表,对护理人员所发生的任何护理损害行为,也应负有赔偿责任。当病人控告护士,法庭作出判决时,若医院出面承受这个判决,则对护士的判决常常可以减轻,甚至可以免除。因此,医院也应参加保险,可使护理人员的职业责任保险效能大为增强。

🌸 小贴士

目前世界上大多数国家的护士几乎都参加这种职业责任保险。认为保险公司可在政策范围内为其提供法定代理人,以避免其受法庭审判的影响或减轻法庭的判决;保险公司可在败诉以后为其支付巨额赔偿金,使其不致因此而造成经济上的损失;因受损害者能得到及时合适的经济补偿,而减轻自己在道义上的负罪感,较快达到心理平衡。

🌸 读一读

李某,男,8岁,麻痹性肠梗阻,收入院后给予插胃管和输液治疗。医嘱:见尿后,氯化钾10 ml注入管内。护士见患儿有尿后,将10％氯化钾10 ml由输液管注入,致患儿心搏骤停,死亡。

张某,女,26岁,因夫妻失和服毒自杀,入院抢救,清醒后多次说:"人活着没意思"。次日上午问护士附近有无水塘,该护士如实告知。中午交班时发现患者失踪,傍晚在医院附近水塘捞出患者尸体。

🌸 想一想

1. 护士的行为是否构成违法?
2. 若是违法,属于哪种性质的违法?
3. 合法的处理方法是什么?

二、常见的护理差错

护士在工作中因疏忽引起了病人的损伤称为差错。介绍7种常见的护理差错、差错原因及为避免这些差错应采取的措施。

（一）病人摔倒

病人在医院内摔倒是病人起诉护士的常见原因,然而病人在医院内摔倒。护士不一定有绝对的责任,必须有足够的证据证明这种伤害并非由于护士的疏忽而造成的。分析许多法律诉讼的案例却提醒护士评估病人是否有摔倒的潜在危险,并采取必要的预防措施是非常重要的。例如,一位 40 岁的先生在局麻下行头部囊肿手术,护士离开他去送手术车时,病人失去意识摔倒了,头部撞到了墙上,这就是护士的责任。因此,护士应在病人的医疗记录里,记录为保护病人而采取的一切措施,例如,你已经告诉病人不能下床或转到距护站较近的房间,要把这些护理干预记录注册

(二)没有执行医嘱或议定书

如果护士没有执行医嘱或议定书,那么你就极易被起诉。如果你对某个特别医嘱或议定书有疑问,你应向下医嘱的医生或护理管理人员讲清楚,引起他们的注意. 千万不要随意变动、更改或不执行。执行医嘱并将其记录下来以保护自己

(三)用药错误

药物管理和使用是一个充满潜在危险的领域,引起法律方面的问题也是令人震惊的。一方面,你使用的药物与医嘱和医院有关药物管理的政策和程序一致。另一方面,你执行了医嘱并不就能受到保护而逃避责任。你对你自己的行为后果是负有责任的。护士的职责要求你成为病人的监护者,而且熟悉你所使用的药物。

(四)不能正确使用

对设备你也有责任进行合理使用。医院安装的新设备或更新的仪器。你需要熟悉它并获得必要的训练。律师在申诉时要弄清设备使用的情况。如果你不应该使用的情况下使用该设备;则这种情况是可成为对你和医院起诉的关键证据。

(五)异物遗留在体内

异物遗留在体内主要是 手术室护士和与侵袭性诊疗操作有关的护士所面临的一个问题。医院通常有特殊的清点手术物品的规定和步骤,遵守这些规定并认真记录非常重要,因为这些记录在审判时都可以作为证据。

(六)没有提供足够的监护

没有提供足够的监护是医疗差错诉讼的一个常见原因,而且这种起诉可发生于医院的每一个环节。如果有特殊监护的医嘱,你要让医生确定频率(除非医院规章里有所提供),而且完整记录监护和所有介入情况。

(七)缺乏交流

护士和病人之间以及护士和其他医务人员之间的交流对保障病人健康非常必要。护士需要及时地传达病人的病情和执行的医嘱情况,但在病人未诉说和医生未指示的情况下造成的错误. 护士不负责任。

第五节　护理法律问题的防范

一、强化法制意识

1. 强化法制观念　认真学习《医疗事故处理条例》《护士管理办法》、新《刑法》、《消毒管理办法》《传染病防治法》等其中与护理有关的内容，学法、懂法、守法，遵章守则，自觉用法律约束自己，维护法律的尊严，保护护患双方的合法权益。

2. 规范护理行为　严格遵守规章制度和技术操作规程严格执行服药、注射、输液、输血查对制度及手术病人的查对制度、交接班制度、分级护理制度、危重病人抢救和上报制度、护理查房制度和医嘱执行制度等，依法执业，持证上岗，规范护理行为；及时巡视病人，密切观察病情，切实明确分级护理内容；各种药品分类妥善保管，定位放置，经常检查有效期，抢救药品、物品、器械完好适用；限定口头医嘱的使用范围，对医嘱有疑问及时提出，切勿不懂装懂；遇到疑难问题及时请教汇报，不可越职和感情行事，不擅自处理。

3. 规范护理文书　护理文书是重要的法律依据，因此，必须遵守认真、客观、真实、及时、完整、科学，与医疗文件同步的原则，禁止涂改、删除、伪造、隐匿、销毁丢失、主观臆造、随意篡改等，避免遗漏重要的症状和体征。

二、加强护理管理

1. 健全组织，强化管理　严格执行护理缺陷登记上报制度，同时积极采取补救措施，减轻或消除不良后果。护理部接到报告后，立即组织调查讨论，分析原因，进行定性、处理、整改。如不按规定报告或隐瞒者，发现后严肃处理。

2. 增强防范意识，抓好关键环节　重点抓好关键环节：① 关键病人，急危重症、新入院、术前术后、大批伤员和社会知名人士等；② 关键护士，实习护士、新上岗护士、情绪波动以及科室质控护士等；③ 关键时间，节假日、中班、夜班、交接班、检查治疗前后以及临下班前半小时；④ 关键环节，病情观察是否仔细认真，是否随时报告，执行医嘱是否到位；⑤ 关键地方，如治疗室、产房、手术室等。

三、尊重病人合法权益

尊重病人的隐私权。必要时遵守医疗保密制度，重视病人的知情同意权、选择权、平等享受医疗护理的权利及监督权。护士在做任何操作时，必须履行告知义务，在病人同意的情况下进行，若病人对操作不理解，提出质疑或有抵触时，应耐心解释，反复讲解，如病人仍不接受则要尊重病人的意见，同时以文字形式记录下来。

🌷 **想一想**

您认为还有哪些防范措施？

🌸 记一记

第二章　医疗机构从业人员基本行为规范

第四条　以人为本,践行宗旨。坚持救死扶伤、防病治病的宗旨,发扬大医精诚理念和人道主义精神,以病人为中心,全心全意为人民健康服务。

第五条　遵纪守法,依法执业。自觉遵守国家法律法规,遵守医疗卫生行业规章和纪律,严格执行所在医疗机构各项制度规定。

第六条　尊重患者,关爱生命。遵守医学伦理道德,尊重患者的知情同意权和隐私权,为患者保守医疗秘密和健康隐私,维护患者合法权益;尊重患者被救治的权利,不因种族、宗教、地域、贫富、地位、残疾、疾病等歧视患者。

第七条　优质服务,医患和谐。言语文明,举止端庄,认真践行医疗服务承诺,加强与患者的交流与沟通,积极带头控烟,自觉维护行业形象。

第八条　廉洁自律,恪守医德。弘扬高尚医德,严格自律,不索取和非法收受患者财物,不利用执业之便谋取不正当利益;不收受医疗器械、药品、试剂等生产、经营企业或人员以各种名义、形式给予的回扣、提成,不参加其安排、组织或支付费用的营业性娱乐活动;不骗取、套取基本医疗保障资金或为他人骗取、套取提供便利;不违规参与医疗广告宣传和药品医疗器械促销,不倒卖号源。

第九条　严谨求实,精益求精。热爱学习,钻研业务,努力提高专业素养,诚实守信,抵制学术不端行为。

第十条　爱岗敬业,团结协作。忠诚职业,尽职尽责,正确处理同行同事间关系,互相尊重,互相配合,和谐共事。

第十一条　乐于奉献,热心公益。积极参加上级安排的指令性医疗任务和社会公益性的扶贫、义诊、助残、支农、援外等活动,主动开展公众健康教育。

第五章　护士行为规范

第二十八条　不断更新知识,提高专业技术能力和综合素质,尊重关心爱护患者,保护患者的隐私,注重沟通,体现人文关怀,维护患者的健康权益。

第二十九条　严格落实各项规章制度,正确执行临床护理实践和护理技术规范,全面履行医学照顾、病情观察、协助诊疗、心理支持、健康教育和康复指导等护理职责,为患者提供安全优质的护理服务。

第三十条　工作严谨、慎独,对执业行为负责。发现患者病情危急,应立即通知医师;在紧急情况下为抢救垂危患者生命,应及时实施必要的紧急救护。

第三十一条　严格执行医嘱,发现医嘱违反法律、法规、规章或者临床诊疗技术规范,应及时与医师沟通或按规定报告。

第三十二条　按照要求及时准确、完整规范书写病历,认真管理,不伪造、隐匿或违规涂改、销毁病历。

第四篇　职业行为篇

第十五章　职业能力——职场生存之本

内容摘要

　　阐述职业能力与护士的职业能力，论述护士的核心能力，着重说明护士人文核心能力。

◇ **认知目标**

　　1. 了解职业能力。

　　2. 理解护士核心能力和护士人文核心能力。

◇ **能力目标**

　　1. 识别职业能力等相关概念。

　　2. 熟悉护士核心能力框架。

◇ **情感目标**

　　初步建立职业能力意识。

读一读

　　美国劳工部在《关于2000年的报告》中指出，未来的劳动者应具备五种关键能力：处理资源的能力、处理人际关系的能力、处理信息的能力、系统看待事物的能力和运用技术的能力。澳大利亚也对劳动者提出了必须具备的关键能力，包括收集、分析和组织信息的能力，沟通信息的能力，计划和组织活动的能力，与工作伙伴合作沟通的能力，运用数学和基本技巧的技能，解决问题的能力和运用科学技术的能力。

　　"关键能力"不只是指与就业者所从事的某一特定职业有密切关系的综合能力，还包括适合各类职业的综合能力。关键能力包括方法能力和社会能力。其中，方法能力又包含了独立思考能力、分析判断与决策能力、获取与利用信息的能力、学习掌握新技术的能力、革新创造能力和独立制订计划的能力等。社会能力则包含了组织协调能力、交往合作能力、适应转换能力、批评与自我批评能力、口头与书面表达能力、心理承受能力和社会责任感等。尽管从具体的内容上看几乎包罗万象，但从总体上来说都是一些涉及科学方法和社会交往方面的能力。如果对其进行深入分析，我们将看到关键能力的"关键"在于劳动者应能独立思考、独立工作、勇于承担社会责任、善于进行沟通合作,从而能积极应对变化多端的世界,不断或重新获得新的职业知识和技能,这对从业人员未来的发展具有特别重要的意义。

(1) 德国:首提"关键能力",重视培养培训,领先世界职教。

(2) 英国:构建了完善的核心能力培训认证体系,政府重视,成果显著。

(3) 美国:政府重视基本素质和能力培养,测评认证体系完善,推进有力。

(4) 澳大利亚:政府制订方案,大规模推行"KC 教育"(key competency based education 简称"KC 教育"),社会效果明显。

(5) 新加坡:政府启动就业技能资格系统,开发人力资源,提高竞争力。

(6) 香港特别行政区:借鉴英、澳经验,推出资历架构,制定课程结构,强调职业核心能力,引导培训。

悟一悟

作为护士,你认为必须具备哪些核心能力?

第一节　护士的职业能力

一、职业能力

(一)职业能力含义

职业能力是人们在职业活动中表现出来的实践能力,即从业者在职业活动中表现出来的能动地改造自然和改造社会的能力。职业能力是指人们从事某种职业活动必须具备的,并影响职业活动效率的个性心理特征。

人的职业能力是多种能力叠加和复合而成的,它是人们从事某项职业必须具备的多种能力的综合,是择业的基本参照和就业的基本条件,是胜任职业岗位工作的基本要求,也是个人立足于社会、获取生活来源、取得社会认可、谋求自我发展之本。

(二)职业能力结构与类型

1. 职业能力结构　包括职业岗位能力、专业基础能力和通用职业能力,这三项能力构成一个同心圆。其中,通用职业能力处于核心的地位,它与特定的职业能力紧密结合,形成多方位、多层次有机结合的能力结构体系。通用能力是能力体系中的核心要素,对其他两个能力层面具有辐射作用,同时也通过具体的职业能力来表现。

2. 通用职业能力　职业能力的形成框架是定向的通用职业能力,即某种职业领域一般应有的、具有共性的普通职业能力。职业能力的最终结果是形成专门的特定职业能力,即形成在专门职业岗位上,在专业范围内,符合专门工作要求的职业能力,它是职业岗位的最终表现。

一般认为,通用职业能力可以概括为八项基本能力:自理和自律能力、学习和发展能力、沟通和合作能力、收集和处理信息能力、管理和完成任务能力、耐劳和耐挫能力、应急和应变能力、批判和创新能力。

3. 关键能力　人的职业活动能力可以划分为专业能力、方法能力和社会能力。专业能力一般是指专门知识、专业技能和专项能力等与职业直接相关的基础能力，是职业活动得以进行的基本条件。如果在具备一般专业能力的基础上又能掌握方法能力和社会能力，将使职业活动获得事半功倍的效果。所以，国外把这种超越一般专业能力领域以外而对职业活动的顺利进行以及促进职业生计发展发挥着至关重要作用的方法能力和社会能力，称为"关键能力"。关键能力与纯粹的、专业的职业技能和知识没有直接的联系，但又与完成职业所需要的专业任务密切相关。

读一读

阿迪达斯公司曾经有一个广告：画面上是 NBA 球星安芬尼・哈达威（Anfernee Hardaway），底下字幕为"他血管里流着红色的液体，和你一样；他用双手绑鞋带，和你一样；他每天练习 400 次投篮，和你一样吗？"任何运动的训练都是十分枯燥的，如此大运动量的训练，是因为他们深知自己是职业球员，靠打球吃饭，所以必须努力使自己适应多变化、快节奏的比赛，努力延长自己的运动寿命。从 NBA 球员私人花钱请教练来弥补自身不足或是提高身体素质、技术水平中也可看出，NBA 球员已经由"要我练"变成了"我要练"，这是对自己负责，对自己的职业负责，也是对球迷负责，因为球迷花钱是来欣赏精彩的、高水平的比赛的，比赛越精彩，球迷越愿意看，球迷愿意看，愿意花钱，球队才会赚钱，才有继续运作的资本，而球队越赚钱，球员的收入也自然就水涨船高了。

议一议

你身边的优秀护士的工作能力和工作表现，和你一样吗？

二、护士的职业能力

我国劳动和社会保障部《国家技能振兴战略》课题中把职业技能培训和职业资格证书体系分为三个层次：专业特定技能、行业通用技能和核心技能。同时规定核心技能培训与测评项目为八项，即交流、演算、创新、自我提高、与人合作、解决问题、信息处理、外语应用能力。

教育部办公厅和卫生部办公厅 2003 年 12 月联合颁布的关于《三年制高等职业教育护理专业领域技能型紧缺人才培养指导方案》中首次提出了中国护士的核心能力。要求护理专业教育指导思想应遵循能力本位原则，"融传授知识、培养能力和提高素质为一体，贯穿于在校教育的全过程。加强实践性教学环节，鼓励理论与实践为一体的课程形式，加强专业实训基地的建设，以技术应用能力为支撑制定人才培养方案"。方案对护士职业的岗位能力进行了战略分析，明确提出护士应具备的一般能力（基本能力)为沟通的能力,健康评估的能力,进行健康教育和卫生保健指导的能力,一定的英语应用能力和较熟练的计算机基本操作能力。

第二节　护士的核心能力

读一读
全球医学生的核心能力

《全球医学教育最低基本要求》规定了世界各地医学院校培养的医生应具备的基本素质。各医学院校可采用各自特殊的课程设计,但他们必须保证其毕业生具备规定的核心能力,包括 7 个方面 60 种能力:职业价值、态度、行为和伦理;医学科学基础知识;沟通技能;临床技能;群体健康和卫生系统;信息管理;批判性思维和研究。例如:职业价值、态度、行为和伦理就表述为,敬业精神和伦理行为是医疗实践的核心。敬业精神不仅包括医学知识和技能,还包括对一组共同价值的承诺、自觉地建立和强化这些价值,以及维护这些价值的责任等。

认识医学职业的基本要素,包括这一职业的基本道德规范、伦理原则和法律责任;职业价值包括:追求卓越、利他主义、责任感、同情心、移情、负责、诚实、正直和严谨的科学态度;懂得每位医生都必须促进、保护和强化上述医学职业的基本要素,从而能保证病人、专业和全社会的利益;认识到良好的医疗实践取决于在尊重病人的福利、文化多样性、信仰和自主权的前提下医生、病人和病人家庭之间的相互理解和关系;用合乎情理的说理以及决策等方法解决伦理、法律和职业方面的问题的能力,包括由于经济遏制、卫生保健的商业化和科学进步等原因引发的各种冲突;自我调整能力,认识到不断进行自我完善的重要性和个人知识能力的局限性,包括个人医学知识的不足;尊重同事和其他卫生专业人员,并具有和他们建立积极的合作关系的能力;认识到提供临终关怀,包括缓解症状的道德责任;认识有关病人文件、知识产权的权益、保密和剽窃的伦理和医学问题;能计划和处理自己的时间和活动,面对事物的不确定性,有适应各种变化的能力;认识对每个病人的医疗保健所负有的个人责任。

想一想
对照短文,审视你还欠缺哪些能力?
一、护士核心能力框架
(一)职业核心能力的含义与类别
1. 职业核心能力含义　职业核心能力是人们职业生涯中除岗位专业能力之外的基本能力,它适用于各种职业,能适应岗位不断变换,是伴随人终身的可持续发展能力。

　　培养就业者具有与人合作、与人交流、信息处理、数字应用、解决问题、自我提高、创新和外语应用等职业的核心能力，已成为德、英、美、澳、新、港等世界发达国家和地区职业教育、就业培训的热点，成为世界职业教育、人力资源开发的发展趋势。

　　职业核心能力是从所有职业活动中抽象出来的一种最基本的能力，普适性是它最主要的特点，可适用于所有行业的所有职业，虽然世界各国对核心能力有不同的表述，但相比而言它的种类还是最少的。

　　2. 职业核心能力类别　职业核心能力可分为方法能力和社会能力两大类

　　我国劳动和社会保障部在《国家技能振兴战略》中把职业核心能力分为 8 项，称为"8 项核心能力"，包括：与人交流、数字应用、信息处理、与人合作、解决问题、自我学习、创新革新、外语应用。

🌹 小贴士

　　在"职业核心能力"大类中，依照用人单位提出要求次数多少，其顺序分别为：(1) 沟通表达；(2) 外语；(3) 信息处理(计算机应用)；(4) 分析和解决问题；(5) 组织协调；(6) 创新；(7) 学习领悟能力等等。在"职业道德与态度"类别中，其顺序依次为：(1) 团队合作精神、亲和力、性格随和、开朗、谦和、乐意与人交往；(2) 责任心、事业心、敬业负责、积极主动、细心肯干、认真细致；(3) 适应能力强、承受一定工作压力、吃苦耐劳；(4) 正直、诚信、为人踏实、忠诚；(5) 不断超越、勇于挑战、追求卓越、进取心、自信心、乐观向上；(6) 工作谨慎、自律、组织纪律等。

　　3. 护士职业的核心能力　掌握规范的护理基本操作技术，对护理对象实施整体护理的能力，对常见病、多发病病情和用药反应的观察能力，对急危重症病人进行应急处理和配合抢救的能力，具备社区护理、老年护理等专业方向的护理能力。

　　核心能力是安全从事护理工作所需的多方面、至关重要的能力。护士的 9 大核心能力包括解决问题的能力(咨询和健康评估)、疾病护理、有效的交流和咨询、合理使用药物、辨别病情轻重、评估和使用信息、临床管理能力、社会导向、关怀和信心。

　　(二) 护士核心能力特征

　　1. 异质性　从经济学的角度看，异质性是产生企业竞争优势的基本条件。护士核心能力的获得是需要经过专门的教育和培训，需要经过长期的努力和积累形成的；是与其他专业人员相区别的显性特征，是独一无二的，具有不可替代性。

　　2. 价值性　核心能力对医院的异质性和竞争优势具有重要的贡献，即对医院、病人具有独特的价值。因为安全、有效的护理服务是医院核心竞争力的重要组成部分，而护士的核心能力在为病人提供高质量的护理服务中起着至关重要的作用。

　　3. 综合性　护士核心能力是知识、技巧、判断力和个人特质的综合体，是在护理实践中积累性学习的结果。而具有方法论特征的知识则相对来说较难仿制，具有普遍模糊的特点。因此,核心能力可以被认为是关于综合各种护理资源的知识形式。

4. 延展性　指核心能力具有强大的辐射作用或溢出效应。护士在发展和保持核心能力的同时,要注意多学科的渗透,以核心能力为平台发展相关的能力,不断进行创新。

5. 动态性　动态性是核心能力的重要特性。因此,护士的核心能力必须随着社会、医疗环境的变化和护理专业的发展而进行创新。这就要求护理管理者和研究者要在不同时期发展性地对核心能力的标准进行重新界定,实现护理核心能力的更新和提升,以提供优质的护理服务。

6. 可评价性　国外研究者指出,护士核心能力最重要的是运用和保持知识、技能来保证护理质量,而不是拥有知识和技能。因此,建立高标准的准则来监控核心能力成为必须。科学有效地评价护士核心能力可以提高个人的工作业绩和整体的护理质量。

(三) 护士核心能力的现实意义

美国哈佛大学管理心理学者 David McChlland E 在 1973 年《测试能力而非智力》一文中认为,传统学院式的知识并无法正确地预测出工作绩效,应重视实际影响学习绩效的能力,而非智商。教育部办公厅和卫生部办公厅 2003 年 12 月联合颁布的关于《三年制高等职业教育护理专业领域技能型紧缺人才培养指导方案》中首次提出了中国护士的核心能力。

1. 帮助护士适应就业需要　在变化了的环境中重新获得新的职业技能和知识;可帮助劳动者在工作条件下调整自我、处理难题,并很好地与他人相处;同时,它是一个可持续发展的能力,有较好的职业核心能力,能适应更高层次职业和岗位的要求。职业核心能力是每个人成功的有效能力,基础能力,在现代社会,其重要性日益显现。

2. 提升护士的核心能力是增强企业核心竞争力的基础　在激烈的市场竞争条件下,无论在传统行业、服务行业,还是在高科技行业,核心能力与其他知识和技能一样,都是企业赖以取得成功的基本要素。在经济竞争中,开发护士的"智能",能提高工作绩效,提高企业效益,增加利润,这将是当今经济社会"第四利润"的源泉。

3. 培养护生的职业技能和职业素质是增强就业竞争力的根本　职业道德、职业态度和职业核心能力等构成职业的基本素质。劳动和社会保障部组织开发"职业核心能力培训认证体系"就是为了更好地、有针对性地培养培训毕业生的职业基本素质,为就业服务。

护士专业核心能力是帮助护理专业发展的工具,可指导护士如何在临床持续有效地发挥其专业功能,并达到"以病人为中心的护理"。护士核心能力是提供医院竞争优势基础的多方面技术、技能和知识的有机组合元素,对提升医护服务质量和降低医疗成本的作用已被相关研究所证实。

读一读

江苏省卫生厅自 2012 年正式实施《江苏省年轻护士素质提高行动方案》,其工作目标指出:确立"学以致用"、"知行合一"的原则,改革护士临床带教轮转、"三基"训练考核的方式方法,注重思维能力、实践能力、人文素养的养成,引导年轻护士运用专业知识指导临床工作,加强病情观察、操作技能和专科对症处理的能力,变被动工作为主动工作,真正会解决病人的问题,胜任临床护理工作,推进优质护理服务。这种新的考核方式破除了以往单纯、机械的理论、操作考核和临床护理工作脱节的弊端,采取了床边实境考核,有利于帮助护士发现问题、解决问题,迅速提高年轻护士的临床工作能力。

（四）护士核心能力框架

核心能力是个体在日常工作中将知识、技能和判断力结合起来并有效运用的能力,反映了护士完成基本工作职责所需的知识,理解力和判断力,认知、技能,以及个人特征和态度。

2003 年国际护士会(ICN)首次提出了通科护士核心能力的基本框架,包括在三维框架下发展的通科护士核心能力,分为三个板块:专业、伦理和法律板块,提供护理和管理板块以及专业可持续发展板块。

1. 专业、伦理和法律板块　包括以下三方面:

（1）责任心。有责任心并信任自己的专业判断;能认识到自己的角色能力和局限性;需要时能及时寻求专科或资深护士的指导;能寻求健康团队中其他专业人员的咨询。

（2）伦理实践。遵守护士伦理守则;有效参与伦理抉择;为保护人的权益而行动;尊重病人的知情权;为病人保密并保证病人资料的安全;尊重病人的隐私权;尊重病人的选择权;正确应对卫生保健系统的挑战但绝不以牺牲病人的安全、尊严和隐私为代价;能识别护理实践中的不安全因素并及时采取行动;正确理解自己的信念、价值观并能清楚认识到可能对护理产生的影响;尊重被照料者的价值观、习惯、信仰;提供跨文化护理;表现出对战争、暴力、冲突和自然灾害下的伦理决策挑战的理解。

（3）法律实践。实践中能遵守相关法律法规;能遵守国家和地方的政策、策略、程序和指南;能识别有悖法律法规政策和专业标准的现象。

2. 提供护理和管理板块　基本原则应用,相关护理知识和技术;实践须以有效的和相关的研究为证据;进入和参与有关创新和改革方面的讨论;应用评判性思维和解决问题技能;应用可靠的临床判断和临床决策;理解所提供的护理的原理;能根据轻重缓急安排工作次序并能有效利用时间;理解护士作为病人辩护人的角色;能作为病人、家庭和社区应对疾病时的信息资源;提供的信息明确;准确诠释护理实践中的主观和客观资料;表现出对危机应急方案的理解。

健康促进理解国家和卫生系统政策;与其他专业人员合作;以整体观点看待人;应用相关知识参与健康促进和疾病预防工作;能影响到护理对象采纳健康的生活方式;在康复方面提供相关信息;能识别人们对健康教育的潜在需求;提供各种教学知识以促进教育效果。

(1)执行护理程序:能实施正确的健康评估技术;能正确分析、解释和记录;能制定具有针对性的护理计划;需要时寻求咨询;需要时参与护理对象的决策;与病人/家属或其他照料者共同合作;应用评估资料修改护理计划,等等。

(2)治疗性沟通和人际关系应用:合适的沟通方式和人际关系与护理对象建立治疗性的关系;以适当、准确和容易理解的方式转达所需信息,并确保信息清楚明了;正确和恰当回答护理对象的问题;正确利用得到的信息;对该领域发展保持敏感。

(3)护理管理:健康团队工作与护士和其他专业人员建立和保持建设性的关系;保持多专业团队的合作关系;珍惜团队成员的角色和技术;参与团队的共同决策;与团队成员共同回顾和总结。

3. 专业可持续发展板块　专业成长促进和保持护士的专业形象;寻求参与制定健康政策和计划的权力;对护理专业发展作贡献;重视护士在改善诊疗护理质量方面的研究;行为表现出专业护士的特质;在健康团队中表现出良好的领导才能。

二、护士人文核心能力

十年树木,百年树人,核心能力是需要长期培育的,尤其是人文的核心能力。

根据全球医学生的核心能力和护士的核心能力的要求,结合中国的护理实际,从护理人文修养视野出发,护士人文核心能力主要有关爱能力、批判性思维能力、创新能力、沟通能力,等等。

(一)关爱能力

护理鼻祖南丁格尔说:"护士其实就是没有翅膀的天使,是真善美的化身"。用她的话说:"护理是一门艺术",它不仅仅只表现在护士优雅的举止、整洁的仪表、轻盈的动作,给人以美感,更重要的是人性化护理它能体现出我们护士对病人的关爱。

人性照护理论是护士关爱的重要理论依据之一。人性照护理论是美国科罗拉多大学护理学院著名护理学教授、护理理论家华生博士于1979年创立,经过她不断完善后,于1985年再次修订发表理论著作《护理:人性科学和人性照护》。她的人性照护理论包括10方面人性照护因素:形成人性——利他主义价值体系;护士在护理实践中为灌输信心与希望;培养对自己及他人的敏感性;发展助人——信赖的关系;增进并接受正、负向感受的表达;护士使用系统科学的解决问题的方法做决策;增进人际间教与学的互动关系;提供支持性、保护性及纠正性的心理、生理、社会文化及精神的环境;协助满足人的需要;允许存在现象的力量。她强调人性照护是护理的本质,人性照护要求,护理必须是结合科学与人文知识,在与病人的互动关系中按照人性照护的10个因素来完成的。

学会关爱,具备关爱道德品质,是护士的必备素质。关爱是个体的人为了实现与外界的融合而必须具备的对自己及外界(人类社会和自然界)主动地认识、尊重、关心和负责任的品质。关爱具有主动性特点,关爱的核心是关心和负责任。关爱品质的内容包括关爱自己、关爱他人、关爱集体及社会、关爱自然环境,等等。

读一读

一位住院病人。他是一个事业有成的男性青年,在一次驾车途中,因接看妻子发来的传呼不幸撞车,双目几近失明,住进了医院。他的母亲因不能承受这突如其来的打击,急得昏死过去,而他的妻子却在此时又提出了离婚的请求。这一连串的打击,如同雪上加霜,压得这位年轻人不能喘息,面对生命的挫折,这位年轻人失去了生活的勇气。他的脾气显得格外得暴躁,完全丧失了生活的信念。给其输液他不肯配合,几次拔掉输液针头。就在这时,我们护士来到了他的床前。我们的科护士长坐在这位年轻人的床边,真诚地说:"你就是我的弟弟,痛苦、伤心、绝望、烦闷统统都可向我发泄出来,不要憋在心里。不过要知道,你永远是你家人的精神支柱。你上有年迈的老父亲,下有尚未成年的儿子,你不活了,扔下他们这老少怎么办?"这位年轻人不思饮食,我们护士就从自己家里给他带来可口的饭菜。这来自亲人般的关爱,终于深深打动了这位年轻人的心,唤起了他生活的勇气。人性化护理给予了这位年轻人生命的绿色,为他注入了生命的活力。当他出院时,他的老父感激地说:"我永远都不会忘记你们这些白衣天使! 是你们救了我们这一家呀。"是啊,人性化的照护,浇开了生命之花!

悟一悟

短文给我们哪些有益的启示?

(二) 批判性思维能力

批判性思维(critical thinking),也称评判性思维,其概念源于哲学,是 20 世纪 30 年代由德国法兰克福学派的学者作为一种批判理论和思维方式提出来的。20 世纪 80 年代以来,国外护理界通过大量的实验证明了批判性思维对护理教育的重要影响力,并把培养学生的批判性思维能力看做是护理教育最重要的职能。

"批判性思维"理念关注的核心问题是逻辑知识与逻辑思维能力之间的关系,或者更一般的,是知识和能力之间的关系。评判性思维能力包括抓住中心思想和关键问题的能力,寻求、识别、选择信息的能力,分析、推理,得出可靠的结论的能力,从多角度和更大的背景中考察论据、假设、结论的能力,预测可能的结果并进行自我校正的能力。

"批判性思维"理念的基本点是:人的日常逻辑思维能力,实际上是一种相对独立于各种专门知识,包括逻辑专门知识的逻辑思维能力,即"批判性思维"能力。这种能力,第一是存在的,第二是有差异的,第三是可训练的,第四是可测试的。人的素质差异,本质不在于他们所掌握的知识信息量的差异,而在于他们思维能力的差异。"批判性思维"理论的目标是,寻找有效途径,训练这种能力,揭示这种能力上的差别,把这方面的高素质的对象选拔出来。

批判性思维特征主要表现在:发现问题——具备认识自我现状、潜能和了解特定临床情境特征的能力;整合知识——将已有的资料信息与相关知识内容进行整合、重构,确定目标并做出决策的能力;实施策略——通过实践,不断调整行为和目标的关系,直至解决问题的能力;产生影响——通过自己令人信服的行为和人际交往方式,以人格魅力带动并影响他人的思维和行为方式的能力。

批判性思维模式是应用于护理领域中的一种新式的思维方法。在护理程序中,护士通过运用逻辑推理、疑问态度、自主思维等方法为病人提供多层面的护理,提高整体护理质量;如在临床中采用个案查房等形式,强化批判性思维意识,锻炼护士运用批判性思维模式能力。

护理职业中的批判性思维要求个体具有对自我的自信心、对病人的移情能力和对职业的责任感等理想的人格特征。自信心主要产生于成功的体验。教师应在教学过程中,创设能使学生获得行为经验的客观实践条件,多提供让学生成功的机会,这将有助于增强学生的自信心。移情产生于对病人及他人身心状态的理解、敏锐的觉察和同情心。在教学内容上,提供丰富的临床人文、心理和社会知识,注重加强学生之间以及师生之间的人际交往活动和情感沟通,这都有助于提高学生在临床环境中的移情能力。责任感产生于价值观教育的有效性以及学生对护理职业工作重要性的认识,也与个体的自信心和移情能力密切相关。

批判性思维是思维的主要形式和组成部分。护理学科中的批判性思维是对护理问题解决方法的反思和推理过程,从而实现认识层次的飞跃。护理教育过程不仅是让学生积累知识的过程,更是让学生获得确定健康和疾病之间方法的过程。这就要求学生必须具备在特定的健康、疾病问题情景中进行严密求实的质疑能力和分析推理技巧,在解决病人各种潜在生理、心理、社会等问题的方法中选择最佳途径,并评价其是否有效。创造令学生好奇、感兴趣的学习内容和学习气氛,鼓励学生之间的对话和讨论,主动质疑并进行综合分析、演绎、归纳推理,通过反思日记的写作,对临床实践进行描述和思考,让学生学会怎样去思考,从而增强学生的自我意识,展现自己的价值观,促进有意义的学习和批判性思维能力的培养。批判性思维能力是21世纪护理人才整体素质提高的标志,护理知识的传授与受教育者批判性思维能力的培养是当代护理教育的一个崭新的重要内容。

（三）创造性思维能力

创造性思维可以理解为主体在强烈的创新意识驱使下,通过发散思维和集中思维,运用直觉思维和逻辑思维,借助形象思维和抽象思维等思维方式,对头脑中的知识、信息进行新的思维加工组合,形成新的思想、新的观点、新的理论的思维过程。通俗地说,凡是突破传统习惯所形成的思维定式的思维活动,都可以称为创造性思维。创造性思维是一种突破常规的思维方式,它在很大程度上是以直观、猜测和想象为基础而进行的一种思维活动。这种独特的思维常使人产生独到的见解和大胆的决策,获得意想不到的效果。

创造性思维是指运用新颖的、独创的方法,创造性地解决问题,产生新思想、新假设、新原理的思维。它是人类思维的高级形式,也是智力水平高度发展的表现。创造性思维不仅能揭露客观事物的本质和规律,而且能引导人们去获得新知识或以前未曾发现的问题的新解释,从而产生新颖的、前所未有的思维成果。创造性思维能力是创造型人才的重要标志。

小贴士

1986 年美国护理学院学会(AACN)制订了"护理专业本科教育标准",明确规定了护理本科毕业所必须具备的核心知识,价值观和专业行为。1998 年 AACN 重新修订,指出专业护理教育包括人文教育、专业价值观、核心能力、核心知识及角色发展,其中护士核心能力包括评判性思维能力、评估能力、交流能力和技术能力。如评判性思维包括质疑、分析、综合、解释、归纳、演绎,推理、创新等;评估能力是指对患者的健康资料进行评估、诊断、计划、实施和评价;交流能力包括倾听、语言、非语言等技能;技术能力包括测量生命体征、标本采集、CPR 等。Black J 等一项研究将初级注册护士的核心能力分为:专业责任和义务、专业知识和实践能力、提供服务的能力、自我控制的能力。

第十六章 职业思维——行成于思毁于随

内容摘要

　　简述思维与护理思维的基本概念与基本特征,着重论述职业思维在护理中的应用,包括护理程序、评判性思维、循证护理、护理操作。

◇ **认知目标**

　　1. 了解思维与职业思维的相关概念。

　　2. 认识职业思维的特征。

◇ **能力目标**

　　1. 领悟评判性思维。

　　2. 识别循证护理与思维。

　　3. 尝试对护理案例进行职业思维分析。

◇ **情感目标**

　　初步建立在护理过程中强化职业思维的意识。

读一读

看“最美护士”何遥职业思维

　　她被神志不清的病人暴室至头破血流、两次晕厥,却仍在醒来的瞬间,强忍剧痛,拖着孱弱的身体,不顾一切拼命抓住了跳窗病人后背的衣服,挽回一条生命。她叫何遥,24岁,湖南省株洲市二医院普外科护士。

【镜头一】

　　事情已经过去5天,何遥偶尔会透过门上的玻璃,看一看打过她的杨大爷,“我虽然还是不太敢直接去面对杨爷爷,但是我不怪他,他也不是有意,只是一时情绪失控,每个人都有这样的时候。”头上绑着绷带的何遥说话音调很低很温柔,一脸恬静,让人想到了“人淡如菊”。

　　5月1日下午1点,何遥第三次巡视病房,发现80多岁的病人杨大爷的输氧管已经脱落了,老人“还准备拔胃管”。因做了胃穿孔手术住院,加之年纪大,老人的情绪不太稳定。

　　见此情形,何遥赶紧上前阻止老人拔管,谁知老人不分青红皂白,接连几脚把她踹翻在地。于是,她赶紧回值班室给病人家属打电话。

　　等不及“救兵”到来,她又返回病房。杨大爷早已拔掉身上所有的管子,站在床上,将紧挨病床的纱窗打烂。何遥不假思索地上前阻止,杨大爷却拔出病床护栏,朝她挥过来。

"他先打了我的头，后来又砸到了我的后脑勺。"何遥说，当时自己感觉一阵晕眩，倒在了墙角。当何遥挣扎着醒过来时，又看到杨大爷拿着床栏扑过来，猛地朝她头上砸下来，"来不及反应，就感到头上、鼻孔里有热乎乎的东西流出来。"何遥的意识再次变得模糊起来，全然不知自己已是满脸鲜血。

"打人了，打人了！"病房中的动静惊动了其他病房的人。

"睁开眼，就看到病人已经坐在窗户上，准备往外跳了。"回忆起这一幕，何遥依然心有余悸。电光火石间，她疾步冲到窗前，双手紧紧地抓住了已经悬空的杨大爷背部的衣服。

"我也不知道当时哪里来的那么大力气，只是想着把他救下来，拼死也要阻止他往下跳！"身高 1.6 米、体重 49 千克的她就这样死死地拽住了近 1.8 米、60 千克重的杨大爷。头上伤口、鼻腔流出的鲜血，一滴滴成线，模糊了何遥的视线，染红了护士服，滴在杨大爷的病号服上。一秒，两秒，三秒……

"应该只有几十秒，但是当时感觉挺漫长，尤其是感觉特别无助！"闻讯赶来的医护人员及陪护一起把病人拽了上来，何遥感觉一松，瘫倒在地。

后经检查，何遥头皮撕脱，开了一道大口子，缝了四针，头部、脸部都肿了起来。与何遥聊天时，能清楚地看到她双手都有好几处淤青——那是阻挡打向自己的床护栏留下的；胳膊肘处的伤口正在结痂——那是拽住杨大爷时，胳膊与窗台摩擦产生的。

【镜头二】

在何遥床头，放了一顶 20 多元钱的帽子，她一脸笑容地说："这是妹妹在外面一个小店买来的，听说我过几天伤口就要拆线，有一撮头发要被剪掉。"

5 月 1 日当晚，杨大爷的儿子、儿媳为住院观察的何遥支付了 2 000 元的医疗费，并当场道了歉。第二天下午 6 点，两人又带着鲜花和水果到病房看望何遥，这次他们塞给何遥父母 2.2 万元，表示只是"一点补偿"，并一再表示歉意，还有感谢。"她救了公公的命，我们不知道该怎样表达感谢。"老人的儿媳说。

"他们的态度很诚恳。"何遥的母亲说，对方一直都在说"对不起"。

直到晚上何遥才知道给钱的事。何遥当即对母亲说："这钱咱不能要，老人家里也困难！"母亲告诉记者，全家人也都支持何遥的想法。

确实，2.2 万元对于何遥家来说不是小钱，几乎相当于何遥父亲在外一年的收入了。

面对大家的疑问，何遥的回答是："人家不是有意的，不需要讨个说法。"

🪷 议一议

何遥事迹给你哪些思考？

第一节　职业思维的性质

一、思维与护理思维

(一) 思维含义

思维是指人脑依照逻辑推理观察、分析、判断客观事物的过程。护士作为一种专业性较强的职业，其所具有的思维方式也应是独特的。护理思维是指在临床从事护理的护士以护理程序作为基准思维方式，诊断和处理病人现存的和潜在的健康问题的思维模式。

(二) 护理思维

护理思维是临床护理人员的思维方式。护理人员从事临床护理工作，每天反复从事统一流程的技术操作，逐渐形成固定的思路和操作习惯，把该技术的护理理念、护理原则、操作方法、注意事项、操作流程进行信息加工形成牢固的记忆，当再次操作时，经过大脑的检索、提取，形成条件反射，再按习惯程序操作，养成理念化、制度化、程序化的职业化流程。例如护理诊断的本质，就是对临床病人的现存的和潜在的功能和需要的不平衡所作的一种专业描述。所以护理人员在进行护理诊断时，应该从护理的宗旨出发，先找到病人的需要，再结合评估结果间的内在逻辑关系，判断个体有无功能和需要的矛盾，提出护理诊断。从找出病人的需要和分析各评估结果间的内在逻辑关系，到判断病人有无需要与功能的矛盾，然后再对矛盾进行专业的描述，这种思维过程，即为护理专业思维导向。

读一读

初入职者	具备思维者
(1) 知识分散	(1) 知识有组织、有结构
(2) 注重执行	(2) 执行前充分思考
(3) 机械遵守制度	(3) 知道如何完善制度
(4) 制度约束人	(4) 分析问题不断提高
(5) 关键问题不明确	(5) 关键问题明确
(6) 缺乏自信	(6) 自信、有重点
(7) 资料肤浅	(7) 资料恰当、有说服力
(8) 注重流程	(8) 考虑问题全面
(9) 忽视患者反应	(9) 注重患者感受

想一想

你所缺少的是哪几项?

（三）临床护理思维的一般过程

临床思维是一个从感性到理性、从理论到实践认识过程。可分为四个阶段,即① 临床资料收集过程。② 通过分析资料做出护理诊断的过程。③ 根据诊断订出护理计划的过程。④ 通过观察病情的发展及治疗对护理诊断及计划的应验或修正过程。

临床护理思维是一个综合过程,临床护理思维能力的培养也是一个渐进过程。护士的临床思维能力是指运用理论、智力和经验对患者存在或潜在的护理问题的综合分析、判断和对将施行的护理措施的决策能力。

读一读

患者女性,40 岁,教师,主诉心悸气急 10 年,反复咯血丝痰 8 年,3 天前因受凉致症状加重而入院治疗。

体检:T 38.9 ℃,P 116 次/min,R 30 次/min,Bp 12.5/9kPa,CVP 1.6 kPa,两颊紫红、口唇发绀,从护士站走到病房亦有心悸、呼吸困难症状,心律不齐,心电图示"房颤";下肢水肿严重,颈静脉怒张。24 小时尿量 350 mL。患者对治疗没有信心,哭泣,诉心烦意乱,不愿与人交谈,对治疗能配合。

医疗诊断:风湿性心脏病、心力衰竭。

治疗方案:静脉用抗菌素;口服强心剂、利尿剂。

练一练

请您对该病人进行护理评估,写出该病人主要的护理问题及护理计划。

（四）临床护理思维的意义

1. 必要性　目前,临床护士思维方式的单向性、封闭性、求同排异性、机械性使护理学的实践远离了理性。为摆脱目前的困境,必须用理性思维和分析的方法变革临床护理思维模式。即学会从直观到分析、学会从单向到多向、学会从封闭到开放、学会从经验到理论。

2. 现实性　护士的职业思维能力是开展责任制整体护理的必要前提与基础,也是真正按照护理程序开展临床护理工作的关键所在。在护理程序中运用护理思维,能对护理对象作出完整、全面和正确的评估,为护理决策提供可靠的依据,提高护理质量。

3. 重要性　一个优秀的临床护士,必须具备良好的临床思维能力。训练和培养临床思维能力,学会从临床表现、病情观察着手,以动态、发展的眼光对病人存在的或潜在的护理问题进行护理评估、护理判断,并实施有针对性、预见性的护理措施才是护理工作的真谛。

二、临床护理思维特征

(一)系统性

系统性思维就是把研究对象放在系统的形式中加以考察,从而揭示系统的运动规律和功能特征,以达到对事物的最佳处理方法。系统性思维原则是整体性、相关性、动态性和最优化。其中,整体性是系统性思维的最基本特征,体现了护理的整体观念。整体护理的思维模式就集中体现了护理思维的系统性,因为病人是机体、社会、环境相互作用、动态变化的有机整体。护士面临诸多资料,如何去粗取精、去伪存真地处理,对其是一种考验。病人的症状、体征和各种检查结果是不可分割的整体,若只见树木不见森林地判断问题,就很容易出错。

🌸 **读一读,悟一悟**

系统提出问题的思维策略

观察护士在临床提供护理及所作有关的抉择,探索护士的思考过程。提出开放性的问题,并要求护士给出理由。需要解决的问题:你根据什么证据作这个判断? 这些资料之间有什么关系? 你怎么证实这个诊断的资料有没有漏洞? 资料是否足够? 是否需要其他资料? 还有什么其他可能的诊断符合这个情况? 你还需要什么额外的资料才能接纳或否决这些可能的诊断? 患者及家属对这种情况的看法如何? 首先解决的问题是什么? 决策的标准是什么? 理由是什么? 目标是否被患者和家属认可? 是否和治疗计划一致? 是否符合实际? 这些措施中,每一项可能的后果是什么? 何时评价效果? 预想的反应是什么? 可能出现哪些不良反应? 如有什么情况发生,你该如何对症处理? 为什么? 等等。

(二)严谨性

思维的严谨性突出地表现在思维是否有条理性,是否合乎事理;在思考问题时,概念是否清楚;判断和推理是否合乎逻辑;结论是否遵循循证护理和因果关系;是否善于从各个不同角度全面地去观察分析。护士的工作涉及面广,病人的病情复杂多变,要求护士思考分析问题周密详尽,具备思维的逻辑性,养成思维的严谨性。

🌸 **读一读**

法律人的职业思维

课堂里,老师问了一个问题。

老师:"树上有十只鸟,开枪打死一只,还剩几只?"

学生:"是无声手枪还是一般的手枪?"

老师:"是一般的手枪。"

学生又问:"枪声有多大?"

老师:"80~100 分贝。"

学生:"那就是说会震得耳朵疼?"

老师:"是。"

学生:"在这个城市打鸟犯不犯法?"

老师:"不犯法。"

学生:"您确定那只鸟真的被打死了?"

老师无语了:"拜托,确定。你告诉我还剩几只就行了,OK?"

学生:"树上的鸟里没有聋子?"

老师:"没有。"

学生:"有没有关在笼子里的?"

老师:"没有。"

学生:"边上有没有其他的树,树上还有没有其他鸟?"

老师:"没有。"

学生:"有没有残疾的或饿得飞不动的鸟?"

老师:"没有。"

学生:"算不算怀孕肚子里的鸟?"

老师:"不算。"

学生:"打鸟的人有没有眼花? 保证是十只?"

老师:"打鸟的人眼没有花,就十只。"

学生:"有没有傻得不怕死的鸟?"

老师:"都怕死。"

学生:"会不会一枪打死两只?"

老师快崩溃了:"不会。"

学生还问:"所有的鸟都可以自由活动吗?"

老师:"完全可以。"

最后,学生非常自信地说:"如果您的回答没有骗人,打死的鸟要是挂在树上没掉下来,那么就剩一只;如果掉下来,就一只不剩。"

学生似乎是在胡搅蛮缠,其实却表明了思维的严密性。事实上法律人的思维也是这样,要穷尽所有可能的情况,要不断地去思考出现的新情况会导致什么样的后果。如果条件不是确定,那么结果永远不可能唯一。所以,任何法律问题的发展都不是单一性的,律师不可能对结果做出十分肯定的论断。这才是法律的本质,律师应当谨记,只有穷尽所有的可能,得出的结论才可能无可辩驳。妄言对结果作出论断是十分危险的,在案件没有审理结束前让律师对案件作出论断也是徒劳的。

政治家的答案是,打死了一只鸟,树上有无数只鸟。——鸟们在集体维权。

悟一悟

法律思维对护理程序思维有什么借鉴意义?

(三)灵活性

思维的灵活性是指思维不受已知条件的限制,思路开阔,灵活性强,从而提出独特的见解或者新的认识。灵活性思维的实质,主要是概括过程,即从同一事物中,抽出其共同性、原则和方法,并在同类事物的情境中加以灵活运用和迁移。即举一反三和触类旁通的能力。临床护理要求护士在处理问题时,要善于根据事物的变化发展去分析判断问题,并能随着情况的变化改变自己的思维,使思维符合实际的需要,从而提出解决问题的最佳方案。

(四)预见性

预见即预测,是人们利用现有的知识、经验和手段,对事物的未来或未知状况预先做出的推知和判断的思维特征。科学的思维预见性是建立在对事物发展必然性认识的基础之上的。护理评估就是思维预见性特征的体现。

议一议

有人认为:护士思维的特点是思维惯性强,创新性弱;较强严谨性、敏捷性、依从性,但广阔性不够,独立性比较差。您同意这样的观点吗?

三、护理思维案例分析

何遥事迹职业思维视角分析。

(一)职业思维的理念

何遥事迹的主要过程发生在 5 月 1 日当天下午,退款事情发生在 5 月 3 日。在此段时间内,何遥面对并经历着一系列的事件:巡视、劝解、袭击、晕厥、跌倒、跳楼、抢抓、救人、看望、退款等。其中,部分事件如劝解、袭击、晕厥、跌倒、跳楼、抢抓、救人等是发生在极短的时间之内的。短时间内发生的事情,在没有其他人指导和商议的情况下,唯有经过自己的职业思维做出迅速的抉择。时间上不允许何遥进行繁复的酝酿和思考。此时,起决定作用的是职业思维的理念。

何遥做出一系列抉择的职业理念,据她事后回想,完全出于"关爱生命、救死扶伤"。何遥说,"当时根本没有考虑那么多,也没时间考虑。唯一想到的就是,他是我的病人,我拼死也要把他救上来。"作为一名护士,在面临床位患者的突发事件时,最先想到的是护士的天职,即"救死扶伤,职责所在"(何遥语录)。基于这种职业理念,何遥迅速做出判断,并付诸行动,履行了她的职责,完成了一系列堪称完美的救死扶伤行动。

5 月 2 日晚上,何遥母亲将患者家属塞钱给她的事情告诉何遥时,何遥当时就要求母亲把钱退还给患者家属。何遥认为,"老人家里的经济条件不宽裕,老人也并非是有意打人。""病人与医护人员最需要相互理解、换位思考,多交流多体谅,就能把大事化小,小事化了。只要你对病人好,病人也就会通情达理了。"5 月 3 日,何遥在自己负伤住院的情况下,又去探望曾经打过自己的患者,并退还钱款。此时,何遥的职业思维依据的理念是"维护良好的护患关系"。基于这种职业理念,何遥为护患关系树立了光辉的典范。

可见,临床护士的任何行为均需要经过职业思维。关键是进行思维时依据的理念是什么。正确的思维理念会导致正确的抉择,正确的抉择会做出正确的行动。何遥的事迹中,至少可以发现何遥依据了两条职业理念:一是"关爱生命,救死扶伤";二是"维护良好地护患关系"。如果说,第一条职业理念是广大护士的本能所在,那么,第二条职业理念则完全是何遥护士的理性思考。毕竟,何遥是在遭受患者打击的背景下进行职业思维的。当职业思维做出抉择时,自身遭受打击的因素不可能不影响职业思维。但职业思维又将影响因素排除在外,依然操守职业理念行事,这是难能可贵的。按照常人理解:你打了我,难道还要我救你? 你不赔我,难道还要我还你? 如果按常人理解,何遥被打后,受伤倒地,满脸是血,即使不再起身救人,也情有可原,即使收点赔偿费用,也理有应得。但何遥没有这样做。何遥还是按照她的职业理念,忠实履行一名护士应尽的职责。尤其是"自觉维护良好的护患关系",更是值得称道。作为一名普通的护士,能够以自己的言行,自觉维护良好的护患关系,没有崇高的思想境界是做不到的。在何遥的第二条职业理念里,我们看到的是何遥将自己个人的利益完全置于护理事业的崇高目标之下,融化在护理的精神之中。她已经将个人的利益置之度外,维护的是整个护理队伍的天使形象。

(二) 职业思维的养成

何遥的事迹经媒体传播之后,人们反复思考的一个问题是:80 后出生的何遥(1988 年出生),人生经历比较简单,从事护理工作时间不长(2 年),何以能够具备如此高的职业思维能力? 经何遥反思,主要还是归功于护理教育事业和护理临床实践。何遥选择护理专业是她父亲的建议。当时父亲说"当护士比较好就业"。在校期间,何遥所学的《护士守则》的核心内容就是:奉行救死扶伤的人道主义精神,履行保护生命、减轻痛苦、增进健康的专业职责。当好护士,就是要用知识、技术和仁爱之心守护生命。何遥毕业后,她父亲送她八个字:"勤劳做事,诚意待人"。进入医院后,经历一些惊心动魄的抢救经历,更明白这份职业的神圣感。据何遥回忆,印象最深刻的一次是内科一位"老病号",家属帮他翻身时突发心梗,心脏骤停。参与抢救的医生和护士看到心电图变成一条直线时,一边流泪一边抢救,最终把心电图变成曲线,同事们才高兴了起来,那一刻何遥彻底明白了救死扶伤的意义。

何遥现在已经成为一名光荣的中国共产党预备党员(6 月 30 日宣誓)。何遥用自己的行动诠释社会主义核心价值观的丰富内涵,践行卫生系统"一切为了人民健康"的宗旨,弘扬南丁格尔精神,学习和传承雷锋精神,集中体现当代青年见义勇为、敢于担当的责任意识,爱岗敬业、甘于奉献的优秀品质,关爱生命、救死扶伤的职业信仰和乐观向上、坚忍不拔的人生态度。

可见，护理人员的职业思维能力不是一天能够形成的，需要经过长期的思想教育、专业实践和自身修炼才能形成。职业思维能力是一种综合能力，它不仅包括思维能力、判断能力，还包括决策能力、执行能力；它不仅是理性思维，而且是实践行为。职业思维能力需要经过原型、模仿、内化、操作、领悟，才能获得。需要将知识、技术、道德等融化在自己的思想意识之中，才能在关键时刻体现。

（三）职业思维的实践

从何遥的职业思维过程分析，护理职业思维有两个特征：一是要迅速，二是要行动。临床护理项目，主要涉及到技术操作和项目服务，事关人命，不能久等。如果反复思考，犹豫不决，会贻误时机。一件事情，可以进行很长时间的职业思维。但临床护理，急救护理，急诊护理，突发事件护理的情急之下，没有时间去进行系统的职业思维。必须迅速及时做出抉择。抉择以后，就要行动。没有行动的职业思维，即使再全面，再完整，再科学，但不能见到实效，不能产生效果，等于纸上谈兵。临床护理工作，不能停留在职业思维阶段，不能不采取行动。假如何遥的"救死扶伤"和"当面退款"进行反复的职业思维，悬而未决，恐怕事情就会走向另外一面，何遥事迹可能成为"何遥案件"。

当然，由于一要迅速，二要行动，职业思维的实现事实上承担一定的风险。护理工作中的职业思维也同样。尤其是处在临床护理的危机状况时。关键在于要判断是何种风险？为自己个人安全承担风险，还是为患者安全承担风险？为谁担当责任，为谁奉献爱心，为谁着想？职业思维在付诸行动时，还会面临护理伦理的抉择。如果以自身的安全保护、个人的利益为第一考虑，就不会为别人担当。当然，在一定的场合下，护士注意自身安全保护与防范，也是天理所在。归根到底，职业思维的实现，还有人性、人格等影响因素。但职业思维的抉择一旦做出，必定会存在风险，一定会有责任担当，有时甚至会做出牺牲。加强对患者的巡护是职业思维的实现。实现过程中却遭受到患者的无名打击，这一般只有在精神病院才会出现的情况，在普通外科病房也出现了，这就是风险。在何遥事迹中，她成了护理服务项目的风险承担方，受害方。何遥付出了自身受伤流血的代价，但维护了患者的生命安全和护理人员的天使形象。

第二节　护理程序的思维模式

🌸 读一读

一位护士长的思维能力

我科收治一位男性35岁病人，初诊左额叶占位病变，经开颅探查为左额叶皮样囊肿,手术经过顺利。但术后次日下午点,我照例来到病人床前巡视,目睹病人家属正在紧张地按压着病人的双臂,这种现象引起我的思考:为什么要紧紧地按压病人的双臂呢? 于是,我让病人的家属放开病人的双臂,观察病人的四肢活动情况:四肢均有活动,但左侧肢体活动幅度大,右侧肢体活动较弱,尤其左手不停地在胸前乱动。这时,我又呼唤病人的姓名,发现意识模糊,两侧瞳孔等大,对光反应存在;脉搏、呼吸、血压无变化。

我思考三个问题:① 上午病人嗜睡是镇静药物作用,下午神智为何还不恢复? ② 左手为何出现摸空现象? ③ 上午病人为何出现呃逆现象?

综合各方面情况我判断病人手术部位出血的可能性较大。开颅探查,证实了我的判断。

悟一悟

在这次护理过程中,护士长运用了哪些职业思维?

思维模式作为事实的抽象概念,为从简化思维看待复杂的事实提供了一条途径。犹如一架飞机模型是一架飞机的代表。模式为说明多种概念是如何相互关联的,以及如何应用理论去预测和评价多种不同行为的结果。一个为护理实践服务的思维模式,应是有系统结构的、有科学基础的和合理关联的概念,这些概念能被护士用来作为有价值的理论以指导实践活动的,这个思维模式就是护理程序。

一、职业思维在护理程序中的应用

(一)护理过程

1. 护理过程　护理过程是指护士运用基于现代护理观所建立起来的护理科学体系,分析和研究病人在躯体、心理、社会等方面的需求和问题,并对病人进行全面的、心身整体的、动态反馈的、综合评价的护理,从而连续不断地对病人"问题—解决"的过程。

2. 护理过程内容　护理过程是一种护理系统工程。即把病人问题—护理问题—护理诊断—护理计划—护理内容—护理方法—护理效果—护理评价系列化或系统化,并通过反馈调整使护理过程这个系统形成良性循环,从而把护理工作不断推向合理化和最优化。护理过程主要分为系统调查、明确问题、制订计划、实施计划、效果评价、反馈调整等基本步骤与序列程序。

(二)护理程序的思维过程

护理程序的思维过程可以概括为认知、判断、决策和验证四个环节。

1. 认知　认知是护理程序思维的关键性阶段。认知就是搜集资料、调查研究。此阶段要求比较全面地询问病史和查体,获取有关病人的信息资料。

2. 判断　判断是临床护理思维的主体阶段,是护士通过临床特有的各种思维方式,对认知的一系列征象进行分析,以求做出正确诊断。这是把对问题的感性认识提高到理性认识的关键，是以后提出假设和解决问题的依据。首先，必须分清问题的性质和涉及的范围，分析给出的条件和要求的结论（即健康问题）。思维方式是把整体问题分解成一系列必须解决的局部问题，并根据轻重缓急排出解决的先后次序，步步推理，最好引出结论。

3. 决策　决策是思维的目的，也是对思维的检验过程和修正过程。决策的根据是判断。决策的内容包括排列顺序和制定目标。

4. 验证　验证即护理程序的最后一步——护理评价。即对病人所经历的某些变化的估计，这些变化是由护士通过实施护理措施所期望达到的病人的行为反应。

二、评判性思维与护理程序

评判性思维就是护理过程中判断和决策的思维转换过程。

（一）评判性思维的含义

评判性思维是指个体在复杂的情景中，能灵活地运用已有的知识经验，对问题及其解决方法进行选择，识别假设，在反思的基础上进行分析、推理、作出合理判断和正确取舍的高级思维方法及形式。

在护理实践中运用评判性思维的方法是整体护理实践的需要，培养护理学生的评判性思维，利用以往的护理知识和经验去发现病人的问题，并独立思考，分析推理，从各种解决问题的方案中选择最佳方案，从而促进问题的解决。

（二）评判性思维的结构

评判性思维是一种逻辑思维方法，人们通过这种思维活动产生想法并加以判断。它由高层次的认识活动组成，这个过程包括：处理问题、做出决策和进行创造性思考。Barbala Scheffer 等于 2000 年通过 Delphi 法对 9 个国家 88 位护理专家进行调查后得出结论，评判性思维＝认知技能＋情感倾向。认知技能包括：① 寻求信息：探寻、接受信息；② 辨别：归类、区分主次和优先顺序；③ 分析：比较、对照、思考；④ 知识的迁移：区分理论和实践，在实践中测试理论，综合；⑤ 预测：期望、假设、计划；⑥ 应用标准：评价、评论；⑦ 逻辑思维：推导、排除、做决定、立论、有效化。情感倾向的十种惯性特征包括信心、敏锐的情景洞察力、创造性、灵活性、质疑、知识的整合、直觉、开放性思维、毅力和反思。

（三）评判性思维的特点

评判性思维是一种思考过程；能明确目的和目标；能准确划分出问题；能分辨资料的完整性及资料间的相关性；能敏锐洞察观念和概念，能探索出资料所涉及的含义及其影响，亦能体会多元性看法。简而言之，它是一种不断训练、自我修正的思考方法。

1. 主动的思考活动　积极投入到活动中，建设性地思考，作出自己的判别。

2. 独立的思考活动　有自己的见地，对自己或别人的思维作出有个性的独立的思考。

3. 反思的思维活动 对思维的再思维。对自己或他人已有的某种观点和思想，利用批判性思维加以审查，看其事实是否充分可靠；解释合理与否；根据充分与否；分析全面与否；综合得当与否；如有评估成分，其评价客观与否以及所采用的标准是否合理；有无应用价值以及应当如何去应用等等。

4. 对思维的全面审查 对被反思的思维进行全方位的、多视角的审视，甚至包括其他批判主体的看法和评判。

5. 有说服力的评判 必须有说服力地进行批判。要有理有据，令人信服。评判性思维的本质是要阐明你的观点是什么和为什么。二者缺一不可。

6. 具有创造性思维的特性 利用已有的概念、规律和原则产生创造性的想法和见解。

7. 能博采众长 探寻各家的特点、特性，分析后为我所用，吸纳有意义的部分。

（四）评判性思维与护理程序的关系

评判性思维与护理程序之间存在着相互关联和相互依赖的关系，两者都包含了处理问题、决策和进行创造性思考这三种内心活动，但它们之间并非完全相同。护理程序实质上是一种解决问题的方法，护士在运用护理程序解决问题时，每个阶段都会运用评判性思维的态度和技巧。

1. 护理评估阶段 护士需要进行可靠的观察、分析，区分病人的资料是否与健康问题有关，判断资料是否重要，整理和组织资料，核实资料，并根据护理概念框架或护理相关理论的概念进行正确的分类，这些活动均需运用评判性思维的技巧。

2. 护理诊断阶段 护士需要找出线索的类别和线索之间的联系，然后根据这些线索形成推论。推论得到证实后，从而形成诊断，形成诊断的过程实质上是一个评判性思维的过程。

3. 护理计划阶段 护士作为一个评判性思维者在决策时是十分谨慎的，这就是为什么护士可以根据已具备的知识和经验，根据病人的情况，也会做出"可能的"或"有危险的"护理诊断，并且合理的选择排列首优、中优和次优的问题，为病人制定预期目标即评价标准，分析判断相关因素，根据相关因素制定护理措施。而形成评价标准、选择、解释、假设所选择的护理措施能够解决病人的问题和运用跨学科知识等思维活动均为评判性思维的技巧。

4. 实施阶段 护士运用护理及相关学科的知识和原理为病人解决问题，这种"运用"并非简单地"记忆"知识和原理的思维过程，它也是评判性思维过程。

5. 评价阶段 护士通过观察等方法收集资料，并将收集的资料与评价标准相比较，以判断预期目标是否达到，这种用标准来进行评价的方法也属评判性思维技巧。

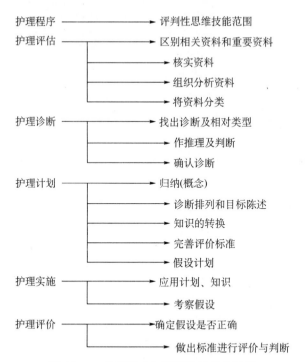

图 16 - 1   护理程序与评判性思维的关系

三、循证护理与护理程序

（一）循证护理含义

循证护理（evidence - based nursing，EBN）可定义为护理人员在计划其护理活动过程中，审慎地、明确地、明智地将科研结论与其临床经验及病人愿望相结合，获取证据，作为临床护理决策的依据的过程。包含三个要素：（1）可利用的最适宜的护理研究依据；（2）护理人员的个人技能和临床经验；（3）病人的实际情况、价值观和愿望。

（二）循证的实践程序

美国高级护理实践中心（the Center for Advanced Nursing Pracitce）于 1995 年建立，旨在提高护理人员的实践专业水平。循证护理模式包括四个连续的过程：循证问题（evidence triggered）、循证支持（evidence supported）、循证观察（evidence observed）、循证应用（evidence based）。

1. 循证问题   包括实践问题和理论问题。实践问题指由护理实践提出的对护理行为模式的疑问。

2. 循证支持   针对问题进行实证文献检索，得到与临床、经济、决策制定相关的证据。可作为实证的有：循证医疗中心和权威组织提供的文献系统评价、一般的系统评价、国家护理临床指南、仪器制造商的建议、护理专家的意见等。

3. 循证观察 设计合适的观察方法并在小范围内实施试图改变的实践模式。

4. 循证应用 在循证支持和循证观察所获得的信息基础上,对所要改变的护理干预或行为进行批判性的分析。

（三）循证护理的意义

1. 循证实践对护理人员的思维方式以及工作方法的挑战 临床护理人员开始反思某些传统的护理操作和护理方式的有效性和临床意义。目前我国护理专业发展的现状呼唤护理的科学性和有效性,在我国开展"实证为基础的护理",对提高护理质量,促进护理研究的发展,促进学科成熟,均有着重要意义,可充分利用现有的研究资源,避免重复研究。同时减少实践中的变异性带来的不必要资源浪费。

2. 循证实践的观念和方法便可以帮助护理人员用科学的方法寻求信息、分析信息、利用信息,以解决临床实践中的实际问题 循证护理的目的是把最新的研究成果与临床实践相结合,在护理模式上强调以病人为中心,在治疗方法上强调能够得到最好的临床依据,在效果评价上强调病人的最终结局,在临床决策上考虑病人的选择,并对整个疗效成本注重效益的合理性。

（四）循证护理案例

案例 1 留置导尿管病人更换导尿管时间（定量研究实证）

对留置导尿管病人,一般临床更换导尿管常规是每 2 周 1 次,某些医院是每周更换 1 次。但更换导尿管不但给病人带来痛苦,同时增加了发生尿道感染的可能性。因此临床的护理问题是:更换导尿管的最佳间隔时间是多少? 通过系统的文献查寻,发现一般硅胶导尿管在使用 3～4 周后才可能发生硬化现象,美国疾病控制中心推荐的实践原则是:应尽量减少更换导尿管的次数,以避免尿路感染,导尿管只是在发生堵塞时才更换。因此频繁更换导尿管不但给病人带来不必要的痛苦,同时还浪费卫生资源,增加护士的工作强度。以往科研的实证还提示导尿管发生堵塞的时间有较大的个体差异,其中病人尿液的 pH 是影响微生物繁殖和尿液沉淀的重要因素,尿液 pH 大于 6.8 者发生堵塞的几率比尿液 pH 小于 6.7 者高 10 倍。随机控制设计的实验性研究结果表明,留置导尿管的病人可根据尿液 pH 分为高危堵塞类（pH 大于 6.8）和非堵塞类（pH 小于 6.7）两种,高危堵塞类病人更换导尿管的最佳间隔是 2 周,非堵塞类病人更换导尿管的最佳间隔是 4 周。

因此,根据系统文献回顾和实证查寻,推荐的做法是:临床护理过程中应动态监测留置导尿病人尿液的 pH,并根据尿液 pH 把病人分类,对高危堵塞类病人,更换导尿管的时间为 2 周,对非堵塞类病人,更换导尿管的间隔时间为 4 周甚至更长。

该项护理实证通过审慎评估后得到确认,并将其运用到护理操作程序中,通过护理专题讲座等形式更新护士的临床知识,并通过院内感染控制中心贯彻新的实践方法,同时监测其实施效果,形成动态循环。

案例2　对分娩过程中胎儿死亡产妇的丧亲护理(定性研究实证)

在产科,产妇分娩时胎儿死亡的发生率为5‰,这类产妇分娩后经历着极大的悲痛。产科护士的护理问题是:对分娩过程中胎儿死亡的母亲如何进行丧亲护理?通过文献回顾,发现在这个领域有相当的定性研究。丧亲护理措施一般包括鼓励母亲与死去的婴儿告别、让母亲拥抱死去的婴儿、留下婴儿的足印等,但这些措施往往临床效果变异性极大。研究结果提示,对某些产妇,这类措施反而产生消极作用,其中文化习俗是决定因素。一项现象学研究访谈了丧亲的母亲、产房护士、医生,并对访谈记录进行内容分析,主要结论为:东方文化习俗并不拒绝拥抱死去的婴儿,母亲和护士均主张提供机会让母亲与死去的婴儿告别;母亲还认为应根据母亲的情感反应,并期望医生和护士更多地给予情感支持,而不希望医生和护士回避;医生则往往认为这种情形很棘手,常常会处理不当。

由此获得的护理实证启动了医院产房的丧亲护理项目,包括制定制度、让母亲与婴儿告别、让母亲有机会拥抱婴儿、给婴儿拍照、留下婴儿的足印等,并通过过程评价反馈和改进该项目。

四、职业思维在护理操作中的应用

🌷 **读一读**

艾护士刚从护理院校毕业参加工作,他希望自己能够很好地应用评判性思维分析、解决病人问题。在工作中,艾护士努力、勤奋,他确信临床护理专家对每个问题都有正确答案,在对病人进行护理时,严格参照操作的规范程序手册,遵循操作步骤依次予以执行,艾护士对自己的工作非常满意,但是病人却认为艾护士不能很好满足自己的健康需求。

🌷 **议一议**

1. 你认为艾护士的职业思维可能处于哪个层次?为什么?

2. 医院为什么会出现"治病不治人"现象?我们护理还缺少什么?

3. 为什么专家说:中国只有治疗护士,没有护理护士?

4. 我们的职业护理思维理念必须怎样转变?为什么提倡优质护理?

(一)职业思维在护理操作中的思维流程

把职业思维应用于静脉输液治疗护理的全过程,不但提高治疗的效果和确保病人的安全,而且有助于护士提高发现问题、分析问题、解决问题的能力,有利于护士的全面素质的提高。例如在静脉输液治疗护理过程中,我们应该如何应用职业思维?

职业思维在护理操作中的应用,可分为六个阶段:评估—计划—实施—评估—干预—评价。

1. 护士需对患者的综合情况进行评判　如患者的病情、年龄、意愿、经济条件、血管情况、循环情况、自理能力、病情、穿刺局部皮肤状况、静脉情况等;

2. 对治疗方案的评判　护士有责任评判医嘱的合理性,这需要护士掌握药物的相关知识,如果护士判断医嘱不符合相关标准,就不应盲目执行,在加药前,护士应获得病人的确认和同意。大部分的护士通常不会质疑医嘱的合理性,原因是对药物的知识不完全掌握,这对输液治疗带来了极大的风险;护士还要掌握药物的剂量、用法、时间、浓度、配伍、排序等。

3. 药物的评估　包括药物的 PH、渗透压、温度等。这是护士最为忽略的问题,绝大部分的护士在为病人进行静脉治疗时都没有考虑药物的 PH、渗透压、温度等对血管的刺激所产生对治疗效果的影响,一味追求一针见血而无根据药物的性质选择合适的血管及器材,这对输液治疗无疑产生了一定的风险。

4. 穿刺器材的选择　根据以上综合评估情况,合理选择输液工具,这有利于减小静脉输液不良反应的发生。

5. 护士自身的评估,作为管理者,必须对操作人员的技术力量进行评估。然后根据以上的综合评估制订输液计划。

在输液期间,护士要判断病人的需求、观察病人的反应、监测并记录输液工具的使用情况,评估病人治疗、给药、输液工具的选择合理性,判断是否朝着预期计划的方向进展,根据判断决定是否需要调整计划,要早期识别可能发生的并发症,采取合理的干预措施。

输液结束,护士应对输液治疗的全过程进行评价。

(二)职业思维在护理操作中的创新

上面的操作流程,我们习惯性思维认为,操作是完美无缺的。仔细想想,我们还缺少什么?认真梳理和完善护理基础操作流程和各专科操作流程,并将护理程序思维方式贯穿于操作过程中,专科理论知识及护理安全意识融入评分标准,同时将评分标准按护理程序思维进行相应配套调整,以达到有效引导护理操作理念的更新,使护理操作流程更加合理化、规范化、人性化。

读一读

护士的培养一般经过理论学习、见习、实习,最后到临床工作阶段,国内外对护理学生在见习、实习特别是临床工作阶段的临床思维能力培养的研究较多,而对于护生在学校理论学习期间的临床思维能力的培养研究较少,因而通过系统的课程教学改革培养护生的临床思维能力是十分必要的。

爱因斯坦说:"发展独立思考和独立判断的一般能力,应当始终放在首位,而不应当把获得专业知识放在首位。如果一个人掌握了他的学科的基础理论,并且学会了独立地思考和工作,他必定会找到他自己的道路,而且比起那种主要以获得细节知识为其培训内容的人来,他一定会更好地适应进步和变化。"

近年来,执考临床病例的考题临床比例增加并体现了多学科相互渗透、融会贯通,这对考生的临床思维能力要求更高。根据新的考试大纲要求,护理任务强调在临床工作中对患者实施评估、照护、治疗、沟通等整体护理。考题中题量最多的护理任务为评估/评价活动(占总题量的31.1%),即执行对患者的评估/评价(如评估生理状况、采集各类标本、评价实验室检查结果、观察治疗效果、进行重复评估的程序等)。

　　改革后的护士执业考试更加紧密地联系临床护理工作实际需要,体现整体护理,涵盖临床护理任务和护士工作职责。试卷中临床综合分析题(A2、A3/A4 型题)占总题量的71.1%,较往年40%左右的比例有明显提高。而且试题所涉及的疾病类型和护理任务都融合于临床情境中,考生面对的是一个个立体、完整的临床情境,需要考生应用临床思维综合运用所学的知识、技术和能力(护理任务)去解决患者的健康问题。这样的变化加强了临床思维能力考核,使考试真正起到判断考生是否具备胜任临床护理工作的基本能力。

议一议

　　护士执业考试的导向,对护理教育在护理思维方面产生哪些影响?

第十七章 职业关怀——责任制整体护理的人文关怀

内容摘要

阐述护理与人文的关系,论述人文对护理的导向作用,强调在护理过程中人文关怀的地位,提出人文关怀的架构。

◇ **认知目标**

1. 了解人文概念。

2. 认识人文与护理的关系。

◇ **能力目标**

1. 感受人文对护理的作用。

2. 识别护理过程的人文关怀。

3. 尝试对护理案例进行人文关怀。

◇ **情感目标**

初步建立在护理过程中对病人的人文关怀的情感。

读一读

一、人文关怀在优质护理服务中的重要性

1. 关怀是护理的核心　care 译为关心、关爱、照顾、爱护、帮助、牵挂等之意。护理界普遍认为,关怀是护理的核心,没有关怀就没有护理。人文关怀理论家 Watson 博士指出,关怀是一种道德观念,只有通过人与人之间的互动才能体现。如果护士对患者不给予关怀,不给予尊重、理解和帮助,护士可能只是做了一些事情,而没有真正体现护理的本质。

2. 关怀是患者感动的重要因素　查看病房医患沟通本上患者或其家属的留言,发现患者或其家属对医护人员写了大量的表扬信和感谢信,并说明了表扬或感谢的内容。这些内容绝大部分都提到他们感谢医护人员对患者的关怀。可见,医护人员对患者的关怀是感动患者给患者留下深刻印象的重要方面。能给患者关怀的医生、护士是患者最需要的医护人员,也是让患者对医疗护理服务满意的一个必备且重要的条件。

3. 人文关怀是优质护理的重要指征　国内外一些学者对优质护理进行了研究,得出了较为一致的结果:即对患者的关怀是优质护理一个非常重要的指征。Larrebe 的研究结果提示,优质护理包括护士的称职、关怀、友好的态度、提供及时的护理等;Oermman 的研究表明,优质护理的指征包括护士对患者的关心与关怀、称职、教给患者护理知识等。研究发现，对患者态度好、业务精湛、责任感强、关怀患者、对患者进行健康教育、及时提供所需要的护理、患者住院期间的良好感觉等，是患者认为的优质护理指征。患者眼中的优质护理标准，不单纯是护士为患者做了哪些事，而是做事时是否主动、热情、耐心、及时等，是否展示出对患者的关怀，是否给患者带来良好的感受。

4. 实施人文关怀是护士必须履行的基本职责　　国务院 2008 年颁布的《护士条例》对于护士的义务进行了明确规定：护士应当尊重、关心、爱护患者，保护患者的隐私。这就从法律的高度对护理人员的职责进行了明确规定，要求护理人员认识到自己对患者实施关怀的职责。这意味着，对患者实施人文关怀，不再是评选优秀护士的一条高标准，而是护理人员每天工作的一个基本要求。如果护士在岗工作，不去关怀患者，就是失职；如果因未履行这一职责，导致患者的不满意或伤害发生，患者可以投诉或起诉。优质护理服务示范工程推广方案中明确提出，护士要履行护理职责，显然护理职责包括了对患者实施人文关怀。

二、优质护理加强人文关怀的举措

1. 强化人文关怀意识　　人文关怀的实施需要护士在护理时投入情感，需要护士内心有很强烈的意愿，愿意去关怀所护理的每一位患者。只有激发护士关怀患者的意愿，才能取得患者满意的护理的效果。

2. 培养人文关怀能力　　培养护士对患者的关怀能力，护理管理者责任重大。培养举措和途径：建立人文关怀的理念；营造浓厚的人文关怀氛围；举办人文关怀理论、心理护理及护理礼仪等培训；分享关怀的事例；举办相关主题的演讲比赛，和/或召开护士座谈会；表彰、奖励和宣传人文关怀的先进集体和个人；模拟情景训练，培养关怀的技能等。

3. 人文关怀理论的临床实践　　护理全过程要充分体现人文关怀，并使之系统化与规范化，运用 Watson 博士提出人文关怀理论的十大要素，实施护理人文关怀。与患者建立关怀性的关系，主动了解患者的需求和感受，与患者充分沟通，让患者知道你对他的护理完全负责；将患者作为一个整体人看待，不仅要关注患者的生理状况，更要关注其情感和心理状况并对其保持敏感性；密切询问患者的生理和心理感受，重视患者的医疗和非医疗方面的需求并给予妥善答复；无条件接受患者，对由于患者弱势地位导致的不安全感给予关注；无论患者外貌衣着、情感需求或对医疗护理的依从性如何，给予患者适度的接受和照顾；积极看待患者，鼓励、尊重患者，不论患者持有何种态度，对患者保持开放并展示关怀；提供健康知识，给予行为干预，促进健康；保证与患者不间断的单独相处的时间，在进行其他护理操作前，与每位患者独处 5 分钟，将全部注意力集中到该患者，让患者感到这时间是专门留给他的以及自己在护士眼里的重要性，让患者充分提问并给予解答。

4. 建立人文关怀护理的管理规范　　为了让所有患者都得到更多的人文关怀，让每一位护理人员都能把人文关怀融入到每天工作的行为中，还应有一定形式的要求和规范。这就是需要建立人文关怀护理模式。首先要构建人文关怀的系列管理规范,包括在护理人员职责、护理流程、护理管理制度、护理质量评价标准等中充分体现人文关怀的要求,为临床护理人员实施对患者的关怀提供指南并作为评价人文关怀实施效果的依据。当然,重要的是,管理者要做好对关怀者即护士的关怀。

5. 开展科学研究提高人文关怀的水平　科研的目的是发现问题和解决问题。通过科研,可以广泛深入了解人文关怀的诸多现象,如患者对人文关怀的需求和体验;护士对人文关怀的体验,观察所采取的干预措施的效果。目前国际上很多学者以 Watson 理论为基础,设计了多角度研究人文关怀研究的大量问卷,我国护理科研工作者可以借鉴使用。

6. 借鉴学习国际先进经验　人文关怀理论已风靡全球,已被全世界的护理人士普遍接受并尝试将理论运用到构建人文关怀模式病房或医院的实践。Watson 博士及其助手已在全球包括美国在内国家的一些医院进行相关工作的指导。我国护理管理者可以采取将专家请进来指导工作或派护理人员出去学习的方法,借鉴国外的先进经验,提高人文关怀的效果。

议一议

如何发挥人文关怀在优质护理服务中的最大正能量,你有哪些建议?

第一节　护理与人文

目前,我国护理学的水平与发达国家有一定的差距。如何结合中国传统文化,发掘祖国医学宝库,创立有中国特色的护理学举步维艰。人文精神危机的加剧,促使护理学的使命更加沉重。但是,令人欣慰的是,在构建护理学的过程中,已经突出考虑护理学科价值取向的人文因素。

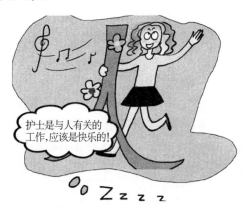

一、护理与人文

(一)责任制整体护理的内涵

责任制整体护理是一种临床护理制度,或者说是护理模式,是责任制护理与系统化整体护理的有机结合。具体来讲,就是"实行责任包干,落实整体护理"。要求从病人入院到出院均由责任护士对病人实行 8 小时在岗,24 小时负责制。对患者而言,在住院期间有 1 名护士负责;对护士而言,每位护士必须负责一定数量的患者。其特点是以病人为中心,由责任护士对病人的身心健康实施有计划、有目的的整体护理,即病人从入院到出院由专人负责全面计划和实施护理,切实履行好对患者的专业照顾、病情观察、治疗处置、心理支持、沟通和健康指导等护理职责,为患者提供全面、全程、专业、人性化的优质护理服务。

南丁格尔曾说过:"人是各种各样的,由于社会、职业、地位、民族、信仰、生活习惯、文化程度的不同,所得疾病的病情轻重也不同,要使千差万别的人都能达到治疗和康复所需要的最佳身心状态,本身就是一项最精细的艺术"。人的"社会、职业、地位、民族、信仰、生活习惯、文化程度的不同",既揭示了整体护理的内涵,也提示护理者必须从人文视角审视人。例如护士对于危重症病人生命指征的监护、与护患沟通的言谈举止等,这其中都包含着精细的艺术形象,而这种艺术的价值在于它产生积极效应,让病人感受护士的人文关怀。

🌸 小贴士

护理模式类型

1. 功能制护理　功能制护理是一种以疾病为中心的护理模式。护理工作从属和附着于医疗,护士是医生的助手,护理方法只是简单地执行医嘱和护理常规,机械地完成分工任务,责任不清,忽视人的整体性,对病人的病情疗效、心理状态缺乏系统的了解。

2. 责任制护理　责任制护理是一种护理体制,是能够向病人提供整体性、连续性的护理,是由每一位护士担任病人整体护理全责,从病人入院到出院都由一位护士给予连续性护理,能够向病人提供整体性、连续性、协调性、个体性的护理服务模式。1980 年,美国波士顿大学护理系李式鸾教授来我国高等护理进修班授课时将这种模式传入我国。

3. 系统化整体护理　系统化整体护理是以新护理观为指导,以护理程序为核心,系统地整体地进行护理服务和护理管理。责任制护理是运用护理程序的理论与方法,由专门护士为病人实施连续性、系统性、计划性护理的临床护理分工制度。整体护理以现代护理观为指导,以护理程序为核心,将临床护理和护理管理的各个环节系统化的工作模式。

4. 优质护理服务示范工程　2010 年以来,卫生部在全国开展"优质护理服务示范工程"活动,要求各级医疗机构围绕临床护理服务模式改革、护理管理方式变革两条主线,建立优质护理服务的长效管理机制,加强临床护理工作,实施责任制整体护理,全面履行护理职责,为患者提供全面、全程、专业、人性化的优质整体护理服务。

（二）人文的内涵

《易・贲卦・相传》载:"(刚柔交错),天文也。文明以止,人文也。观乎天文,以察时变;观乎人文,以化成天下。"意思是说:治国者必须观察天文,以明了时序之变化,又必须观察人文,使天下之人均能遵从文明礼仪,行为止所当止。人文,泛指人类社会各种文化现象。在文化的创造与发展中,人创造了文化,同样,文化也创造了人。文化的实质含义是"人化",或"人类化",是人类主体通过社会实践活动,适应、利用、改造自然界客体而逐步实现自身价值观念的过程。由人类社会实践和意识活动中长期孕育的价值观念、审美情趣、思维方式等构成的心态文化,是文化的核心部分。早在先秦,儒家的创始人孔子便提出了"仁"的观念。作为原始儒学的核心概念,仁具有多种含义,而从价值观上看,其基本的规定则是"爱人"(参见论语・颜渊)。以"仁"为形式的人道原则,首先要求对人加以尊重和关注。当马厩失火时,孔子所问的是:"伤人乎?"而不打听火灾是否伤及马(参见论语・乡党)。

（三）人文护理的概念

参照人文奥运的概念,诠释人文护理。人文奥运应该是指"奥运各种文化现象",是指以人为主体的奥运参与人文现象;其核心是"奥运",其现象是"奥运人文"。仿生出人文护理的概念:人文护理应该是指"护理各种文化现象",是指以人为主体的护理参与人文现象;其核心是"护理",其现象是"护理人文"。现代护理新理念,"新"在何处,新在整体护理的宗旨:一切以病人为中心。而人文关怀是其魅力所在!

读一读

我最近看到一本澳门护理学院寄来的杂志,内容对我们护理很有启发。一个护生谈到应该如何认识护理:"我们在学校接受仁爱的教育,学会爱人,学会关怀,但长久的工作历程可能让我们那份最初的热忱消磨殆尽,机械地执行着各种操作,麻木地完成任务,而护理学是一门对人关怀的学科,倡导关怀与护理同行。"也就是说,我们执行护理操作应考量有多少关怀的成分在里面。该护生还认为:"关怀是一种自身境界的修为,关怀是不求回报发自内心的付出;关怀不仅是付出,更是对灵魂的滋养。"如果我们对护理的认识能够达到这样的深度,那我们的护理肯定能够得到社会的认可。在香港医院参观,我们的病人即使到了临终也是该输液的还是输液,征求家属意见,等等。临终病人都是请社会观察者、牧师等来给病人做心灵的抚慰,给病人做很多关怀的服务,让其很平静、幸福地升天。

想一想

一个护生都能有这么深刻地认识,难道这不能在我们护士的心灵中引起共鸣吗?

二、人的本质属性是人文

(一)人的本质属性

马克思指出:"人的本质并不是单个人所固有的抽象物,在其现实性上,它是一切社会关系的总和。"人进行自我设计的范式有两个:一个是把人当作"虚体"来设计,一是把人当作"实体"来设计。所谓虚体,在人的论域内是指人所含有的"理",包括人的属性及其内外联系,表现为人的理性的某种逻辑构造。理的特点在于:它必然地起作用,是真的;但又看不见摸不着,是虚的——真而不实,虚而不假,故曰虚体。所谓实体,在人的论域内指我们每一个有血有肉有名有姓的个人。个人之为实体,往往被人以综合的方式加以把握——感知、理解、直观、臆测等,无所不用;或者说,作为实体的个人不表现为单纯的逻辑构造。不论虚体还是实体,都是完形。完形特指那种大于部分之和的整体,其部分的删除或添加要受整体性的约束。例如"人是……的动物"。……可以置换成"仁爱"、"理性"、"信仰"、"爱心"、"劳动"等。其中,最邻近的属概念"动物"被认为是实体,而置换的对象则被认为是虚体。把人当作"实体"来设计是传统的功能制护理模式,某病人只是某种疾病的标本,护理侧重于病人的疾病,施行的是实体式设计的思维方式和操作程序;把人当作"虚体"来设计属于整体护理,某病人是患了某种疾病的人,护理的中心转变成病人及护理对象的需求。

读一读

南京鼓楼医院院长丁义涛表示,不能否认,医疗技术的快速发展或多或少地带来了医学终极目标的模糊。医学的根本目的是解放于疾病苦难之中的人。但是由于片面地夸大技术的作用,一些医生的注意力过多地落在了技术层面,其结果,人的存在被抽空了,病人无形中仅仅成为疾病的载体。

丁义涛说,病人到医院来看病绝大部分都是躯体上的创伤,有病理或生理上的病态,有解剖学上的改变。西医的治疗是头痛医头,脚痛医脚,但实际上疾病除了给病人带来躯体的痛苦以外,一定会带来心理上更多的痛苦。现在的部分医生往往只注重治疗病人的疾病,却忽略了疾病本身对病人产生巨大的心理创伤,只看病不看人。其实,更多的时候,病人渴望从医生那里得到精神上的慰藉,他们渴望听到医生耐心地解释病情,他们在意医生的一个动作,一句话,一个触摸,一句提醒。而这种时候如果医生轻慢了这些看似随意的东西,那么无形中对于渴求期待的人将是巨大的伤害。更重要的是,职业的真谛恰恰就在这随意之间。

议一议

请说说,你对于这方面有哪些观点?

（二）人文关怀的内涵

人文关怀是对人的生存状况的关注、对人的尊严与符合人性的生活条件的肯定和对人类的解放与自由的追求，等等。以疾病为中心的医疗体系，决定护理学是一门协助医生诊断疾病、执行各种治疗方案的技术学科。护理学既没有独立完整的技术的理论体系，也缺乏其人文价值观。护理专业人员要达到运用护理知识和技能为人提供整体护理，其自身必须具备较全面的人文背景，倡导科学精神与人文精神的有机结合——具有现代科学意识的人文精神，充满高度人文关怀的科学精神。

（三）人文关怀是人与文化的和谐发展

文化背景影响着每个人的行为、价值、习惯、健康与疾病的概念和求医态度。跨文化护理理论将指导护士如何针对不同文化背景的人，采取顺应其文化特点的护理措施。在护理实践中，要了解服务对象的文化模式，对健康的观念、求医方法、生活习惯及传统的治疗疾病方法等，提供既适合个性又能满足个体需要的护理服务。但人文社会科学有其自身的特点，它既是知识体系，又是价值体系；既是科学，又是意识形态。因此决定了人们不容易客观地评价其作用。长期以来，我国护理工作受功能制护理的影响，难以体现护理的专业的独立性，难以体现护士的价值与信念。

人文关怀近年在西安的医院悄然兴起，就是说明医院在追求人与文化的和谐发展。许多医院里都可以寻觅到展示人性关爱的踪迹，感觉很亲切、很温馨。例如大胆地推出粉色系列的护士装，其淡粉色的裙式工作服，雁翅状的护士帽，粉红色的软鞋；西安儿童医院，在门诊大厅、病房内外，挂着充满童趣的水彩画。其中，两位年仅6岁的美国小朋友乔丹和瑞贝卡的作品《上帝创造了你》、《耶稣爱你》，更体现了人文关怀是超越国界的。说明中西人文关怀共同特点：其出发点都是人的价值，以人为终极关怀，突出了人文关怀在各自哲学、文化系统中的位置。

读一读

卫生部于2010年初在全国范围内开展了主题为"夯实基础护理，提供满意服务"的优质护理服务示范工程活动。其中在重点工作中明确提出，要求将"以病人为中心"的护理理念和人文关怀融入到对患者的护理服务中，在提供基础护理服务和专业技术服务的同时，加强与患者的沟通，为患者提供人性化护理服务。在《2011年优质护理服务推广方案》中又明确提出，临床护理服务充分体现专科特色，丰富服务内涵，保障患者安全，促进患者康复，增强人文关怀意识，倡导人性化服务。

议一议

你认为：护理是技术？护理是科学？护理是艺术？为什么？

第二节　让人文为护理导航

一、护理学的人文现状

功能制护理,忽视人的社会属性

纵观护理学的形成和护理事业的发展历史,在相当长的历史时期内,护理学是精于自然科学,荒于人文科学;以疾病为中心,见病不见人;没有确立以人为本的理念。目前,中国的护理总体上仍处于以疾病为中心的水平,导致护理人员见"病"不见"人",爱"病"不爱"人"。因此,改变护理服务人文缺陷迫在眉睫。在护理工作定位方面,对护士的角色和护理的功能定位存在偏差,体现在注重技术操作,忽视人文能力的培养和发挥;注重治疗性措施的落实,忽视病人的生活护理、心理护理和康复指导;在医护管理方面迫切需要科学化管理水平,转变管理模式,突出以人为本。

🌸 读一读

据香港《大公报》报道,大陆医学界在商业化大潮的席卷下,目前普遍缺乏人文关怀,医生在百姓的心目中正在失去应有的尊严和形象,致使民众对这个人道的职业,信心竟然相当低落。

医生普遍"见病不见人","十二床,吃药了。"护士说话的语气没有丝毫的感情色彩。住进医院,李玉就感觉自己突然"低人一等",无论医生还是护士对她的态度都是"居高临下",有的医生竟从来没拿正眼看过她,都是用眼角的余光扫她一眼。她想,自己是花钱来住院的,竟然不能有"理直气壮"的感觉。医生、护士的态度一律冷冰冰的,她根本不敢多问一句话。她感觉,她在医生护士眼里已简化为"床号"、"疾病名称",没有人在意她是一个活生生的人。

🌸 议一议

你认为在你临床护理中还有哪些异化的护患关系表现?

二、人文对护理的导向作用

世纪之初,我们在建设有中国特色的现代化护理事业中,必须坚持中国特色社会主义理论的指导,继承中华民族的优秀人文传统,吸收人类文明的优秀成果,建设社会主义精神文明。建设护理人文精神,固守传统和全盘西化都是行不通的,必须发挥人文的导向作用,探索一条具有中国特色的护理人文的创新道路。

1. 人文科学与自然科学的整合优势　在人类的实践活动中,科学各学科都是相互交叉起作用的。例如器官移植就涉及多学科。科学转化为生产力,变成技术再转变成产品,这过程是自然科学投向人文科学怀抱的过程。两者的整合犹如"车子两轮"、

"鸟之两翼",例如美容技术的应用;科技只能解决是非而不能给人以价值判断,例如器官移植的资源配置;尤其是人文在科学技术转变成生产力的过程中起着导向和支撑作用,例如克隆技术如何被人类进行有益的利用。因此,医科大学与综合性大学整合重组,凸显综合性大学的人文优势和人文底蕴,例如上海医科大学与复旦大学的整合、北京医科大学与北京大学的整合,等等

2. 让人文为护理学导航 科学巨匠爱因斯坦曾经说过:"科学虽然伟大,但它只能回答世界是什么的问题,应当如何的价值问题,却在它的职能和视野之外。"要回答应当如何的价值目标,正是人文的任务。人类需要趋利避害的发展,这就需要给科学技术一个正确的价值导向。人文的作用似乎是无形的,但是,在从科学到技术、技术到产品的转化过程中,例如护理资源配置等伦理问题就摆在人们面前。这些问题自然科学是无能为力的。发展中国特色的护理事业,面临许多根本问题和紧迫性问题,而这些问题的解决绝对不可能单纯依靠自然科学和技术,必须提倡科技兴护、以德兴护。其根本在于人文兴护。

3. 让护士插上人文的翅膀 自南丁格尔起,护理便被认为是一种艺术。但艺术是一种实用的技能,告诉人们怎样地工作,导致怎样的结果,为什么会导致这样的结果。技术的实质是人对自然界能动作用的手段,依靠它,人类利用自然规律来改造自然界并使之为自己的目的服务。但技术的社会应用有两重性,它既推动经济繁荣和社会文明,又会带来资源和能源短缺、环境污染和人口膨胀等负效应,例如过度治疗和过度护理。为此南丁格尔特别强调:护理是精细的艺术中之最精细者。原因是护士的服务对象是具有热血和生命的人类。如果对护理有关的科学特别是人文没有彻底地了解,这种艺术将无法并达到至善的阶段。

第二节 护理与人文关怀

🪷 读一读

一

在美国纽约东北部的撒拉纳克湖畔,静卧着一座不起眼的坟墓。近百年来,世界各地一批又一批的医生来到这里,为的是拜谒这位长眠于此的医学同行——爱德华·利文斯通·特鲁多博士(Edward Livingston Trudeau,1848—1915),重温刻在他墓碑上的这则墓志铭:

To cure some times; to relieve often; to comfort always.

这则墓志铭,译成中文简洁而富有哲理:

有时,去治愈;常常,去帮助;总是,去安慰。

　　这是一份理性的谦卑,是一个客观的现实,从另一个角度对医学进行了总结,阐述了医学做过什么、能做什么和该做什么,表达了医学对生命的敬畏,是医学人文的朴素境界和最高层次。有时、常常、总是,像三个阶梯,一步步升华,道出了医生职业的真谛和医学人文的精髓。理性和关怀,是医学最重要的支撑,缺了任何一个,医学都无法飞翔。近些年来,这则墓志铭流传甚广,值得所有的医生诵读并铭记一生。

二

　　特鲁多出生于纽约市的一个医药世家,20 岁进入哥伦比亚大学医学院。当他还是个医学生的时候,就被确诊患了肺结核。当时,医学界对肺结核尚无有效的治疗手段,属于不治之症。1873 年,25 岁的特鲁多满含无奈与悲戚,只身来到荒凉的撒拉纳克湖畔,远离城市的喧嚣,静静地回忆自己短暂的生命历程,等待着死神的到来。

　　可是,年轻的生命,少得可怜的人生阅历,又有多少往事可以回味? 静默得难以忍受了,便与大自然来一次亲密接触。于是,他或漫步在撒拉纳克湖边,或进入阿迪朗代克山区打猎。时光,就这样在不经意间,被一天天消磨掉。

　　一段日子过后,他惊奇地发现自己不但没有死掉,身体反而在日益好转,体力也有了很大的恢复。健康状况的好转,心情的愉悦,又激发了他的学习兴趣。很快,他就顺利完成了自己的学业,并一步步获得了博士学位。

　　就这样,特鲁多开始了自己在城里的行医生涯。奇怪的是,每当他在城里住得久了,结核病就会复发。然而,一旦回到撒拉纳克湖畔生活一段时间,又会恢复体力和心情。1882 年,特鲁多干脆全家迁居到了撒拉纳克湖畔,并用朋友捐赠的资金,创建了美国第一家专门的结核病疗养院——阿迪朗代克村舍疗养院,通过在空气新鲜的自然环境里休息和静养以及细致周到的照料来治疗结核病。随后,他建立了美国第一个肺结核研究实验室,并成为美国第一个分离出结核杆菌的人。他的工作走在了美国结核病治疗和研究领域的前沿,成为知名结核病学专家。他对病人生理和心理上的许多人性化的照料方法,至今仍被沿用着。

　　1915 年,特鲁多终因结核病而去世。他被葬在撒拉纳克湖畔,墓碑上刻着的这则墓志铭,就是他一辈子行医生涯的座右铭。

　　2008 年 5 月 12 日,为纪念这位受人尊敬的医生,美国邮政部门为特鲁多发行了一枚面值为 0.76 美元的普票,图案为特鲁多头像。

三

　　特鲁多医生的墓志铭,字里行间体现了一种理性的谦卑、职业的操守、人性的悲悯和人文的关怀,深深触动着我们的心灵。

　　从医生角度,特鲁多诠释了医学的内涵,治疗、帮助与安慰必须同步进行。作为一名医生,应该以心灵去面对每一位患者,而并不仅仅依靠技术。从某种意义上讲,对于许多疑难杂症、慢性病、恶性肿瘤病患而言,帮助、安慰的意义更为重要。因为,我们必须承认人类能力的限度,同时,又应该不遗余力地去关爱、呵护每一个生命的个体。

有时,去治愈——道出了医学的局限性。医生需要丰富的科学知识和实践积累,但现代医学真正能够治愈的疾病还很少。这种局限,源自每个生命个体的复杂性和医生作为凡人的局限性。我们要客观、理性地看待医学和医生,不要把医学和医生想得无所不能,医学和医生的作用有限。面对病魔,我们必须接受医学和医生不能治愈一切疾病的残酷现实。

常常,去帮助——强调了医生的职业态度。医生的职责是治病救人,虽然我们不能包治百病,但应该善待生命,把医学演绎成一种善良人性和友爱情感的表达。当我们在救治病人的时候,应该竭尽全力去帮助病人,以人为本,换位思考,牵挂生命,为病人解除痛苦。向病人提供帮助,给病人以援助,是一个医生必须具备的最基本的素质。

总是,去安慰——这是一种人性的传递,体现了医学的人文精神和人文关怀。医生,必须懂得敬畏生命,懂得对人从生到死的全过程的关爱和尊重,这应该成为医德的底线。医生面对病人渴盼的眼神,特别是面对已无法医疗的疾病时,必须在病人面前裸露出人性的悲悯,展现出大医的关爱。当疾病因素,医生已不能对病人提供职业上的帮助时,安慰应该是最起码的作为。

医生不能包治百病,但可以善待病人,善待生命,急患者之所急,想患者之所想,痛患者之所痛。一个有着良知和悲悯之心的医生,除了"有时,去治愈"外,对待病人要"常常,去帮助",更要"总是,去安慰",这恰恰是我们医生职业的闪光点,也是最能感动人心的地方。因为,除了疾病本身,患者在心理上的孤独无助也非常需要这种"帮助"和"安慰"。以人为本,以病人为中心,从来都是"医"之根本。一旦抽去了医学的人文性,医学的本质也就被彻底抛弃了。

遥远的撒拉纳克湖畔的墓志铭,道出了医学人文的真谛。医学是一门需要博学的人道主义职业,是科学与人文的交集,科学求"真",人文讲"善"。医生作为一种职业,其核心应该是"人道"。医生不但是人类生命的工程师,更应是患者心灵的按摩师。作为医生,我们应该时时重温特鲁多闪耀着人性光辉的这则墓志铭,并将它放置座右,成为我们职业生涯的指引,满怀同情之心和仁爱之心,努力工作,规范诊疗,合理用药,科学宣教,竭尽帮助,真诚关爱,使白色圣殿处处洋溢着人性的光辉和医学的温暖。

🌸 议一议

请你从护理视角,解读特鲁多的墓志铭。

一、护理哲理是人文关怀的保证

(一)护理哲理的含义

哲理是探究现实问题的原则和人类行为的本质,也就是一个人的思想与行为的价值取向和信念。哲理反映了行业全体人员的共同信念,体现其专业的价值观,并便于向社会展示宣传,以得到社会的认可。同时,哲理也是一种精神力量,可以产生凝聚力和动力,促使员工团结一致,协同努力。哲理来自群体对本专业和自身工作的共识。各行业都有自己的哲理。国际护理学会(ICN)把哲理定义为:哲理可以指引一个人思考与行动的价值与信念。护理哲理是指护理专业的价值观和专业信念,即护理人员对护理的信念、理想和所认同的价值。例如我们相信:病人是护理的中心。我们要尽最大努力满足病人的需求。

护理理念是每个护士对人生和现实的价值观的态度。就护理专业而言,护士个人的护理理念影响其对专业发展的认识,以及在临床护理工作中对病人的态度与病人之间的互动关系,影响护理服务的质量。护理理念是开展责任制整体护理的思想基础和行动指南,是指导为服务对象提供优质服务的关键所在。责任制整体护理理念就是"以人为本"、"以病人为中心"、"提供优质满意服务"。

读一读

作为一名女性,在没有事先告知的情况下,能否接受男妇科医生查体? 上海某公司女职员杨小姐近日就遇到这样的尴尬事。她在参加单位组织的例行体检进行妇科检查时,拒绝了男医生为自己查体。但让她更郁闷的是,这一举动还被其他妇科女医生斥为"没文化"

称拒绝男妇科医生查体的女性"没文化",这未免言重了。上海市妇女病康复专业委员会曾在女性患者中作过调查,半数以上受访者对男妇科医生为自己检查感到尴尬,只有24.1%的人认为无所谓。难道75.9%的女性都是"没文化"? 有赞成者认为,大多数男医生都有良好的职业道德,治病重在医术医德,与性别关系不大。其实,女性是否接受男妇科医生查体,与文化无关,同样也不是怀疑男医生的医德,而只是与心理与观念有关,是对自身隐私下意识的保护。

医生从走进医学院开始,所受的教育就是为患者服务。作为医生,穿上白大褂就没有了性别意识。在医生眼中,患者不论男女老少,其个体特征都是被淡化的。因此女性在男医生面前的尴尬,就很容易被忽视,甚至被视为大惊小怪。从职业角度看,医生的这个想法,或许天经地义,但毕竟又太"职业化",很难为希望"人性化"的患者所认同。所以作为医生,也应理解对方的感受,设身置地为对方着想,更不该指责甚至鄙视患者。

其实,与其只是给患者"洗脑",要其认同异性查体,切莫"讳性别忌医",为什么不能换个思路呢?"职业化"与"人性化"并非水火难容。体检或诊疗时尊重患者个人意愿,保护个人隐私,医院可以提前告知医生性别,让患者有心理准备,然后自己选择。人文是医学的灵魂。医生的"职业化"应更多地体现为德术双馨,而在对待患者的感受上,不妨多些再多些"人性化"。这是一个值得医界思考的大问题。现实生活中常常出现的所谓"两难"问题,也并不是只有非此即彼、不是"你死"就是"我活"。只要有心,多动脑筋,是完全可以让"两难"问题得到两全其美的解决的。

议一议

请从人文角度，谈谈你对此事件的看法。

（二）护理哲理是人文关怀的精髓

整体护理体系的首要内容就是护理哲理。护理哲理作为护理的专业价值和专业信念，是每个护士的行为指南，可以指引护理人员如何确定工作目标和职责行为。例如我们相信：人是一个包括心理、生理、社会与文化各方面的综合体，护理工作应以整体护理为原则。护理哲理在护理工作中的地位和作用表现在：① 确立了护理服务的方向和目标；② 确定了护士行为准则和质量评价标准；③ 确定了护理专业发展的方向和目标。因此，护理哲理的人文精神转化为人文行动，而人文行动体现其价值。

二、人文关怀是整体护理的魅力所在

整体护理体现了护士的职业道德和专业形象。长期以来，中国护理处于功能制护理水平，难以体现护理专业的独立性，难以体现护士的价值与信念。整体护理使护士明确了现代护理观是以病人为中心，考虑病人的反应，用护理程序的手段为病人解决问题，并且通过共同参与理念的制定，追求自己的护理理念——以病人为中心。

读一读

张中南博士（曾获得国际里查德·欧·考那奖）曾说：从 1991—2001 年，我用了整整 10 年的时间在美国进修关节外科和管理。在这 10 年里，我学到了许多 知识，但我感触最深的，还是美国医生对病人的态度。在美国医院里，他们的医疗服务浸透到病人生活中的一点一滴。有一件我亲身经历的事对我震动很大。那时，我刚到美国，除了学习做手术以外还跟教授出门诊。那是一位年收入一百多万美金的知名教授，当他看到病人由于膝关节的病痛不能提鞋时，他很自然地跪在地上帮助病人把鞋子提上。那位教授认为，帮助病人是他的天职。还听说当初桑兰受伤时，桑兰的父母双双赶到美国，看到给桑兰做康复的医生就跪下说："救救我们的桑兰！"美国医生一见此景，立即也给桑兰的父母跪下了说道："谢谢你们对我的信任。"双方这样一跪，就体现了两种不同的医（护）患关系。中国人认为医生是上帝，是救星，高高在上。美国人认为病人高高在上，病人给予了自己的信任，病人是上帝。

链一链

以"张中南"为关键词，搜索"优质护理服务"、"人文关怀"获取更多的相关资讯。

三、人文关怀的架构

1. 人文关怀的内涵 人文关怀包括行为文化、环境文化、制度文化、精神文化。人文关怀的建设必须从此入手：① 行为文化、环境文化：将抽象的护理理念以外在形式表现出来，创建浓厚的文化氛围；② 制度文化：统一护士的服务理念、仪表、修饰行为和服务规范标准；③ 精神文化：护理人员共同信崇的基本信念、价值标准职业道德及精神面貌。

读一读

　　原卫生部部长张文康在 2002 年全国卫生工作会议上指出:"我们有些医疗机构不是缺乏专业知识和技能,而是缺乏人文精神……我们的一些医院,拥有许多先进的医疗设备,但在医疗过程中很少考虑到为病人提供精神上的、文化的、情感的服务。"我们要与洋医院争夺医疗市场,必须把人文关怀融入医疗护理服务的全过程。为此,人文关怀的架构,必须把现代人文融入硬件建设和软件服务,为病人营造一个温馨、舒适的就医环境;必须始终不渝地坚持以人为本,救死扶伤,全心全意为病人服务的宗旨。302 医院是全军唯一的一家大型传染病专科医院。该医院大力创建"以人为本的医疗环境,以人为本的服务模式,以人为本的管理机制"为目标的"绿色医院"。"绿色医院"就是一种人文关怀的服务理念,就是建立一个关心人、尊重人的人性化医疗服务模式。

想一想

　　请为你所在的医院提出人文建设的合理化建议。

　　2. 人文关怀的建构　　人文关怀的核心是尊重病人的生命价值、人格尊严和个人隐私。过去许多医院大多只注重"病"不注重"人",把病人看成一台等待"修理"的机器,把医院看成"修理"病人的车间,这样的医院怎么能让病人放心和亲近呢? 一些医护人员只关注怎样给病人治病,对其心理感受和隐私却很少去考虑。在现代社会里,以人为本的服务理念对护理发展的影响越来越深。人文关怀的重点是注重护理文化建设。人文关怀必须将现代人文融入护理之中,营造高层次的护理服务理念。许多医院重视营造舒适的就医环境。

读一读

　　例如解放军 304 医院急救部率先在每个诊室都安装拉帘,抢救间和留观病房每张病床的周围也都有布帘帏幔,遮挡住了病人的隐私,使病人有一个相对封闭的空间。国际综合关怀理念也走进中国。20 世纪 90 年代初,WHO 艾滋病全球规划小组提出了多学科相结合,为 HIV 感染者、艾滋病病人及其家人、社区提供关怀与支持的综合关怀概念。我国制定实施艾滋病病人综合关怀策略,在云南、四川开发并探索了对艾滋病病人及 HIV 感染者关怀模式,目前社区关怀试验已取得初步成效。

　　例如广州、北京等城市出现彩色医院替代传统的四白落地;解放军 304 医院在急救大厅播放舒缓、优美的背景音乐,缓解和释放病人高度紧张的心理;北京医院春节期间在急诊楼门上贴出对联:"平安二字值千金,和顺满门赢百福",横批"出入平安"。浓厚的文化氛围体现出对病人的温情。

　　3. 人文关怀强调护患沟通　　病人是一个特殊的群体,情感脆弱,需要更多地关怀。护理人员应该加强与病人的沟通,为病人提供更多地治疗之外的服务,体现护理人员的仁爱之心。

读一读

例如北京友谊医院在该院门诊大厅主任值班台和3楼导医台，常年活跃着一支由16名退休干部组成的导医小组。两年来共接待各种咨询10万余人次。其中门诊主任值班台接待问路、问事37 613人次，医疗咨询4 848次，接待投诉408人次，表扬12件。又如解放军302医院的一位来自河南的病人要出院了，主治医生和病房护士不但把他送到了病房大楼门外，而且反复叮嘱一些出院后的注意事项。这位病人被感动得热泪盈眶："我会永远记住这所医院的！"

忆一忆

回顾你所在的护理团队为患者做了更周到的服务。

4. 人文关怀体现在护理服务的全过程　人文关怀要使病人感觉就医方便、舒适、满意，这已经成为许多医院的共识。

读一读

例如有的医院在门口设置导医，为就诊的病人提供服务；有的医院把急救绿色通道延伸到病人的家中；有的医院为病人开通了免费健康班车；有的医院有专门护理员全程免费陪同行动不便的老年病人、危重伤病员就医等。解放军304医院为病人营造了温馨舒适的就医环境：急救部两个可同时容纳32位病人的输液大厅，配备了全新的软式皮椅，病人可以自由调节靠背角度，非常舒适。急救部中央大厅为陪护人员开设了休息区，24小时供应开水，还备有一次性水杯、小食品和书报等。厕所实行"星级管理"，没有难闻的气味。洗手水龙头红外线控制，不用担心交叉感染。这些服务措施似乎都是一些很不起眼的小事，但其中折射出以人为本的服务理念。

读一读

好医生的标准

最近，一个关于武汉儿科医生"红黑榜"的帖子在网上流传。上万名妈妈根据带宝宝看病的经历和体验，列出了武汉各大医院儿科的"好医生"和"坏医生"，吸引了数十万网民阅读。如今，这个帖子成为很多妈妈的"看病指南"。

那么，一个民间版的医生"红黑榜"，为什么如此受追捧？说到底，是因为真实可信。与很多官方评选的先进榜相比，这个"榜"不教条、不粉饰、不冷漠，都是用真人真事说话，因而更有亲和力和可信度。

也有人认为，这个"榜"都是凭个人主观印象给医生打分，缺乏专业视角，很可能有偏颇之处。应该承认，一个由网民口碑形成的"红黑榜"，难免有这样那样的缺陷甚至是错误。但是，这并不影响其存在价值和社会意义。过去，医生的技术和品行主要靠病人口口相传,传播范围有限;如今,在"人人都有麦克风"的网络时代,每个病人都是"公民记者",医生的一举一动,都会成为博客、帖子的题材。因此,一个医生要想获得公众好评,唯一的办法就是善待病人。

医学的本质是人学,它是一种善良人性和友爱情感的表达。科学求真,艺术求美,医学求善。自古以来,行医都被称为仁术。现代临床医学之父威廉·奥斯勒认为:"行医是一种艺术而非交易,是一种使命而非行业。"所以,无论在世界任何地方,好医生的标准都是一致的,那就是"为病家谋幸福"。因为,医生本来就是为病人而存在的。如果没有病人,就不会有医生。

作家陈祖芬曾写过一篇题为《当看病成为温暖享受》的文章,记录了她在美国哈佛医院看病的感受。由于医生无微不至的关怀,以至于她竟然不愿离开医院,甚至觉得"对医院欠下人情债"。相比之下,中国人到医院看病,谁曾有过这样的美妙感受呢?在很多时候,冷漠与傲慢,成为医生的流行表情。诊室里,常常会有这样的情景:病人恭敬地递上片子,医生接过片子,眼睛根本不看病人,边看片子边问:"怎么了?"于是,病人诚惶诚恐地叙述病情,而医生则低头开单,似听非听,最后来一句:"先去化验吧。"直到病人离开,医生都没有看一眼病人。一个把病人当成机器的医生,即便有妙手回春之力,谁又能说他是好医生呢?

其实,老百姓求医看病,除了希望解除生理上的疾痛,更希望得到医生的情感关怀。哪怕只是一句温暖的问候,一个真诚的眼神,一个亲切的手势,就足以令人感动。对于病人来说,医生虽不可能治愈所有疾病,但至少要有一颗仁慈的心,不乱开药、不乱检查、不胡折腾。然而,就连这样简单的要求,在很多时候竟也成了奢望,这确实是医学的悲哀。事实上,医术固然重要,但由于医学的局限性和疾病的复杂性,患者很难对医术作出判断。这正如北京协和医院郎景和教授所说:"再年轻的医生,在病人眼里也是长者;再无能的医生,在病人眼里也是圣贤"。因此,作为病人,往往更看重医生的人文修养。人文修养虽然无形,却隐藏在医生的一颦一笑、举手投足之间。没有它,医生就成了修理匠,手术刀就成了屠宰刀。

一张"红黑榜",如同一面镜子,照出了老百姓对好医生的期盼。也许,好医生的标准有千万条,但归根到底就是一条——善待病人。

议一议

从民间版好医生标准中,你解读出哪些有价值的信息?

第十八章　职业沟通——护患沟通艺术

内容摘要

简述沟通的基本概念和基本原理，论述护患沟通的主要内容和基本方法。

◇ **认知目标**

    1. 识记沟通的含义、作用。

    2. 了解语言和非语言沟通的特点。

◇ **能力目标**

    1. 熟悉护患沟通的主要内容。

    2. 掌握护患沟通的基本方法。

◇ **情感目标**

    初步体会沟通过程的人文关怀的情感。

读一读，悟一悟

[场景一]

一个病人去看心内科门诊，拿着几大本心电图给 A 医生。病人说："我在单位体检时查出有早搏，去了好几家医院，做了好几本的心电图，就是治不了根。"

A 医生问："查出有其他心脏病吗？"

病人说："没有。"

A 医生说："那不用治，你这是良性早搏。"

病人说："但我很担心。"

A 医生有些不耐烦地说："没事，良性早搏一般不需要吃药。"

病人将信将疑地离开了，A 医生觉得病人大惊小怪。A 医生肚子里一堆关于"良性早搏不能滥用药"的知识也只简化为两句话："你这是良性早搏"，"良性早搏一般不需要吃药"。

这两个人显然都在自说自话，结果两个人都很懊恼。

[场景二]

如果换成两个知道点沟通技巧的人，情景会变成：

病人说："我在单位体检时查出有早搏，去了好几家医院，做了好几本的心电图，就是治不了根。"

B 医生问："我能理解你的苦恼。你这种情况不少见，你查出有其他心脏病吗？"

病人说："没有。有没有其他心脏病和早搏有什么关系？"

B医生说:"是这样的,没有器质性心脏病的早搏一般没什么事,又叫良性早搏。良性早搏一般没有明显的症状,也不需用抗心律失常的药。有时候,过度治疗反而会产生医源性症状,让你焦虑。用药越积极,精神压力更重,症状反而越明显。"

病人说:"但我还是很担心。不吃药能自己消了?"

B医生说:"你知不知道? 美国使用抗心律失常药物导致的意外死亡大大超过其民航空难与战争中死亡人数的总和。从今天开始,不妨把你关心早搏的精力放在其他更有意思的事上。正常生活、正常工作,每年来复查一次。"

病人的疑虑被打消了,B医生也让病人理解了不用药的意义。

第一节　沟通的基本性质

一、认识沟通,善于沟通

(一)人际沟通含义

人际沟通是人际交往的起点,是建立人际关系的基础。人际沟通就是人们运用语言符号系统或非语言符号系统传递信息的过程。把人的观念、思想、感情等看作信息,人际沟通就可看作信息沟通的过程。这种观点使之可以用信息论的术语来解释人际沟通的整个过程。

读一读

医生与家属对话

家属:"医生,我妈今天怎么又咯血了?"

医生:"病情还没稳定,出血的可能性还是存在的!"

家属:"难道就没其他办法了,让她一直在咯血。"

医生:"我们已经把最好的止血药用上了!"

家属:"昨天不是止牢过吗? 你们现在用了什么药? 是不是早上用的药促使出血?"

医生:"你妈的基础疾病是矽肺,局部肺硬化处出血,想立即把血止牢不现实,治疗过程中不断再出血的可能性还是存在的,而且目前也没特效的治疗方法。"

家属:"那就由她这样一直出血吗?"

医生:"药已经是最好的在用,真的止不住,我们也无能为力。还要进一步看病情怎么发展。"

家属顿了顿,回病房后又折回医生办公室。问:"我妈吃不下东西,是这药用的缘故吗?"

医生:"吃不下,就先不吃吧。总不能硬喂她吃吧!"

家属:"吃不下,咳着血,那她这样不是很难恢复。这药是不是影响了她的胃口。"

医生:"她病着,胃口肯定不好,为维持生命的,我们暂时用液体补上。"

家属:"那只能先这样了!"

医生:"嗯!"

议一议

你对医生与患者家属的这段对话,有何感想?

（二）人际沟通特征

那么,护理工作中的人际沟通又有哪些特征呢? 概括起来,主要有三个方面:

1. 目的性　实现组织目标是护理工作中人际沟通的唯一目的。它既不是亲朋好友间的客套、寒暄,也不是旅途客栈中客人之间海阔天空、漫无边际的神侃瞎聊,而是有的放矢,围绕组织目标的实现进行的信息沟通。

2. 客观性　护理工作中的人际沟通,信息必须是客观、真实、准确的,而不是编造、夸大、歪曲的。否则,沟通就会导致决策失误和思想混乱。

3. 多样性　护理工作中的人际沟通没有固定的模式,诸如指示、会议、电话、QQ、E-mail、信访、问卷、访谈等,都是常见的沟通形式,在不同的情况下起着不同的作用。采取哪种形式,应具体问题具体分析。哪种形式有利于实现沟通目标,就采用哪种形式。

小贴士

人际沟通学科框架

沟通的知识论域包括:谁在沟通? 沟通内容? 如何沟通? 沟通形式? 沟通目的? 与之相对应的知识模块——沟通的主体是人,沟通的内容是信息,沟通的手段是语言和非语言,沟通的形式是听读说写,具体表现形式是倾听、交谈、演讲、阅读与书写、人性化护理,等等。

二、生命有限,沟通无限

（一）人际沟通目的

沟通无处不在,无时不有。传播学有句名言:The quality of life is the quality of communication. 但沟通太平凡了,就像水和空气一样。我们思考这一问题,往往是因为遇到了麻烦:朋友生气地离别,生意谈不成功,爱情关系告吹,等等。在这种情况下,应"做什么"、"怎样做"? 也许,我们用在思考怎样成功地进行沟通以及如何改善人与人之间的关系上的时间是最少的。

护士和病人是以沟通作为载体,反映护士的职业形象,传递护士的人文关怀。护患沟通研究的核心是如何掌握并运用语言和非语言技巧,创造和谐的护患关系。

读一读

医学之父希波克拉底在 2500 年前讲过一句名言:医生有三大法宝,第一语言,第二药物,第三手术刀。医生的语言能治病也能致病。

"五心"病人"五等"医生。甲等医生态度最好,对病人如亲人,病人感到很亲切,很舒心;乙等医生把病人当熟人,病人很放心;丙等医生把病人当病人,对病人一片同情,很认真、友善,病人很安心;丁等医生把病人当路人,对病人冷冷淡淡、少言寡语、不阴不阳,病人看完病处方都拿上了,大夫还不知道是男是女,他没抬过眼皮,没说过一句话,病人寒心;戊等医生把病人不当人,居高临下,盛气凌人,斥病人,训病人,病人不但没看好病,反倒添了病,病人伤心。

我国著名心血管病专家、健康教育专家洪昭光先生叙述:一个医生,三句话说死了一个人。第一句:"你的病呀,来晚了。"病人一听就急了,赶紧求他:"大夫呀,我们大老远慕名而来,求您想想办法吧。"这时,大夫来了第二句:"你这个病呀,没治了。"病人又求他。大夫的第三句话是:"你早干吗去了?"病人听完这三句话,好像一盆凉水兜头浇下,心想完了! 他眼皮耷拉着,头都抬不起来了。回到家,家人一看他这样子,忙问这是怎么了。病人说:"大夫说了,我来晚了,没治了,我早干吗去了。"他上午 11 点半离开诊室,下午 4 点嘴唇发紫,晚上 8 点进急诊室,第二天凌晨 2 点去世了。

良言一句三冬暖,恶语伤人六月寒。语言不是蜜,可比蜜还甜;不是毒药,但比毒药还毒;不是花,却比花还美;不是剑,可比剑还要锋利。刀子伤人,伤口一周就能愈合;语言伤人,有的一辈子都无法愈合。

议一议

护患沟通对优质护理服务与病人满意度的影响。

(二) 人际沟通作用

1. **生存必须沟通**　沟通对于我们的成功是最为重要的,如找到一份理想的工作,找到一位心仪的爱人,找到一位目标客户并如愿以偿地签约,等等,都离不开沟通。所有的成功离不开沟通,沟通在我们的所有领域都是至关重要的。人是社会的动物,社会是人与人相互作用的产物。马克思指出:"人是一切社会关系的总和。""一个人的发展取决于和他直接或间接进行交往的其他一切人的发展。"因此,沟通能力是一个人生存与发展的必备能力,也是决定一个人成功的必要条件。

2. **社会活动需要沟通**　在社会生活中,一个人不可能脱离他人而独立存在,总是要与他人进行接触交往,建立一定的人际关系。特别是在现代社会中,人际关系状况已经成为影响人的重要因素。美国著名人际关系专家戴尔·卡耐基说过:一个成功的企业家只有 15% 是靠他的专业知识,而 85% 是要靠他的人际关系与领导能力。所以说,现实的实践活动需要有一定的沟通。

读一读

有几个人要被关进监狱数年,监狱长允许他们每个人只提一个要求。

美国人爱抽雪茄,要了箱雪茄。

法国人最浪漫,要一个美丽的女子相伴。

而犹太人说,他要一部与外界沟通的电话。

数年过后,第一个冲出来的是美国人,嘴里鼻孔里塞满了雪茄,大喊道:"给我火,给我火!"原来他忘了要火了。

接着出来的是法国人。只见他手里抱着一个小孩,美丽女子手里搀扶着一个小孩,肚子里还怀着个小孩。

最后出来的是犹太人,他紧紧握住监狱长的手说:"近年来我每天与外界联系,我的生意不但没有停顿,反而增长 200%,为了表示感谢,我送你一辆劳施莱斯!"

议一议

请说说,沟通在临床护理中所体现的价值。

3. 职业工作需要沟通　　各行各业,无论是会计、社会工作者、工程师,还是医生、护士、教师、推销员,沟通的技能非常重要。

读一读,悟一悟

据权威的 1995 年英文版《工商管理硕士就业指南》所载,经过对全球近千家单位的调查分析,在 10 项 MBA 才能指标中,最为重要的三种能力是分析判断能力、商业经营思想、良好的沟通能力。

美国普林斯顿大学曾对 1 万份人事档案进行分析,其结果发现,"智慧"、"专业技术"和"经验"只占成功的 25%,其余 75% 决定于良好的人际沟通。

哈佛大学就业指导小组 1995 年调查结果显示,在 500 名被解职的男女中,因人际沟通不良而导致工作不称职者占 82%。

日本企业之神、著名国际化电器企业松下电器的创始人松下幸之助有句名言:"伟大的事业需要一颗真诚的心与人沟通。"松下幸之助正是凭借其良好的人际沟通艺术,驾轻就熟于各种职业、身份、地位的客户之中,赢得了他人的信赖、尊重与敬仰,使松下电器成为全球电器行业的巨子。

4. 身心健康需要沟通　　与家人沟通,能使你享受到天伦之乐;与恋人沟通,能使你品尝到爱情的甘甜;在孤独时,沟通会使你得到安慰;在忧愁时,沟通会使你得到快乐。英国著名文学家、哲学家培根有句名言:如果把快乐告诉朋友,你将获得两个快乐;如果你把忧愁向朋友倾吐,你将被分担一半忧愁。

读一读,悟一悟

　　伦敦有位年轻的小伙子,是一所大学里的学生,租住在一家公寓。他租住后不久,来了一位年轻的姑娘,就租住在他隔壁。那姑娘长得很美,有着天使一般的容颜,深深地打动了小伙子的心。他每次上楼下楼都能遇见她,在不知不觉中,他爱上了那姑娘,可他一直找不到借口与她相识,因而他觉得很痛苦,郁郁寡欢。圣诞节到了,小伙子一个人待在房间里,举目无亲,寂寞难挨。

　　忽然,他听见隔壁房间传来了咯吱咯吱的声音和阵阵喘息声,连续了很长时间。那姑娘欢快的呻吟声响和床架咯吱咯吱声一直没有停止。小伙子想到自己正在孤独悲伤,而那姑娘却在男欢女爱,这深深地刺伤了他那颗沉浸在沮丧之中的心,使他感到人生彻底地绝望了。最后,他找了一根绳索,自悬于梁上,告别了人世。

　　第二天,人们发现,就在那个圣诞节之夜,不仅那个小伙子,那个姑娘也自杀了,是吃砒霜死的。小伙子听到的那些响声,是砒霜毒性发作姑娘挣扎时发出的,他完全误解了那些声响的性质。姑娘的桌子上有一份遗书,遗书上说,她实在忍受不了这份孤独,在这个世界上,没有人关心她,尤其是在那个美丽的圣诞节之夜。

　　尽管人们一直在沟通,但并不总是有效的。有效地沟通是必须习得的。

三、非语言比语言更重要

(一)非语言沟通作用

　　给别人留下第一印象,大约需要 10 秒的时间。而这个第一印象很大一部分来自你的仪表。遵循下列一些经验之谈,保持最佳外表就会成为你的日常习惯。

　　在面对面的人际沟通中,大约 65% 的"社会含义"是通过非语言符号表达的。人们认为,非语言沟通的重要性甚至超过语言沟通。非语言沟通对医务工作者来说非常重要。

读一读,悟一悟

　　我国传统医学诊断要靠"望、闻、问、切"4 种方法。其中"望"诊,实际上就是观察病人的眼神、面部表情、体态动作等的表现来判断病变部位和病情轻重的。中医学上讲望神,首先是看眼睛,一般来说目光神采奕奕、面色润泽、神情爽朗,是精神充沛的表现,叫做得神。如果目光无光彩、面色晦暗、神情呆钝,是精神萎靡不振的表现,叫做失神。

　　中医还讲究望形态,形是体形,态是动态,看病人身体强弱,推知病情进退。在治疗过程中,病人可以表现各种不同的动态,掌握了这种规律,可以推测病理的发展和转归。例如,"吐舌"与"弄舌",舌伸长而驱缓的,叫"吐舌";舌微出口外,立即收回口内,或舌舔唇上下或嘴角的,叫"弄舌"。

　　护患双方恰当地识别对方的非语言极为重要。对病人来说,其意义在于得到更准确的护理,获得更好地理解和帮助;对护士来说,则是在满足病人的要求上,进行了恰当、准确的护理。只有在这种情况下，护理工作才有治疗意义和合乎人道。这两者在护患环境中，都是绝对必要的。

一般来说，病人往往都要向护士做出各种暗示。只要护士和病人在一起，就会看到这种周而复始的非语言沟通。病人的非语言表示，引起护士非语言的反应，并参与这种动态的交往活动。

病人的非语言行为跟语言表达具有同等价值。因为病人同样可以用非语言向护士表达自己的疼痛、思想顾虑以及某些禁忌，所以，在护理工作中，病人的非语言表达以及病人和护士之间的非语言表达是无止境的。

无论对新护士，还是对训练有素的老护士，非语言行为都是护士和病人进行沟通的重要方面。她们可以运用诸如触觉、视觉、声音、身体动作、面部表情和其他不同方式。总之，非语言行为在同病人沟通的总网络中是最好的一部分。

尽管如此，非语言因素作为沟通系统中的信息，往往不被人们所注意，或者不易为人们所辨认。因此，要求护士高度注意识别自己和病人的非语言行为。

（二）非语言沟通的应用

1. 建立护患关系　护士和病人双方在通过非语言渠道交换着信息。任何时候，只要发出或接收非语言信息，消息就会得到传递。作为欢迎、关怀或绝望的信号而表现出来的消息，最初常常以非语言形式表现出来。护士和病人也通过回避视线接触、有限的面部表情和保持一定距离的身体动作，提供他们的非语言行为信息。双方相互"发出"和"接收"信息。例如，当护士说"丁先生没说什么，但我觉察到他不舒服"时，非语言信息就是由病人发出而由护士接收的。在此情况下，护士就可以把信息发回给病人，说明她感到情况有些不正常。这一具体事例反映了在护士和病人之间，在循环不已地进行着非语言对话，这种非语言沟通的对话，是由护士或者病人把代码译成具有一定含义的信息进行的。

护士跟病人开始建立联系，或者第一次迎接病人时，双方都会有些非语言表示。他们都在辨认并沟通彼此间的非语言信号。例如，护士常常用眼神来迎候病人。如果觉察到她的目光为病人所回避，就可能决定用其他非语言沟通方式，如用接触的办法去接近病人。

病人初次就诊时往往很少说话，直至双方初步建立信任关系后，情况才会改变。温和安详的抚摸或视线接触，有助于病人解除紧张情绪，感到对方的关心。特别是语言信息还没有交换时，尤其如此。面部表情，通常是微笑，可以帮助病人镇静下来，建立起良好的护患关系。护士主动用自己的身体、眼睛和触觉，向病人表达她们的爱护和关心。这种初步联系是彼此非语言沟通的良好开端。

不论短时间的门诊还是护理长期住院的病人，护士为了保持同病人的关系，都在继续不断地利用非语言行为。例如，抚摸疼痛部位可以使病人得到安慰。搓背和"按手"式的接触可以鼓舞病人,或者缩短病人与护士之间的社交距离。

当我们观察护士和病人之间的紧密关系时,就会注意到在沟通和建立依赖关系的过程中,非语言行为所起的重要作用及其对护理工作的影响。特别是在护理新生婴儿和儿童病人时,对其非语言行为更应注意。同样,在精神病护理环境中,护士和病人双方之间的活动和表意性行为,都超过语言信息所能表达的内容。对产妇来说,目视、手触是护士和她们之间的主要非语言沟通方式。

2. 作为治疗的重要手段   护士以非语言方式所表达的照顾和关心,在特定时间和特定情况下,对病人是有治疗意义的。就抚摸和亲密的身体接触来说,这对初学步的婴儿和产妇来说尤其重要。即使当病人表示要离开、回避联系或者保持一定距离的非语言信号时,护士也知道何时停止接触。因为护士很了解病人,知道哪些情况要求不同类型的非语言鼓舞,也知道在哪些情况下,病人不要求照顾和帮助。

当某种关系结束时,护士和病人双方常常是要说话的,但只是说话往往还不能表达出感谢或者关怀的感情,视线接触、抚摸和面部表情等非语言表达方式,常常用于表示治疗关系的结束。例如,悲痛的父母和夫妻都用非语言形式感谢护士对其子女或家属成员的关怀。他们使用诸如抚摸和长时间的视线接触等亲密的身体接触和安慰表情,向护士感谢,并结束这一段关系。在护士与病人往来期间,如果护士感到已经正确地领会到病人的非语言暗示,她就会感到在给病人以适当的关怀和鼓舞方面,已完成了自己的使命。反过来,病人也会感到他已经被很好地了解,并受到很好的照顾。

在许多临床环境中,护士只能通过非语言行为同病人进行沟通。对幼儿、隔离的精神病病人、早期恢复阶段的气管手术病人或者半昏迷病人,都要求加强非语言的观察和非语言帮助。对这些病人来说,非语言沟通高于一切。当一方或双方不能进行语言沟通时,它有助于把沮丧情绪降到最小程度。通过强调和提高对非语言信号的观察技能,护士可以增加她的资料储存,提高信息汇总技术。

3. 医护沟通   在医护人员的相互沟通中,非语言沟通也受到关注。医护人员由于工作繁忙而没有时间深谈,他们之间的沟通常受到限制,或很简短。在这些情况下,非语言沟通增补了语言沟通的效果,加强了相互间的理解。另外,例如在某些紧急情况下,如抢救心绞痛病人时,两个医务人员常通过快速的一瞥或面部表情完成非语言沟通,以相互分忧解难。

第二节   护患沟通和谐关系

一、护患沟通主要内容

主要内容包括基本服务标准、工作流程、基本服务等内容。

1. 规范基本服务标准 从病人进院到出院各个主要环节的基本服务标准。例如:某医院就规定护患沟通必须做到:一个要求:要求护理人员多听病人说几句,多对病人说几句。两个掌握:掌握病人的病情变化、检查结果、治疗情况;掌握病人的 医疗费用情况。三个留意:留意病人及家属情绪的沟通后的变化;留意病人及家属对疾病认知及医疗的期望值;留意医务人员精神状态,学会自我控制。四个避免:避免使用刺激性语言和词汇;避免使用使对方不易理解的专业词汇;避免刻意改变和压制对方情绪;避免强迫对方接受事实。五个沟通方式:预防性沟通;交换性沟通;集体沟通;书面沟通;协调统一沟通。

2. 规范工作流程、基本服务内容 制定从病人进院到出院各个主要环节各项技术操作时的工作流程、服务规范及服务标准。例如:门诊设立导医岗位,病区护士、手术室护士必须介绍的事项,诊疗护理、出院健康指导的基本内容。

🌷 读一读

小王端着治疗盘刚到护士站,正好看到一位带气管套管的病人在用医院的精字处方(一种专用于精神药品的处方笺)涂涂画画。出于对处方管理的责任感,小王没来得及向病人做详细解释说明,急忙将病人手中的处方拿走。结果导致该病人的不理解,情绪激动大声吵闹,甚至写字辱骂小王。

护理工作经验丰富的小李见状,连忙将小王推开,耐心而礼貌地安抚说:"对不起,请您不要着急,您有什么问题我们一定尽力帮助解决。"病人显然被激怒了:"处方不是我自己拿的,是门诊的一位医生交代事项时顺便给了几张,我用它写字又有什么关系?"

小李把病人带到诊察室,示意病人坐下:"我很理解您的心情。"稍微停顿了一会儿,见病人已经安静下来,继续说道:"但是,您可能还不知道,医院对处方的使用范围有严格的管理要求,尤其是精字处方是不能随便作其他的用途……"

病人开始小声嘀咕:"我现在做了手术后暂时不能讲话,只能写字,而原来买的写字板又太大,不方便随身携带。"

小李立刻意识到护士小王在收回处方时解释不够,不了解病人为什么要拿处方私用,连忙接过话头:"是我们工作做得不细致,没有考虑到您的困难,请您谅解。现在,我就去给您拿一本我们自制的小本子,便于您随时使用。"说完马上到护士办公室拿了一个专供病人进行书写沟通的小本子交给病人。

病人(情绪好转):"谢谢你帮我解决了实际问题,刚才我的态度不好,讲了一些不该讲的话,希望你们不要放在心上。"

小李会心一笑:"没关系,只要您能够满意,我们就放心了。以后您如有什么困难,请随时找我们,我们一定会尽力帮助您的。"

病人:"好!再次谢谢你。"

二、护患沟通,和谐护患

🌸 **读一读,悟一悟**

　　美国一位护理系的学生实习时,在日记中记录过这样一个真实的故事。在她要护理一位病人时,她先看到的是一条假肢,黑色,假肢上穿着一只红袜子,于是她便知道她将护理的是一位黑人妇女。病人因糖尿病已失去一条腿,她的性格孤僻,很少有探视者,大家觉得很难与她交往。可那只红袜子对这位学生却很有触动,因为她看到了这位黑人妇女顽强的意志,在病魔折磨下,她仍在追求美! 那天她帮她洗澡,她们谈着,笑着。老太太告诉她,她已经好长时间没有这样开心地笑过了。两天之后,病人离开了人间。亲爱的同行朋友,你会注意到那只红袜子吗? 你会从一只红袜子上看到病人的追求和需要吗? 那只红袜子会使你感动吗? 如果是,你也一定是一位具有爱心和责任心,能鼓舞病人战胜疾病信心的护士。

　　(一) 护患沟通的宗旨

　　增强病人战胜疾病的能力,这是有效沟通的宗旨。护士要对病人负责,对他们的生活产生积极的、正面的影响。因此,要让病人尽可能地了解自己所患的疾病,提高自我护理的能力;在知情的情况下,参与疾病的治疗和对治疗方案的选择和决定。知道病情的病人最需要的是和周围人的沟通。通过沟通可以减轻病人的心理压力。因此,护士要设身处地地给病人以同情、理解和接受他们的感受,营造一种能够让病人倾吐心中的不安、焦虑或恐惧的氛围,而不应只是简单地敷衍了事地说教病人要如何坚强,以避免阻断护患之间的沟通。

　　护士所看到的不应仅仅是病人的疾病和疾病在病人身上的具体表现,更应看到病人是一个患病状态下的独特的个体。因此,来到护士面前的病人不是心肌梗死、脑中风或者肺气肿。虽然他的机体的某个或数个部位患有疾病,他看上去那样虚弱、无助甚至无力,但他曾经是一个生机勃勃、有作为的人,而且至今仍然是有着不同追求的人。认识到这一点,会增强护士通过沟通提高病人的应对力量和能力的信心,护士会更容易发现病人的闪光点,从而以一种积极、乐观、向上的态度与病人去沟通,以满足病人的需求。

　　(二) 护患沟通的原则

　　护患之间的沟通是护理的一个重要部分,护士在护患之间的沟通中起主导作用。护患沟通的质量与护士的态度,以及护士对沟通知识的认识和运用直接相关。因此,在这一过程中,护士必须从职业的高度来认识沟通,态度诚恳、平易近人,有帮助病人减轻痛苦和促进康复的愿望和动机,并且能够灵活运用有效沟通的原则。

　　1. 文化敏感　　沟通与文化休戚相关。人是文化的载体。文化包罗万象,无时不在。风俗、习惯、饮食、衣着、交谈的言语、使用的身体语言(体语)等都是文化,而思维方式是文化的核心。"把握了一个民族的总的思维方式和价值倾向,便容易理解和解释许多其他层次的文化现象。"无疑,这点对于临床护理有效的沟通有着直接的影响。护士要同来自不同民族、不同阶层、不同职业、不同年龄的人(病人和健康人)接触,为他们提供健康服务,以期对他们的生命和生活质量产生积极的影响。因此,对民族、群体、个人不同的文化差异不敏感、掉以轻心或缺乏了解会妨碍沟通,造成误解。护理是对人的身与心的整体护理,最有效的沟通是心与心的沟通。缺乏爱心,不能移情,不能设身处地,没有对人的洞察力和深入人的主观世界的能力,就不能真正地做好护理。

2. 以病人为中心　为了达到治疗的目的,病人要遵护嘱。但护患之间的关系是平等的,护士不要潜意识里把自己放到支配地位。一切以病人为中心,是沟通中要遵循的重要原则之一。如果护士时时处处把病人视为一个完整的、有独特个性、有尊严的个人,她就会自觉尊重病人的权利和隐私,设法满足他们的需求,有效地帮助病人进行治疗并恢复健康。反之,如果护士只注重要完成的具体的工作任务,潜意识里就会把病人当作病例,看作疾病,甚至是执行护理措施的对象,完成任务了事。

3. 建立促进治疗的合同关系　护患关系是通过协商、达成共识的一种合同关系,这种关系以职业为基础,要求护士对每一个病人坦诚相待、一视同仁。同时,护士与病人的沟通要针对治疗目标,交往要有度,不能添加个人的喜怒好恶,在护理病人的过程中不允许发展私人友谊。

4. 宽容和接纳　护士的工作是对病人的身与心、体与灵的护理。没有宽容和接纳,沟通只能在表层进行,就不能胜任护理这一崇高的事业赋予的使命。疾病使病人的身体和精神发生了变化,他不再是正常情况下的自己,有时会变得焦虑、狂躁、忧郁、蛮不讲理,甚至会对护士横加挑剔。如果护士不能宽容和接纳你的病人,会使得沟通很难进行。这时通常的一些沟通技巧在临床上可能是不实用的。如果日常生活中有人用言语伤害你的自尊,有意贬低你,你要用冷静沉着的口吻,友好地告诉他你的感受,使对方不能继续对你无理。可是护士对你的病人却不能这样,因为他并不一定是在针对你,他可能只是在发泄,护士只不过成为了他消极情绪的发泄对象。因此,护士不应感到自尊受挫而反应过度、针锋相对,而应洒脱和宽容。从他的无理中看到合理的一面,从他的冷淡中感受到他的孤独,从他的尖刻中了解到他的无奈,从他的冷酷中看到他的软弱。用护士的爱心、尽职和真诚的努力使病人感受到护士在为他排忧解难。因为疾病给病人带来的伤害往往不仅仅是身体上的痛苦,还包括心理上的痛苦、社会上的痛苦。"事实上,你绝不能拒绝你的病人,即使你可能不会容忍或接受他的行为。"

护患沟通水平是护士职业能力的重要标志。世界医学教育联合会《福冈宣言》指出:"所有医生必须学会沟通和处理人际关系的技能。缺少共鸣(同情)应该看作与技术不够一样,是无能力的表现。"

读一读，想一想

有位记者朋友讲述了自己 10 年前的一段经历：

"那时我在一家大医院等待着自己的小宝贝出生。病房里住着 4 位与我一样即将分娩的产妇。恐惧，加上宫缩阵痛、其他待产产妇的呻吟，我的心情坏到了极点。此时，我多需要一句安慰的话啊，哪怕是一个同情的目光。可是，护士熟视无睹地走来走去，还时不时地申斥喊叫声大点的待产妇。也许是因为早已看惯了待产妇们的痛苦，两位不知是护士还是助产师的'白大褂'，手插在衣兜里自顾自地闲聊着。那时，我烦透了这些同样是女人、同样要生孩子的'白大褂'。"

"正当我痛不欲生的时候，病房的门开了，走进一位年纪大的护士——后来才知她是退休后被医院返聘回来的护士。她径直向我走来，轻轻地摸着我隆起的肚子，同情地说：'再忍一忍，过了这一关，做了妈妈就好了。'这句话让我感动万分。现在即使在大街上迎面碰到那位老护士，恐怕我也认不出了，但 10 年前她的那句体贴的话，还有她那同情的眼神，却能让我记一辈子。"

（三）和谐护患关系

护患关系指在特定的条件下，护士通过医疗护理活动与患者建立的一种工作性关系。护患关系是护士人际关系的主体，也是护士职业生活中最主要、最经常的人际关系。护患关系有别于其他人际关系的显著特点是它是患者在就医过程中形成的、相对短期的帮助与被帮助的关系。在护患关系中，护士与患者之间可以相互影响，但是这种影响不是对等的。患者到医院接受治疗，处于接受帮助的地位，护士通过其掌握的医疗护理知识为患者服务，处于帮助患者的主动地位，并不断影响着患者的行为、情绪等。护患关系的实质是满足患者的需求，一旦患者的这种需求不存在了，护患关系也就结束了。同时，护士还是护患关系后果的主要责任承担者，其行为在很大程度上决定了护士在这一人际关系中承担更多的责任和义务。护患关系的最终目的是减轻痛苦，保持、恢复和促进健康，提高生活质量。

护士在护患沟通中必须考虑病人的需求、确保信息畅通——不通则痛，通则不痛，建立和谐的护患关系。构建和谐护患关系要求护士尊重患者，平等待患；建立同感心，富有同情心；加强护患沟通，增进相互信任；强化业务学习，提升专业技能。当前，护士视角下的和谐护患关系要求护士树立人文服务理念，重视情商培养，加强礼仪培训，提升沟通技能。

读一读，悟一悟

美国护理学院协会对护理本科生能力的培养提出了八个方面的要求：即逻辑性思维、独立工作能力、沟通能力、与人相处能力、推理能力、学习应用能力、世界性知识、形成生活价值及目标和领导能力。其中，沟通能力、与人相处能力是人文关怀的基本能力。护理的有效性不仅仅在于打针、发药，而在于能够提供以知识为基础、以信息为参考、以伦理为准则、以病人为中心、以人为本、以逻辑性的临床判断及处理临床问题的行为。

1. 传递人文关怀 在以病人为中心的整体护理中,人文关怀意识就是要求每一位护理人员具备高尚的道德修养,忠于护理事业。人文关怀意识所折射出来的是一种文化的精神,它体现在对健康的执著追求,对疾病与痛苦的重视和关切,对病人高度热忱、爱护与尊重,对护理工作严肃认真、充满乐观与自信。护士的职责就是将人文精神贯穿到护理活动的始终。可以说人文精神服务意识的强弱取决于护理人员知识、修养、事业心、责任感和人格的完善程度。

在护理实践中,人文精神集中体现在对病人的价值,即对病人的生命与健康、病人的权利与需求、病人人格和尊严的关心和关注,它既可体现为整体护理内外环境所需的人性氛围,也可显现为护士个体的素养和品格,它是一种对护理真善美追求过程的认识和情感,也是一种实现人性化护理服务的行为和规范。美国的一项民意测验显示,美国民众对护理的积极评价高达90%,他们认为护士职业是最值得信赖的,这种极高的信誉是和美国护理事业的发展和追求分不开的。

2. 以人为本 整体护理以人为本,强调以人为中心、以病人的利益和需求为中心,把病人看成具有生理、心理、社会、文化等各种需要的整体的人,它是对病人系统、全方位的护理。整体护理在关注病人的疾病,注重对疾病康复功能护理的同时,更关注患病的病人,关注病人所处的家庭和社会环境,注重病人心理需求的满足和人格尊严的完善。莱宁格认为护理的本质是文化关怀,关怀是护理的中心思想,是护理活动的原动力。护理人员为病人进行护理技术操作时,实施人文关怀,例如:自然、亲切地问候,耐心细致地解答,温和善意地提醒,比操作本身更能传达对病人的关怀。那么,病人感受的关怀越深,其对护理的满意度就越高。

读一读

中华医院管理学会为进一步了解医院中医疗纠纷和侵权事件的发生状况,对全国326所医院进行了多项选择式的问卷调查,在医疗纠纷高发的原因第二大类"医院内部因素"选项中,选择"由于医务人员服务态度不好引发纠纷"的有49.5%。有关专家分析说,这接近一半的纠纷实际上主要是由"语言上的粗暴"引起的。而国外一项关于影响医疗服务质量因素的统计分析结果则表明,爱心和形象等人文因素在医疗服务质量的影响因素中所占的比重高达27%。

有调查表明,在第一项"医生最害怕患者提出的问题"中,有1052人参与调查;第二项"患者最不喜欢医生说哪些话"中,有4731人参与调查。

在"医生最害怕患者提出的问题"中,前3位分别是:"这个药不会有副作用吧?"选择率为17.90%;"为什么都是一种病,我住了这么久,他住了3天就出院了?为什么他花了五千,我花了一万?"选择率为15.37%;"能换个经验丰富的大夫吗?"选择率为

14.66%。

在"患者最不喜欢医生说哪些话"中,占据前3位的分别是:"跟你说了你也不懂。"选择率为18.26%;"想不想治?想治就回去准备钱吧。"选择率为17.40%;"我推荐的药你不吃,后果自负。"选择率为14.93%。

想一想

反思你在临床护理过程中,是否发生过类似的情形?

小贴士

护患沟通能力培养的标准

美国高等护理教育学会于1998年1月完成修订了"护理专业高等教育标准",目的是定义护理本科生毕业时具备的基本知识、价值观和专业行为。其中将沟通能力定义为护理专业教育中的核心能力之一。

① 在各种场合用各种媒介有效表达自己。

② 在评估、实施、评价、健康教育中表现出沟通的技能。

③ 帮助患者获得和解释健康知识的意义和效果。

④ 与其他专业人员建立和保持有效的工作关系。

⑤ 对有特殊需求的患者运用不同的沟通方法,如感觉或心理障碍者。

⑥ 具有清晰、准确、逻辑的书写能力。

⑦ 在护患关系中运用治疗性沟通。

⑧ 能运用多种沟通技巧与不同人群恰当、准确、有效地沟通。

⑨ 能从广泛的资源中获取和运用数据及信息。

⑩ 为患者提供咨询和相关的、敏感的健康教育信息。

⑪ 彻底、准确地将护理措施和结果存档。

⑫ 引导患者澄清喜好和价值观。

国内提出了6项培养标准

(1) 能恰当应用文明、礼貌的语言和体态,展示出高层次的文化素养。

(2) 能对不同病情、不同年龄、不同文化层次和不同民族的患者进行健康教育,表情自然,语言清楚生动,易理解,具有科学性,体现个体差异。

(3) 患者能复述健康教育的内容,逐步掌握自我护理和方法。

(4) 能及时了解患者的心理问题,并使之缓解或部分缓解。

(5) 患者和家属对护理服务能接受、配合,对护理效果满意。

(6) 与带教老师和医院一切工作人员关系融洽,配合默契。

读一读

护患沟通之国内外比较

护患沟通是改善护患关系、减少医患纠纷的有效途径。目前,我国护患纠纷的发生呈上升趋势,成为当前社会矛盾的热点和难点。在临床护理工作中,真正属于护理差错或护理事故的纠纷微乎其微,许多纠纷发生与沟通障碍有着直接或间接的关系。临床上 80%的护理纠纷是由于沟通不良或沟通障碍导致的;30%的护理人员不知道或不完全知道如何根据不同的情绪采用不同的沟通技巧;83.3%护理人员对沟通方式基本不了解。Breen 等对某科研医疗中心的 6 个重症监护室进行了研究,发现 102 个连续病例中,48%的病例存在医疗纠纷。最有可能导致医疗纠纷的就是医生与患者家属之间的沟通无效。

（一）国内外护理理念的比较

国内护理理念现状。人文关怀是护患沟通的桥梁。医学无论怎么发展,其价值不仅是治愈,而且是照料和关怀。护理学在相当长的时期内只注重自然科学,忽视人文科学,没有确立以人为本的理念。近年来,随着高等护理教育的发展,护士整体素质得到提高。然而,以疾病为中心、技术至上的观念仍对护理人员产生较大影响。

国外的护理服务理念。在国外,以美国为代表的发达国家,护士经常思考"患者现在感觉如何"并及时与患者沟通,及时了解患者需求。沟通时,突显人文关怀,沟通内容从疾病知识扩展到对信念、态度、行为、健康促进等方面。例如:对跌倒高危患者,护士首先在病房门口贴上"Falls"警告牌,然后详细告诉患者目前常见的跌倒原因,教会其预防跌倒的方法。

大量临床实践证明,我国的护患沟通仍处于常规健康教育的基础上,缺乏系统的、有一定深度的并符合患者个性化需要的内容。

（二）护患沟通在临床实践中的应用比较

1. 人员配备的比较　与病人进行有效的沟通,需要大量的人力资源,护理人力不够时,护理人员对于基本的治疗和护理,都需要一种高节奏工作流程才能完成,没有时间与病人进行充分交流、沟通。目前,我国护士队伍严重缺编,供不应求,平均千人护士比例为 1,而世界大多数国家千人护士比例为 5 以上,世界大多数国家,一个医生配 2～3 名护士,而我国医护比例为 1:0.61。而在爱尔兰,每个病区内护士与病床的比例为(1.0～1.5):1,在 ICU 护士与病床的比例为(3～4):1。护士由注册护士、执照护士及护士助理组成,遇有紧急情况则需要调动流动护士,这一部分护士主要来自于中介机构。我国护理人员缺乏的现状,导致护理人员在临床工作中没有足够的时间和精力与病人进行沟通。

2. 知识系统的比较　有调查显示:护患沟通障碍的主要原因是沟通知识缺乏占 45%,专业知识缺乏占 30%,病人方面占 25%。同时缺乏良好的语言表达能力及听懂方言的能力,也是导致护患沟通障碍的原因。新加坡是一个多民族混居的国家,在新加坡中央医院,护士长排班,必须考虑各民族的护士混排上班,即每一个班总有华人护士、印度护士、马来西亚护士上班,其目的就是满足各民族病人与护士交流的语言需要。有些发达国家在医学生的学习过程中加入"角色训练",加强沟通能力。由于目前我国护士缺乏完善的疾病知识、护理伦理、心理及其他相关的理论知识,使沟通无法有效地进行。

3. 护理目标的比较 在我国,病人被动的依从医生和护士的决策,医护人员对病人也仅限于基本的治疗和护理,与病人沟通时仅限于满足医学需求的医学交流,较少考虑其心理和社会、精神、文化等各方面的需求。在国外,护士紧紧围绕病人的需求,运用护理程序系统地护理病人,从生理、心理、社会、精神及文化等各方面对病人实施整体护理;帮助病人最大程度地达到生理与心理、社会的平衡和适应;护士的角色已不仅是病人的照顾者,更是病人的教育者、咨询者和健康管理者;病人有权参与对其治疗和护理方案的决策等。例如,在癌症患者的护理中,他们成立专门的医疗团队,包括医生、护士、放射科医生、营养师、社会工作者等,他们互相合作,医生护士向放射科医生反应病人的身体状况,放射科医生为医生护士提供客观的资料,一切考虑病人的需求,把病人需求放在首位,真正做到以病人为中心。

议一议

你认为目前护患沟通是护士能力问题还是护理制度问题?

第十九章 职业服务——优质护理服务 工程的人文考量

内容摘要

　　论述优质护理服务的核心内涵,阐述优质护理服务工程的系统要素,从人文视角对优质护理服务工程进行解读。

◆ **认知目标**

　　1. 了解优质护理服务的核心内涵。

　　2. 了解优质护理服务的系统要素。

　　3. 理解优质护理服务的人文内涵。

◆ **能力目标**

　　1. 识别优质护理服务的各要素。

　　2. 撰写一篇护士优质护理服务的演讲稿。

　　3. 体会优质护理服务的魅力。

◆ **情感目标**

　　初步感受优质护理服务的价值,激发热爱护理职业的美好情感。

🌸 **读一读**

当看病成为温暖的享受——我在美国的一次就医经历

陈祖芬

　　作者自述:生活里,有疾病,有痛苦。对于医院来讲,天天前来的皆是病人,天天看到的都是痛苦,既然美丽都可以使人产生审美疲劳,那么医院产生审痛疲劳、审苦疲劳,也是难免。但是对于病人,一人生病,全家痛苦! 这时医务人员的三分温暖,一个微笑,如同给病人的一剂补药,郁闷的心头顿时阳光普照。"微笑"这个词,涉及很多很多的方面:人性、爱心、善行、道德经,或者叫微笑链。哈佛医生的微笑,给我太深的感动,也留给我太多怀念,写作此文,与大家共享。

　　我不能不面对最痛苦的时刻——上医院。我们在北京的医疗证,都是一次也没用过。我们有病乱买药,就是不愿去医院。在这里,哈佛为我们买了医疗保险,哈佛的医院也不远。可梦溪(刘梦溪,作者的先生,中国艺术研究院中国文化研究所所长、研究员,《中国文化》杂志创办人兼主编——编辑注)只要还撑得过去,是绝不愿意去看病的。

　　但是这天,我们只好走向医院了,好像走向世界末日。

　　前一天在街上走,皮靴一脚一脚踩在厚厚的积雪上,感受那种把脚埋进雪地的惬意。夜里一场雨,把积雪冲洗个干净。草地绿茸茸的,新英格兰(哈佛大学所在的美国坎布里奇市属于新英格兰区的一部分)的红砖墙红砖地,在阳光下焕发着。

　　走进医院,更觉得春光明媚——候诊的人全在读书。一个金发女孩,双背书包立在脚下红裙旁,黑上衣的袖子高高地挽起,右手按着一本书,左手往搁在腿上的本子上写笔记。一个金发男孩,在双腿上摊开一本大厚书,嘴里咬着一支黄色划道笔,一动不动地看书,像一座图书馆前的雕像。

　　这里,与其说是医院,还不如说是哈佛的又一座图书馆。连上了年龄的人也都在读书。以前在医院候诊室,常常看到病人的愁苦。在这里,找不到愁苦,只看到自信,一种对自我的期望值的追求和自信。

　　护士把我们带进一间屋子等医生,可亲地,可掬地。她轻轻拉上门走了出去。一会儿有人敲门,那么轻柔,好像不好意思惊扰我们。我赶紧说请进,倒好像我是这屋的主人。

　　"客人"笑盈盈地进来了,哦,是医生! 明明知道是病人在等她,却好像是她到朋友家来作客。她欢快地和我们打招呼,拉着梦溪说见到你很高兴。又说她丈夫刚从中国回来,很近乎似的,老友重逢似的。

　　找不到医院的感觉。

　　她出去和另一位大夫商量用药的事。一会儿回来了,又是轻轻叩门。这样地尊重病人! 临走给我们一张名片,有事随时可给医生打电话。医生说着祝你快乐、祝你好运送我们出来。在哈佛看病,真是好运呢,真是享受呢——享受医生、护士的友爱和欢快,享受病人的自尊和自信。

　　午夜梦溪又过敏,而且来势凶猛,不能不去医院急诊。医院大门关着,门旁贴一条,清楚地写明要走边门从地下室入。到边门地下室,一位女警卫告诉我们,坐电梯上到3楼。果然,一到3楼,就温暖如春——一位值班女士只穿短袖和花裙,红润丰满的脸蛋,叫人想起草莓冰淇淋。候诊室的沙发椅旁,都堆着很多杂志。我一眼看到一本GO,我喜欢这本青年杂志的刊名,去年我的一本散文集就叫《青年就是GO》。在这里看到GO,倒像他乡遇故知似的一阵亲切。

　　一位值班的医生走到柜台后填写病历。他那年轻的脸上,写了一脸敬业。因为过劳,他的脸色、眼睛和头发,好像一概地苍白了。他走进去,又走出来填写什么,看不到表情,只看到和白大褂浑然一体的苍白。待他又走进去时,那"草莓冰淇淋"对我们甜甜地说:对不起让你们等太久了。

　　哦,不,人坐在这里,就有了一种踏实感、安定感、温暖感。虽然我在想,好像医院药房关了。我们怎么取药呢?"梦溪刘",终于那位年轻医生拿着梦溪的病历卡来了。依然苍白着。一个人疲劳成这样,是笑不出来的。我们向他走去,他笑得很灿烂,用中文讲:"你们好!"

美国人爱讲 surprise(惊奇),这才是 surprise。我没想到他会讲中文(虽然后来知道他只会讲这一句中文),更没想到他会笑,笑起来好像灰蒙蒙的天空一下云开日出阳光灿烂。

他详细地问病情。梦溪说及他用了一点护发素,可能是这引起的过敏。医生问那种护发素是中国的还是美国的? 梦溪说是在加拿大买的中国的。他一下大笑起来。一般微笑嘴总是向两边咧开,大笑就不同了,也有嘴向上下咧开的。他的嘴就是向上向下咧开,咧成一个长长的椭圆,好像他那典型的美国头。他笑得眼睛全没了。这时如果给他画幅漫画头像,只需画一个大的椭圆的脸和一个小的椭圆的嘴。

我知道他笑什么——如果是美国护发素那我们可以索赔巨额美元。前些天我在这儿报上看到,在麦当劳,一杯热咖啡泼洒了一点在一位老太太腿上,老太太索赔了一百万美金。如果我们用的是美国护发素,那我们立马就成巨富。

看来我们与巨富无缘了,我们三人哈哈哈哈,欢庆成不了百万富翁。

那个小的椭圆合上了,那个大的椭圆又变回医生。他开了药,说坎布里奇最大的药店 CVS 开着,在超市附近,现在就可以去买药。然后又关切地问:你们有车吗? 我说我们是访问学者,没有车。他说那么叫计程车。说完又匆匆出去了。

在北京叫计程车是家常便饭,在这里必须到计程车站才能叫到车。那医生肯定为我们想到了什么。他去干吗呢?

他拿来了几颗药,说:这里有两种药,3 粒红的 1 粒绿的,现在就吃下,那么今晚就不用买药了。明天上午再去买就可以了。哦,真是太好了。在坎布里奇,虽然白天已经相当熟悉,可是午夜出门寻找药店,实在不是一件令人愉悦的事。何况梦溪病着。

医生又匆匆返身走出去,为梦溪端来一杯水,并为他剥开一颗药,又剥开一颗药,让他就水服下。

送我们出来的时候,医生一连说着"欢迎再来",一边问我们"欢迎"这个词用中文怎么讲? 他已经累得像午夜幽魂,还想学说中文"欢迎",还想用最后的精力给病人多一份鼓舞和欢欣。其实就是想用学说中文来让我们高兴给我们鼓励。

在哈佛医院,前后见了三四位医生了,都好像接待好朋友老朋友那样接待我们。我觉得很过意不去。他们亲热地把我们当朋友,我们看完病就走了,就好像欠下了一份人情。在他们,天天如是,对谁都如是。不会记下今天做了什么好事,不会宣传今天善待了几个病人。人本来就应该是与人为善的。尤其面对病人,面对被苦难折磨的人。我不想用"医德"这个很沉重的词。我只是觉得那个苍白的椭圆,真可爱、真美好!

走出医院我心里还在对他说 Good luck! 祝他好运!

我想,一个人,如果有很多人在心里祝福他,一定会在他周围造成一个祥和的气场。这个气场,会形成一个幸运的保护层,让他一路好运。

后来,离开哈佛的前一晚,午夜12点,我和梦溪在广场最后再看看哈佛。1775年7月3日,乔治·华盛顿就是在坎布里奇接管大陆军的指挥权。一年后,7月4日,《独立宣言》发表。233年后,我来回在广场走着,再一次呼吸着周围红砖绿地的空气,呼吸着大诗人朗费罗呼吸过的空气。

我对梦溪说,哈佛最叫我不忍离开的,当然有图书馆,真想整天整天地坐在哈佛女子学院图书馆读书写作。不过,我尤其不愿离开的,是哈佛的医生们。

当看病成为温暖享受……

🌷**忆一忆**

回忆你或身边人的就诊经历,比较别样的就医感受,说说你的体会。

第一节　优质护理服务的核心内涵

实施优质护理服务是护理发展史上的一次文化大变革,也是护理人员的思想态度、价值观念、行为标准和管理方式等方面的重新建构,这必将推动护理科学快速纵深发展,对护理科学产生深远影响。

但是,目前优质护理服务的内涵界定不明,优质护理服务的满意目标层次不清。而优质护理服务的核心内涵体现优质护理服务的核心价值,优质护理服务的目标系统是优质护理服务的必要条件。优质护理服务不但要发挥护士(优质护理服务的主体)的主观能动性,而且要尊重优质护理服务运行机制的客观规律(优质护理服务的必要条件)。因此,探究优质护理服务的核心内涵,科学构建优质护理服务的目标系统具有极为重要的理论和现实意义。

一、构建和谐护理,融合人文要素

优质护理服务是在基础护理活动中,注重护理技术服务和护理人文服务的有机融合,强调病人的核心地位,维护病人的尊严和幸福,无限满足病人的需要和利益的高质量的行为。这种行为必须在人文精神的导引下,以护患沟通为载体,编织护患人文关怀的情感纽带,使病人感受到护理服务的改善,感受到广大护士以爱心、细心、耐心、贴心和责任心服务于病人的职业文化,感受到护理行业良好的职业道德素养和高质量的护理服务。其中,优质护理是手段,满意服务是目的。基础护理是必备基础,人文护理是核心价值。林巧稚行医初期,曾有位外国大夫嘲笑她:"你以为拉拉病人的手,给病人擦擦汗就可以成为一个教授么?"林巧稚反问道:"医生不知道病人的冷暖,没有同呼吸共命运的感情,又怎能治好病呢?"因此,优质护理服务宗旨,就是要求护士通过基础护理传播你的职业大爱并且让病人感受到你的爱,这才是优质护理服务的最高境界。

二、实施优质护理，凸显人文服务

为了进一步理解优质护理服务的内涵，可以用公式表示：

生物医学模式的护理服务＝护理技术服务

优质护理服务＝护理技术服务＋护理人文服务

也就是说，生物医学模式的护理技术服务只是"技术操作加辅助性简单劳动"，优质护理服务最本质的特征是强化护理人文服务，强调护理工作的服务属性，充分体现"以病人为中心"的宗旨。相对于护理技术服务，护理人文服务是非实体性的，人文护理服务理念是通过一定的载体实现的。优质护理服务就是通过加强护患沟通和切实有效的护理人文关怀为患者提供真正满意的护理服务。也就是说，要求护士在基础护理技术操作过程中，以护患沟通为载体传递人文关怀。优质护理的意义是在护理服务中体现专业价值，而护理专业价值的核心是护患沟通和人文关怀，美国萨拉纳克湖畔特鲁多医生的墓志铭——"有时，是治愈；常常，是帮助；总是，去安慰。"是对优质护理服务的最好诠释。

护理人文服务对于优质护理服务来说，绝不是护理技术服务之外的免费附加。在实施优质护理服务工程中，护理人文服务已经不是"附设"，更不是"作秀"，护理人文服务在护理过程中起到不可或缺的作用。如果缺失护理人文服务，就违背了护理的本质，就不可能顺利实施优质护理服务工程。

三、夯实基础护理，丰富人文内涵

优质护理服务工程是以"夯实基础护理，提供满意服务"为切入点的主题活动，要求首先进一步拓展基础护理的内涵。依据《现代护理学辞典》：基础护理是实施临床护理的基本理论、知识和技能，是专科护理的基础。其内容包括：观察病情、监测病人生命体征和生理信息、满足病人身心需要、危重病人抢救、基本诊断技术、消毒隔离、病区护理管理等。对"夯实基础护理"的内涵，我们应该从广义范畴去理解基础护理的内涵，即凡是有关病人安全、有关护理质量的工作都是基础性的工作和基础性的服务。

在建设优质护理服务工程中，首要的是必须与时俱进丰富基础护理的人文内涵。但是，在建设优质护理服务工程以"夯实基础护理，提供满意服务"为抓手的时候，出现对护理技术的考量有余而对人文护理的考量不足的倾向，严重地影响优质护理服务工程的质量。众所周知，护士数量、护士素质、护理技术都在迅猛发展，但是病人的满意度则呈现下降趋势。造成病人、医院、社会不满意的根源，在于基础护理内涵界定的人文考量不足。集中表现在护理工作定位方面，护士角色紊乱，护理功能错位；注重护理技术操作，忽视人文护理；见"病"不见"人"，爱"病"不爱"人"。于是乎，有些人把优质护理工程理解为洗头洗脸工程，优质护理服务等于无陪护，等等。这是对优质护理服务中人文护理内涵理解的表象化、狭义化、指标化的曲解，没有准确充分理解"人文护理"所蕴藏地真正含义。

读一读

护理——一个很残酷的职业

当基础护理这个天才概念横空出世的时候，那些浸润在生活中的点点滴滴的感受一下子涌上心头，难道这世界上不应该有四个字叫"职业尊严"吗？给病人做基础护理并不是什么丢人的事情，但是这该是护理这个专业性很强的职业该干的事情吗？给病人端屎倒尿——这活儿实在是太金贵了，需要对一个人进行3～5年系统培养？

故事发生在无陪护医院的试点病房，一位护士正要为一个老大爷洗脚，老大爷说："不用你洗，还得花钱。"护士说："大爷，这是不收费的。"大爷说道："是吗，那行，那你顺便把我那袜子也给我揉出来！"这是怎样一种心情啊??这还叫护士吗？这还是人们口中的白衣天使了吗？你们就这么对待天使的啊！！！！是不是下回就该说"护士，那你顺便给我做个足疗！""护士，给我搓个澡！"

我们是护士，我们有国家承认的资格证的，我们不是护工，更不该去叫我们去做护工应该做的事，当然，做也可以，但你得达到标准吧，你能做到一个护士对一个患者吗，那别说洗脸洗脚了，洗澡都行啊！反正没事！可你做不到，你不能为了给自己增加业绩，就拿我们护士开刀啊！

总是口口声声说医疗水平要与国际接轨，就是这么接轨的？医疗技术水平不行，医疗设备不先进，就拿护士开刀，护士怎么的啊，护士就应该娘不爱舅不疼的啊！新官上任三把火，怎么就非要把我们护士烧死啊！口口声声说"把护士还给患者"，我们怎么的，我们是签了卖身契了，还是该死啊！谁呼吁呼吁把时间还给护士了！把睡眠还给护士了！把待遇还给护士了！！！！

 想一想

你是如何理解这位护士的心声的？

四、护理人文服务，创造多元价值

"医疗服务业"的行业属性决定护理的时代特征——护理服务。"夯实基础护理"必须丰富基础护理的服务内涵，依据服务的本质和功能，扩大服务的范围，延伸服务的深度，赢得服务对象的满意。护理人员必须确立新型的护理服务观念，即护理技术是服务，护理人文关怀更是服务。

但是，护理人文服务是现代护理服务最缺失的短板。实施优质护理服务工程，首先必须确立护理人文服务能够产生护理服务经济(直接的和间接的经济回报)，并对护理技术经济起到重要的支撑和促进作用的服务观念。护理人文服务，相对于病人来说，代表的就是医院的一种特殊"产品"。病人在满足护理技术服务的同时，按照马斯洛需要层次论，更需要被尊重的情感需求，更需要深刻体认生命的价值和尊严，享受护士提供的高质量的人性化护理服务。其次，全面开展护理人文服务创新。优质护理服务没有现成的模式可循，提倡和鼓励各地结合实际，充分调动百万护士的积极性和首创精神。不断创新护理人文服务的内容和方式,在护理技术服务要素的基础上拓展护理人文服务要素,即以灵活的方式制定护理技术要素,有意识地淡化护理技术的专业性成分,强化护理人文服务行为,充分挖掘护理人文服务要素的附加值。例如:加强护患沟通制度建设,根据护患沟通资源的经济成本及其定价原则,完善护患沟通资源的有偿使用制度。优质护理服务示范医院的实践证明,护理人文服务能够创造经济效益和社会效益,达到多赢的效果。

第二节　优质护理服务工程的系统要素

中国的护理已经到了必须改革的最紧要关头,中国护理必须来一场文化大变革。优质护理服务工程就是在医改的攻坚阶段政府主动适应人民群众对卫生事业需求的重要举措,是卫生主管部门把护士推向护理市场前沿、检验护士的整体素质、发挥护士的价值、向全社会展示护理水平的唯一平台,是完善护理科学管理、全面落实护士政策与法律、保障护士的合法权益、在全社会营造关心护士尊重护士的良好氛围、推动护理事业的科学健康发展的难得契机,是对百万护士的考验和挑战更是发展的机遇。

一、优质护理服务的目标系统要素

优质护理服务的目标系统必须达到病人满意、社会满意、政府满意、医院满意、医生满意、护士满意(见图 19‐1)。目标系统要求医院、政府等各个方面尽责尽力,为护理人员营造优质护理服务的必要条件,例如物质保障、政策支持、执业环境、人文氛围,等等。护士沉浸在被充分地理解、尊重、关爱的职业氛围,油然产生对职业的荣誉感、满足感、自豪感,因热爱护理事业而产生的护理服务的激情和释放的无穷能量,体现优质护理服务的核心内涵。基于此,护士不再仅将护理作为一份冷冰冰的没有感情投入的工作,而是视之为自己一生钟爱的事业。护理服务也就自然蕴含了丰富的人文内涵,这是包括对职业道德理论性地灌输、职业规范强制性地执行等措施所无可比拟的。

目标与目标系统的功能是截然不同的。系统是由一些相互联系、相互制约的若干要素所组成的具有特定功能的一个有机整体。系统中的每一个要素都有自己独特的结构和功能,但这些要素集合起来构成一个整体系统后,它又具有各孤立要素所不具备的整体功能。

优质护理服务目标系统的实现取决于助力系统与助慰系统的动态平衡,助力系统就是要求全社会给力护士,营造病人、社会、政府、医院、医生对护士的理解、关心、爱护、尊重的氛围;助慰系统要求护士倾力关爱全社会,尤其是对病人的关爱、照顾、帮助、安慰。因此,优质护理服务的满意度,取决于护士接受助力系统的能量和护士给予助慰系统的能量。

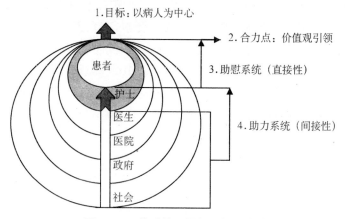

图 19-1　优质护理服务目标系统模式

　　助力系统和助慰系统两个系统的六个方面在以人为本的共同的核心价值观的引领下,围绕以一切为了病人的共同目标,合力打造优质护理服务工程。

二、优质护理服务的主体要素

读一读

　　最近读了《广东护士香港医院前线纪实》,我仿佛接受了一次观念与理念的洗礼。

　　"我要做好这份工"是我读完这本书后印象最深刻的一句话。这种崇高的敬业精神实在令人敬佩。作者谈到,手术室里的每一位同事,包括打扫卫生的同事,都抱着"我要做好这份工"、"我要保护好我的病人"的信念。无论他们在什么岗位都能抱着这种心态,都能在这种理念指导下完成自己的工作,并且一直坚持着将做好这份工的信念转化为把细节护理发挥得淋漓尽致的实际行动。平凡而琐碎的工作每日都在不停地重复着,如果没有这种信念的支持,是很难把每天的工作做好的。我想,在平时的工作中,虽然我们也很认真、细致地去完成每一项护理操作,但是或许仅仅只是为了完成而完成而已,没有太注重质量,或许缺乏的就是这种理念。

　　"生老病死是很自然的人生规律,如果有一天,我们病了的时候,希望得到的照顾其实就是我们今天的工作。"是啊,今天我们护理别人,终有一天我们也会生病,我们也需要别人的护理。这是多么发人深省的思考啊,或许现在自己还健壮,我是从来没有想过如此深入的问题的,但当我们自己是病人的时候,将心比心,我们需要怎样地护理呢? 那当然是身边的人无微不至的关怀与护理。调查显示,病人对医生的要求是医术高明,而对护士要求更多的是关怀。一个人生病的时候已经很痛苦了,如果还得不到关怀与护理,那么想必是一件更苦的事情了。审视我们今天的工作,我们只是很好地完成了打针、发药的工作,而与病人的沟通较少,而有待提高的人力和时间并不是决定因素,关键是理念。其实,在平时护理病人时,如果我们给予病人多一点鼓励或亲切的微笑,那么就可以达到药物无法替代的效果。药物并不能包医百病。其实,用心去关怀病人就是最好的良药。

例如，一天下午，从急诊室送来一位哮喘急性发作的精神病人，当时情况非常危急，全身布满灰尘，双手紧紧闭合，监护仪显示各项生命指标不稳定。护士迅速把病人送进单人病房，拉好床边帘子，协助医生救治病人。等病人病情稳定下来，护士耐心地擦洗其身上的灰尘，为其刮剃胡子，换上病号服。虽然是精神病人，但是护士仍不厌其烦地对其解释在什么医院、为什么住进来，让其安静休息，待病情稳定后再转出去，患者便可以见到家属并得到时刻陪伴。

可能很多人会想："病人根本听不懂，有必要解释吗？"或许有时候，我们确实会以为病人听不懂而吝啬为病人解释，而忽略了"精神病人也是人，他们也有获得尊重的权利。"作为医护人员，我们是应该平等地尊重每一个病人。

又如，一次手术室接诊了一个特殊的病人，他是一个正在服刑的犯人，因肝癌安排手术。当他被送上手术室的时候，他是带着手铐，拖着脚镣的。等惩教署人员来为犯人解开手铐脚镣后，麻醉医生、手术室护士有条不紊地进行各项工作，过床、输液、麻醉插管……他们就像为一个普通病人工作，各项解释工作仍然那么充分，各项保护措施也落实得很好。并没有因为病人的特殊身份而有所疏忽、怠慢甚至歧视，而犯人也在享受他作为一个病人的权利。

这就是香港医护人员人性化的真实一面，他们对病人一视同仁的思想表露无遗。无论病人是高官、富人、穷人甚至是囚犯，在他们的眼里都是一样的，都是需要帮助、保护的病人。记得我刚到手术室没多久时，也曾经参与过一位犯人的手术，手术还是像平常一样做，我们也没因为他的特殊身份而怠慢他，只是依稀记得当时的心情是很复杂的，有点怕，有点鄙视。但现在我想我应该端正态度，树立正确的服务理念：无论病人是什么人，只要他是病人，都是需要我们帮助、尊重的对象，他们也有权利享受作为一个病人的权力和别人的尊重。

我想：我也要以"我要做好这份工"的理念来要求自己，用病人所希望得到的护理去护理我的病人，用实际行动从身心、社会几方面去护理我的病人，时刻保持工作的热诚，保证自己不会因为忙碌的工作忽视病人的感受。只要他是病人，就是需要我们帮助和尊重的对象！

议一议

请说说，短文对开展优质护理服务有哪些积极影响？

1. **优质护理，护士主体**　实施优质护理服务，关键在于尊重护士的主体地位，充分发挥护士的主体作用。优质护理服务的助慰系统必须以护患关系为主线，以病人为中心，确立"病人至上"的价值观。优质护理服务的一个重要目标是调动广大护士的积极性。各级各地医院在优质护理服务工程创建中，要积极引导护士积极参与活动，鼓励护士倾注全力、倾注关爱、倾注智慧，心系病人、心系工作、心系社会，体现专业、体现爱心、体现人文,为建设中国特色的护理事业做出应有的贡献。实现优质护理服务的六方面满意,是建立在和谐的护患关系基础之上并围绕护患关系为主线展开的。和谐的护患关系是优质护理服务工程的基石。护士是优质护理服务的主体,没有百万护士的满意,就没有包括病人满意的其他各方面的满意。只有护患满意才能赢得各方满意(见图 19 - 2)。

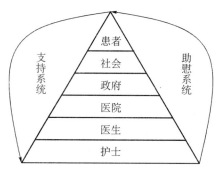

图 19 - 2　优质护理服务工程满意层次示意图

2. 给力护士,多方共赢　优质护理服务工程的目标是达到六方面满意,即患者、社会、政府、医院、医生、护士满意。优质护理服务工程的最终效果,取决于全社会给力护理,取决于护士回馈全社会。也就是说,护士接受支持系统的力量影响助慰系统的能量,决定患者的满意度。优质护理服务工程取决于两个系统的动态平衡,一方面,全社会全方位的支持系统——患者、社会、政府、医院、医生对护士的理解、关心、爱护、尊重;另一方面,护士的助慰系统——护士对患者关爱、照顾、帮助、安慰。即全人类关注护理,护士关爱全人类。

优质护理服务的助力系统必须以科学发展观统领,树立以人为本的核心价值观,科学整合相关资源,全方位给力护士。医生、医院、政府、社会挖掘各自潜力,发挥各自能量,直接给力护士,合力打造优质护理服务工程。其主要任务是:① 建立医生对护士的尊重、支持、协作关系。在优质护理服务工程中,在与疾病作斗争的战役中,医生是设计工程师,护士则是施工工程师,共同承担维护病人健康的神圣职责。我国首位南丁格尔奖得主王琇瑛曾说:“病人无医,将陷于无望;病人无护,将陷于无助。”② 医院全面履行管理、执行、服务功能。管理的职责就是创造有利于提高生产质量和效率的工作环境。严格执行和保障国家关于护士的相关权利,保证同工同酬,保障护士合法权益,研究护理科学运行机制,探索适合中国特色的护理模式,在实行责任制整体护理的基础上,探索护士的绩效管理,为护士工作营造良好的职业氛围。③ 政府充分发挥决策、指挥、协调的职能。例如颁布《护士条例》、制定《护士守则》、开展优质护理服务工程,等等。④ 全社会共同营造理解护士、关心护士、支持护士、重视护士、热爱护士的社会氛围。

第三节 优质护理服务工程的人文解读

作为系统工程,优质护理服务工程,必须坚持科学管理、安全控制、优质护理、高效服务的宗旨,实现护理的技术、科学与人文的完美结合。优质护理是手段,满意服务是目的。为了达到目的,必须发挥多种手段。其中,技术护理是必备基础,科学护理是安全保障,人文护理是核心价值。因为技术护理回答"是什么",科学护理回答"为什么",而人文护理回答"应当怎么样",这其中就蕴含价值判断。因此,打造优质护理服务工程的根本在于,必须构建和谐的护理文化,展示人文护理的魅力,构建和谐的护患关系。和谐的护患关系是优质护理服务工程的基石,而人文护理是优质护理服务工程的核心竞争力,是护理事业可持续发展的巨大推动力,对优质护理服务工程建设起着理论统领、思想引导、凝聚人心等积极作用。

一、崇尚科学,全面创新

从科学角度审视中国的护理,必须解决中国护理面临的一系列重大的理论问题,例如:中国特色的护理理论是什么? 科学的中国护理管理体制是什么? 适合中国国情的护理运行机制是什么? 符合现阶段中国实际的护理模式是什么? 植根于中国文化的护理的本质是什么? 护理学作为独立的一门学科,其独立性体现在哪里? 护理学的发展方向及其出路何在? 科学的护理学理论如何与临床护理实践相结合? 等等。要解决中国护理事业发展过程中这些方向性和全局性的问题,必须丰富护理学的人文内涵,倡导充满高度人文关怀的科学精神。在这种精神的引导下,开展护理学的思想创新、体制创新、制度创新。在建设优质护理服务工程中,首要的是必须与时俱进丰富基础护理概念的人文内涵;同时,优质护理服务没有现成的模式可循,提倡和鼓励各地结合实际,充分调动百万护士的积极性和首创精神,全面开展护理服务创新。

二、基础护理,人文核心

纵观护理学的形成和护理事业的发展历史:在相当长的时期内,护理学是精于自然科学,荒于人文科学——只是充分看到护理科技的作用,而忽略掌握与使用护理科技的人的作用——只重视研究护理技术及其如何使之发挥作用,而不重视研究使用护理科技的人如何能正确、有效地掌握科技并发挥其作用,没有确立以人为本的理念。目前,中国的护理总体上仍处于以疾病为中心的水平,在护理工作定位方面,对护士的角色和护理的功能定位存在偏差,体现在注重技术操作,忽视文化能力的培养和发挥;注重治疗性措施的落实,忽视病人的生活护理、心理护理和康复指导;导致护理人员见"病"不见"人",爱"病"不爱"人"。以疾病为中心的医疗体系,决定护理学是一门协助医生诊断疾病、执行各种治疗方案的技术学科。护理学既没有技术的完整理论体系,也缺乏其护理人文价值观。

　　从护理技术视角设想，护理机器人能替代护士吗？护理专业与机械制造修理等其他专业相比，机器的结构原理与维修类似于人的结构原理与健康维护，而机器是冷冰冰的，更强调技术至上；但是，护理的特点——护理服务的对象毕竟是活生生的人，虽注重药到病除，但更需要人性化服务。究其原因，是护理服务对象——具有热血和生命的人类所决定的。优质护理的核心是科学管理、安全控制，即保障医疗安全和提高医疗质量；优质护理的意义应在护理服务中体现专业价值，护理专业价值的核心是护患沟通和人文关怀，即南丁格尔指出的"护理是熟练技术的手，冷静看出细节的头脑，爱与温暖的心"。美国萨拉纳克湖畔长眠着一位名叫特鲁多的医生的墓志铭——"有时，是治愈；常常，是帮助；总是，去安慰。"是对基础护理人文关怀的最好诠释。

　　护理科学技术的进步是源于人们对生命的敬畏和珍爱。人类对生存的渴望、对痛苦的畏惧、对死亡的恐怖，对健康的追求，是护理发展生生不息的原动力。护理评价的标准是多元的，不仅要从客观性、科学性去界定，而且要从实用性、有效性去衡量，更要从人文性、人道性去评判。究其根本，护理是关爱的艺术。无论今后护理科技如何发展，如果忽视了生命的社会和精神价值，忽视了对人本身的关怀，那么就违背了护理的本质和初衷。

读一读

天使之吻

　　曾经在电视里看过这样一个节目，讲述的是"白衣天使"的故事。在一家医院的重症监护室里，住着一个年纪很大的老人，晚期癌症的病痛已经把她折磨的有点面容扭曲，使她原本苍白的脸上越显苍老。老人经过长期的住院和治疗，已经默然了，厌烦了，她不配合所有的治疗和护理，甚至拒绝。医护人员和家属急得团团转，围绕在她身边安慰她、劝她，老人始终没有说过一句话，大家依旧在老人的病床旁不厌其烦的解释、劝说，没有一点效果！这时，护士长从人群中走了出来，径直走到老人的床边，握住老人的手，看着她，缓缓地俯下身，轻轻地在老人的额头上吻了一下，充满着爱和同情，老人睁着眼睛看着她，好像此刻的眼神特别有力，在场的所有人都看着她，有惊讶、有不解、有震撼也有欣喜！多么温暖的一个吻啊，无需用太多的言语表达，只需一个眼神一个动作就暖彻心扉，关怀备至！老人安静地接受了治疗和护理，还多了一些话语，虽然大家的努力最后还是没能留住老人，她过世了！可是老人走得很安详，家属也很欣慰！一个关怀的眼神、一个轻轻的吻，却胜过了千言万语，包含了太多太多的关爱和同情，温暖了所有的人，不仅仅是老人自己！

　　我是一名护士，是白衣天使，电视节目讲述的"天使之吻"深深地震撼了我的心，她的爱心、同情心、责任心是护士价值的体现。她的天使形象深深地感染了我，激励我在护士的工作历程中给病患更多的照顾和关爱。

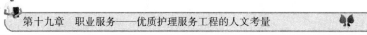

冰心老人的一句话："爱在左,同情在右,走在生命两旁,随时撒种,随时开花,将这一径长途,点缀得花香弥漫,使穿杖佛叶的行人,踏着荆棘,不觉得痛苦,有泪可落,却不悲凉。"这段话不正是对我们白衣天使的诠释,也是对护士工作的最好印证吗?

悟一悟

请说出你的感受。

三、和谐护理,优质服务

目前,在优质护理服务工程建设中存在着诸多不和谐的音符。护理事业的发展与人民群众的健康需求严重不相适应。人类的疾病日益增多,重大疾病的发病率逐年增高,处于亚健康状态的人群比例逐年上升,但是,护士人数严重短缺;护士工作职责模糊,护士具体工作没有明确规定;护理管理方法仍以经验型为主,缺乏科学化管理、人性化管理;新型的护患关系尚未建立,病人对护士的认同度过低以及对护理服务的期望值过高;护士主体地位偏低,护理价值未得到充分尊重;护理改革滞后及相应的护理法律法规不健全,护理投诉、护理纠纷的处理脱离临床及现实生活等诸多实际问题。

综上所述,导致对护理不满意的因素是多方面的。从基础护理的技术层面,患者无法对护士的技术能力和技术水平做出评判,技术性关系是以护士拥有相关的护理知识及技术为前提的一种帮助关系,是护患关系的基础。从某种意义上说,中国护士的护理技术不成问题,即护理专业技术绰绰有余。基础护理又称为生活护理,从技术含量层面,有人认为体现不了护士的职业价值;专科护理才能体现护士的职业价值。但护理服务就是满足患者的需求,是护患关系最基本的关系。根据马斯洛的需要层次理论,患者在获得护士准确熟练的护理技术操作、减轻病痛需要的同时,更需要护患沟通,更需要生命安全,更需要人文关怀。护理技术操作不应是"技术操作加辅助性简单劳动",而应该是有人文关怀、有情感互动、有健康宣教、有感恩回馈的互动过程。基础护理工作不等于基础服务项目的要求,不等于生活护理工作。我们应该从广义的角度去理解基础护理,凡是有关病人安全、有关护理质量的工作都是基础性的工作和基础性的服务。护士所有一切服务的宗旨,要传播你的职业大爱并且让病人感受到你的爱,这才是护理的艺术境界。

莱宁格指出,以文化为基础的护理照顾是有效地促进和维持健康和从疾病和残疾中康复的关键因素。护理的本质是文化关怀,关怀是护理的中心思想,是护理活动的原动力。护理人员为病人进行护理技术操作时,实施的一系列人文关怀,例如自然、亲切地问候,耐心细致地解答,温和善意地提醒,所有这些比起操作本身更能传递对病人的关怀。因为病人感受的人文关怀越深,对护理的满意度就越高。

有鉴于此,优质护理服务工程应重点突出"不断丰富和拓展对患者的护理服务,在做好规定护理服务项目的基础上,根据患者需求,提供全程化、无缝隙护理,促进护理工作更加贴近患者、贴近临床、贴近社会。""将'以患者为中心'的护理理念和人文关怀融入到对患者的护理服务中，在提供基础护理服务和专业技术服务的同时，加强与患者的沟通，为患者提供人性化护理服务。"

优质护理服务工程提倡"三贴近"。贴近患者、贴近临床、贴近社会是基础，贴近心灵是护理优质服务的灵魂。护士只有贴近患者心灵，才能贴心为患者服务；才能职业移情，与患者感同身受；才能换位思考，理解病人，传递爱心，展示天使形象。否则，护士即使在患者床边观察，也体会不到病人所承受的病痛，也寻找不到护患的真正情感。

四、主体和谐，积极参与

主体和谐，即护士自身的和谐或者叫和谐身心关系。和谐主体的建立需要从本体论上重新理解身心关系。和谐的生存包含着人的世俗生存及其超越性精神信仰的协调关系，对神圣的自然生命之道的信仰，对生命尊重的内在价值取向及其虔诚。

议一议

试问：谁把护士变成魔鬼，谁把护士变成天使？

1. 人文护士，涵养人文　护士的人文底蕴先天不足，继续教育和临床实践又加剧恶化。优质护理服务工程要求护士的角色转换，成为人文护士。作为优质护理服务工程的有机组成部分，必须全面系统地对护理人员人文培训；加大执业考试的人文知识分量；目前护士自身首先应该对人文恶补，阅读护士题材的文学作品观看护士题材的影视，增强人文素养。

2. 职业认同，强化认知　反思我国的护理职业，护士的职业化意识淡漠，职业化教育几乎是空白。开展优质护理服务工程，来自护士的抵触情绪为什么那么大？说明中国缺乏护士的职业化意识，没有从护士职业的群体考虑，认为这是护理变革的难得契机：政府积极作为，整合全社会资源，全力打造优质护理服务工程，解决护理运行机制的障碍，提供优质护理的队伍保障、制度建设、政策环境、法律保证，扩大护理事业在全社会的影响力。因为只有在积极参与优质护理服务工程中才能发现问题解决问题，才能体现护理专业的价值，才能得到政府社会的理解和认同，促使卫生主管部门制定和落实政策，保障护理相关法律的全面实施，推动护理事业科学健康发展。

优质护理服务工程的创建是以"夯实基础护理，提供满意服务"为抓手的，逐步向护理深层次探索迈进。这将带来中国的护理模式、管理理念、服务理念、护士职责、护理教育、思维方式、工作方式、操作流程、评价标准、职业环境、职业保障、职业价值、职业前景等一系列重大的变革，各级各地医院在优质护理服务工程创建中，要积极引导护士积极参与活动，鼓励护士倾注全力、倾注关爱、倾注智慧，心系病人、心系工作、心系社会，体现专业、体现爱心、体现人文，为建设中国特色的护理事业做出应有的贡献。

议一议

优质护理与职业化之间有哪些内在联系？

第二十章 职业冲突——和谐关系 沟通有道

内容摘要

简述人际关系的基本概念和原理,论述人际冲突及其解决策略。

◇ **认知目标**

1. 识记人际关系的含义、因素。
2. 了解人际行为模式。

◇ **能力目标**

1. 熟悉冲突的原因。
2. 掌握解决人际冲突的策略。

◇ **情感目标**

强化职业和谐理念。

读一读

怀孕护士被打致先兆流产

2013 年 9 月 15 日,广东省人民医院急诊科一名怀孕护士遭病人家属追打后导致先兆流产,目前正在接受安胎治疗。

9 月 15 日上午 10 时左右,年轻的妈妈王某带着小孩到省人民医院急诊科打点滴。当时,急诊科里有两名病人正在等着打点滴。于是,怀孕的黄护士和另一名张护士招呼王某先坐一下,等前面的病人打好点滴后就马上帮她的小孩打。王某一听就显得不太高兴,骂骂咧咧了几句。几分钟后,黄护士帮别的病人打好了。立即叫王某把小孩子带到配药注射区打点滴,王某坐在离配药注射区十多米远的凳子上大声说:"你干嘛不过来打!你们医院不是一条龙服务的吗?"

黄护士听后就走过去帮王某的小孩打点滴。针头插入小孩手背几分钟后,黄护士在复查时发现,针口处有 1 平方厘米的红肿,便向王某道歉并告诉她,可能因为小孩子手臂的晃动造成药液外泄。虽然问题不大,但为了安全起见,还是重打吧。王某一听勃然大怒,当即破口大骂起来。

黄护士说,既然你不满意我的打针技术,那我叫另一个同事帮你的小孩打吧。随即拔出小孩手背上的针头,收拾好器械,准备叫张护士过来打。正当黄护士转身之际,王某忽然挥拳横打在黄护士的后腰上,黄护士只得逃往员工专用的卫生间。王某一路追至卫生间门口,一边踢门一边大骂:"你出来啊,我今天就是要打你,你以为逃到这里就躲得掉吗?今天打不到你,明天也要打你!"后在闻讯而来的护士长和医院保卫科工作人员干涉下,王某才停止了过激行为。坐在医院的大堂里,王某还辩称黄护士是有意把她小孩的手扎肿的,在医院保卫科长的一再追问下,王才承认曾动手打黄护士。

急诊科的黄护士长告诉记者,黄护士平时性格不错,对病人热情,这样被人打,真的很不公平。黄护士现在的精神状态很不好,经检查是先兆流产,目前要接受安胎治疗。

"我们医护人员是治病救人的,想不到这个病人的家属那么野蛮,竟然会动手打人,连我们怀孕了6个月的护士都不放过。"黄护士长说。

议一议

请你分析这次护患冲突的根源,提出你的应对策略。

第一节　人际关系的性质

一、人际关系的含义与因素

（一）人际关系的含义

人与人之间的关系是一个较为复杂的社会现象,不同的学科对人际关系的理解是不相同的。社会学认为,人际关系指在社会关系总体中人们的直接交往关系;社会心理学认为,人际关系指人与人之间的心理上的关系,表示的是心理距离的远近;行为科学认为,人际关系是指人与人之间的行为关系,体现的是人们社会交往和联系的状况。

练一练

请你从不同层面分析,护患关系所蕴含的意义。

（二）人际关系的因素

任何人际关系都离不开认知、情感和行为三个因素。具备了这三个要素的任何一种心理倾向就是态度。从人际沟通角度看,这也是交际态度的三个要素。交际态度对于人际关系有着极其重要的意义。

1. 认知是人际关系的前提条件　人际关系是在人与人的交往过程中,通过彼此相互感知、识别、理解而建立的关系。人际关系总是从对人的认知开始的,彼此根本不认识、毫无所知,就不可能建立人际关系。人际关系的调节也是与认知过程分不开的。

2. 情感是人际关系的主要调节因素　人际关系在心理上总是以彼此满意或不满意、喜爱或厌恶等情感状态为特征的。假如没有情感因素的参与调节,其关系是不可想象的。情感因素是指与人的需要相联系的体验,对满足需要的事物产生积极的情绪体验,而对阻碍满足需要的事物则产生消极的情绪体验。

🌸 做一做

请几个十分了解你的人,但与你的关系程度不同,他们使用了许多认为能够精确地描述你们之间关系的词汇。你认为他们各自可能使用哪些词汇。例如:善良、友好、古怪、冷漠,等等。

🌸 议一议

请你从他们使用的词汇中,分析他们对你的情感。

3. 行为是人际关系的沟通手段　在人际关系中,不论是认知因素还是情感因素,都要通过行为表现出来。行为是指言语、举止、作风、表情、手势等一切表现个性的外部动作,它是建立和发展人际关系的沟通手段。一般说来,由于人际关系的不同,对人的认识和理解、情绪体验以及各种外显行为等都可能会有所不同。而这种不同又会影响到彼此的人际关系。

人际关系的三种因素是相互联系的,不是割裂开来而孤立存在的。认知的水平高低与正确与否决定情感的健康与否,并确定行为的导向。

🌸 读一读

富兰克林说:留心你的思想,思想可以变成言语;留心你的言语,言语可以变成行动;留心你的行动,行动可以变成习惯;留心你的习惯,习惯可以变成性格;留心你的性格,因为性格可以决定命运。

🌸 议一议

请依据人际关系的因素和富兰克林的这段话,结合自身和社会的实际,深化你对人际关系的理解。例如:金钱观、恋爱观、婚姻观、人生观、价值观等,对你的认知、情感、行为的影响。

二、人际关系与人际行为模式

🌸 读一读

球王贝利,人称"黑珍珠",是人类足球史上享有盛誉的天才。在很小的时候,他就显示出了足球的天赋,并且取得了不俗的成绩。

有一次,小贝利参加了一场激烈的足球比赛。赛后,伙伴们都精疲力竭,有几位小球员点上了香烟,说是能解除疲劳。小贝利见状,也要一支。他得意地抽着烟,看着淡淡的烟雾从嘴里喷出来,觉得自己很潇洒、很前卫。不巧的是,这一幕被前来看望他的父亲撞见。

晚上,贝利的父亲坐在椅子上问他:"你今天抽烟了?"

"抽了。"小贝利红着脸,低下了头,准备接受父亲的训斥。

但是,父亲并没有这样做。他从椅子上站起来,在屋子里来回地走了好半天,这才开口说话："孩子，你踢球有几分天赋，如果你勤学苦练，将来或许会有点儿出息。但是，你应该明白足球运动的前提是你具有良好的身体素质。可今天你抽烟了。也许你会说，我只是第一次，我只抽了一根，以后不再抽了。但你应该明白，有了第一次便会有第二次、第三次……每次你都会想：仅仅一根，不会有什么关系的。但日积月累，你会渐渐上瘾，你的身体就会不如从前，而你最喜欢的足球可能因此渐渐地离你远去。"

父亲顿了顿，接着说："作为父亲，我有责任教育你向好的方向努力，也有责任制止你的不良行为。但是，是向好的方向努力，还是向坏的方向滑去，主要还是取决于你自己。"

说到这里，父亲问贝利："你是愿意在烟雾中损坏身体，还是愿意做个有出息的足球运动员呢？你已经懂事了，自己做出选择吧！"

说着，父亲从口袋里掏出一沓钞票，递给贝利，并说道："如果不愿做个有出息的运动员，执意要抽烟的话，这些钱就作为你抽烟的费用吧！"说完，父亲走了出去。

小贝利望着父亲远去的背影，仔细回味着父亲那深沉而又恳切的话语，不由得掩面而泣，过了一会，他止住了哭，拿起钞票，来到父亲的面前。

"爸爸，我再也不抽烟了，我一定要做个有出息的运动员！"

从此，贝利训练更加刻苦。后来，他终于成为一代球王。他的成功跟他的父亲的一番教导是分不开的。至今，贝利仍旧不抽烟。

议一议

请你说出贝利父子对话所反映的人际关系与人际行为模式。

人际行为可分成两种，一种是有助于关系发展的，另一种则会引起关系的恶化。专家通过对许多不同类型的人际关系进行研究，总结出了人际行为反应的八种基本模式。

(1) 由管理、指导、教育等行为，导致对方尊敬和服从等反应。

(2) 由帮助、支持、同情等行为，导致对方信任和接受等反应。

(3) 由赞同、合作、友谊等行为，导致对方协助和友好等反应。

(4) 由尊敬、赞扬、求助等行为，导致对方劝导和帮助等反应。

(5) 由怯懦、礼貌、服从等行为，导致对方骄傲和控制等反应。

(6) 由反抗、怀疑、厌倦、服从等行为，导致对方惩罚和拒绝等反应。

(7) 由攻击、惩罚、责骂等行为，导致对方仇恨和反抗等反应。

(8) 由夸张、拒绝、自炫等行为，导致对方不信任和自卑等反应。

如果熟悉和掌握上述人际行为反应的基本模式，就能在与他人的沟通中预测他人的反应，并采取相应的措施，改善相互间的人际关系。

练一练

1. 角色扮演：分组轮流,扮演八种角色,分别说出感受。

2. 反思：在某次具体的护患关系中,你与该患者的人际行为模式是如何影响护患关系的？请写出具体的过程。

第二节　人际冲突及其应对策略

读一读

据卫生部不完全统计,2002 年,全国发生严重扰乱医疗秩序事件 5 093 件,打伤医务人员 2 604 人,医院财产损失 6 709 万元;2004 年,全国发生该类事件 8 093 件,打伤医务人员 3 735 人,医院财产损失 12 412 万元;2006 年发生严重扰乱医疗秩序事件增加到 9 831 件,打伤医务人员 5 519 人,医院财产损失 20 467 万元。

想一想

请说说你的感想。应该如何避免这些冲突呢？

一、人际冲突是人际关系的对立

冲突是两个或两个以上互相依赖的个体之间由于在信仰、观念和目标上的不一致,或在控制、地位和情感愿望上的差异而引起的斗争。护患冲突是在护患关系的基础上形成的人际冲突。因此,如果想要对方听你的话并按照你所想的那样行动,必须首先获得对方的好感。这是人们避免与解决人际冲突必须遵循的原理。

（一）在人际沟通中关系比内容重要

人际沟通的内涵是多方面的。最基本的可发生在两个层面上：一个是内容方面的,即说什么;另一个层面是关系方面的,即对谁说。两方面密切相关,不可分割。沟通的内容方面指沟通中的信息,关系方面指沟通者在互动中是怎样相互联系的。

这就告诉人们：关系比内容更重要。即说什么,对谁说,后者尤其重要。同样内容的一句话,关系不同,效果就不一样。沟通就是彼此建立关系,沟通应以关系为重。当双方情绪抵触时,一定要推敲自己语言中的字眼,避免让他人难堪和受辱,同时避免被人误解。

读一读,悟一悟

人们通常总认为滔滔不绝的言谈就是沟通。例如许多人自以为能够说服麻雀从树上下来,这实在太可笑了。他们以为沟通就是说话,而忘了沟通的真正意义是彼此的关系。沟通的是人,不是语言,言谈只是一种途径。当彼此关系融洽时,几乎不说话也能心意相通。一个手势、一个眼神就能传达完整的意思。人有时候,真是奇怪,明明是一句牛头不对马嘴的话,对方却能听懂你真正的用意,这是为什么呢? 心意相通。相反,当彼此关系恶劣时,千言万语也等于一句话没说,障碍依旧是障碍。

人的心情变化是复杂的。喜欢或厌恶的那一方面一旦压抑了理智,说话的效果就会走向反面。特别在劝说人的时候,听者对劝说人如有厌恶感,就会拒绝他的劝说;反过来,如果持有善意或好感,就会接收他所说的一切。因为人类具有这样的气质:对于友好的人的话洗耳恭听;对于讨厌的人的话,即使在理性上理解了,在感情上也是排斥的。

(二) 人际冲突的类型

护患冲突是护患交往过程的产物,是影响护患关系健康发展的客观状态。护患冲突是护患关系的杀手。熟悉临床常见的护患冲突类型,有助于护士预先制定相应的处理方案。护患冲突的常见类型有七种。

1. 期望与现实的冲突　"白衣天使"的称誉在社会上广泛流传,许多患者往往以此产生对护士职业素质的较高期望值。有患者不知不觉地形成护士群体形象的较完美主义知觉主观"定势",并以此衡量其现实中面对的每个护士个体,用较高标准要求客观上难以理想化的护士个体。当有些患者认为个别护士的职业行为与其过高期望值距离较大时,就会产生不满、抱怨等,并出现程度不同的护患冲突。有人表现为对护患关系冷漠;有人对个别护士采取不合作态度;有人还可能出现较冲动甚至过激的言行倾向。与此同时,若有个别护士不了解患者的过度期望或不会适度引导,或完全不寻找自身存在的引发护患冲突的原因,甚至表现完全对立的情绪,认定患者过于苛求、挑剔等,可能导致更明显的护患冲突。

2. 休闲与忙碌的冲突　护士为患者实施护理,整天面对大量繁琐、庞杂的事物,常常是几个护士除负责几十名患者的常规护理外,还需随时应对突发性的特别事务。患者则相对处于专心治病养身、看似"休闲"的状态,然而疾病给患者造成的较大压力不可能使其真正清闲,有患者几乎把全部注意力都集中于自身疾病,常对外界许多事物视而不见。有时表现为急于解除自身病痛,对他人处境无暇顾及等。当个别患者的急需和护士的工作安排发生冲突时,一方面患者会因其请求未得到及时解决对护士产生不满,指责护士不尽责;另一方面个别护士也可能因疲惫、忙累状态对患者失去耐心,抱怨患者不体谅。此时,是否导致进一步的护患冲突,关键在护士。

3. 伤残与健康的冲突　患者与护士的交往,对自身丧失健康的自卑、沮丧,与羡慕、嫉妒他人健全体魄的这对矛盾,常可引起其内心激烈冲突,特别是躯体严重伤残的患者,更易与其形成较鲜明对照,在身手敏捷的护士面前自惭形秽,个别患者甚至难以自控地把伤残的恼怒迁移至与其交往最频繁的护士。如当某患者陷入病痛不能自拔时,情绪最为冲动,对护士的善意劝说、耐心解释等充耳不闻,反而产生逆反心理,包括拒绝护理计划等。此时,护士若不能识别患者的激情状态而强行实施护理计划,则可能出现双方互不相让的紧张气氛,甚至引发较激烈护患冲突。

4. 外行与内行的冲突　多由患者关切自身疾病的转归所引起。患者的强烈康复愿望趋使其欲全面了解疾病诊治、护理过程的每个细节,凡与其相关的治疗、护理方案都亲自过问,对诊治新技术更是充满好奇心和疑惑,常纠缠护士,凡事"打破砂锅问到底"。患者一方对疾病知识了解不多,所提问题常是护士眼中较零碎、简单、无关紧要的"枝节"问题;护士一方则因长此以往、司空见惯而习以为常,有时不能设身处地体谅患者渴望康复的急切心情,对患者的反复提问缺乏耐心,或懒于解释或简单敷衍等。这也是引发护患冲突的常见原因。

5. 依赖与独立的冲突　在患者的疾病恢复期发生较多。患者经过较长病程,已逐步适应患者的角色行为,有的则形成疾病角色习惯化,对医护人员的依赖显著增强,有患者甚至在躯体已达到较完全康复的同时构成回归社会角色的心理障碍。解决依赖与独立的矛盾,最主要在护士的较大耐心和正确引导,若护士不能就此与患者充分沟通,其良苦用心不仅难被患者接受,反而可能引起患者误解,导致护患冲突。

6. 偏见与价值的冲突　来自社会各层次的患者,对护士职业价值的认同总是受其自身社会、心理、文化等因素影响。有些患者很少与护士交往,只根据道听途说片面地认识护士,甚至把对护士职业的社会偏见带入护患交往,话语中常流露对护士职业的曲解。而部分护士长期受职业价值困惑,对他人对护士职业的消极评价特别敏锐、反感,很容易就此与他人当面发生争执,导致护患冲突。

7. 制度与己欲的冲突　医院为更有序地保障患者的诊疗秩序,制定管理制度,但服务于患者的制度却难免与患者的个人愿望相冲突,如医院的探视、陪护制度,常与某些患者及其家人的意愿相抵触。护士作为医院管理制度的主要执行人,常成为患者不满的焦点。此时,护士易感到两头受压的苦恼,一面是患者及其家属的不满,另一面是管理者的要求,情绪易激惹,可导致冲突的发生。

读一读

(1) 2004年3月5日,四川省成都市星光门诊部,患者连砍护士6刀致头部重伤。下午,位于成都市龙泉驿区长白路的星光门诊部发生一起伤人事件,因为怀疑护士输液过程中在液体内放进了异物,一位中年女病人向护士连砍6刀,致使该护士头部严重受伤,生命垂危。

(2) 2004年11月10日,上海市第二医科大学附属新华医院,护士被殴打至急性肾挫伤。护士为一婴儿注射时因未能一次扎针成功,被其家长殴打至急性肾挫伤。

(3) 2005年5月5日,湖北省东湖人民医院,医闹聚众殴打医护人员,恐吓主治医生及其家属。下午3时35分,某患儿因病在市人民医院应用青霉素(皮试阴性)的第二天发生迟发性过敏反应(全身多处荨麻疹伴皮肤瘙痒),市人民医院急诊科及时免费收治,但该患儿亲属不满意,纠集十余人同时殴伤一名医师和两名护士,并反复纠缠医护人员,索要赔偿,同时数次电话威胁、恐吓主治医师及其家属。

(4) 2005 年 11 月,吉林省长春市儿童医院,护士因一针未扎上被家属暴打。当时是一位肥胖的儿童患者,血管细,家长又溺爱孩子,要求护士一针就扎上。一针没扎上,孩子哭了,家属立刻就对护士拳打脚踢,致颈椎软组织挫伤。

(5) 2005 年 11 月 20 日,福建省妇幼保健院,主管医生和护士被打全身十几处淤青。10 月 19 日,平潭小林怀孕 33 周,羊水破了被送往平潭县医院治疗,后于 10 月 22 日转院至省妇幼保健院。11 月 2 日,怀孕 35 周的小林被检查出宫腔感染,有胎儿宫内缺氧、新生儿窒息的危险。家属口头要求医生剖腹产或者催产。但医生说应等到足月再分娩。家属同意。11 月 11 日,胎儿出现缺氧情况,家属又一次口头要求剖腹产,医生说再观察。当夜 12 点多,小林因阵痛被送进产房。12 日上午 10 点多,胎儿没有胎音,医生才打催产针,下午 2 点多,孩子生出,已死。胎儿的猝死让孕妇家属十分愤怒。20 日一早,病人家属和医院的医护人员发生了冲突。病人家属把主管医生以及一名护士打得全身十几处淤青。

(6) 2013 年 09 月 11 日凌晨,广西宝安人民医院产科一孕妇护士白巍在巡房时,遭受产妇家属指责,产妇家属认为半夜敲门巡房打扰了产妇及小孩休息,不配合该护士巡房。同时,该男子在治疗室内殴打该护士,造成护士右耳鼓膜穿孔,身上多处软组织挫伤,正住院观察中。

练一练

依据护患冲突类型,对所提供的护患冲突案例进行分类,提出你的应对预案。

（三）人际冲突的原理

1. 人际冲突是所有人际关系中的自然过程　发生冲突是所有人际关系不可避免的常态。

2. 人际冲突可以是公开或隐蔽的　公开冲突是外显的且明白表示的。当人们以直截了当的方式处理他们的差异时,即属公开的冲突。隐蔽的冲突却未被认知到。当人们彼此观念不合时以间接的方式在表达他们的感受。

3. 人际冲突可以妥善或拙劣地处理　当双方出现冲突时,可以学着对彼此关系有利的方式去处理。人们对冲突的反应,可能选择从肢体动粗、语言攻击、到深思熟虑地解决问题。这些反应方式皆有化解冲突的可能,只是具有得当与否和高下之别。

4. 人际冲突对个人及双方的关系可以是有益的　人际冲突并不全然是负面的,处理得宜它也可能出现具建设性的结局。

（四）人际冲突的作用

人际冲突既有正面作用,又有负面作用。现代冲突调节理论认为:冲突是客观存在的;冲突并非都是坏事;关键要正确处理冲突,防止和制止破坏性冲突,调节和利用建设性冲突,并将冲突保持在适当的水平上。

1. 冲突(如果妥善处理)的积极作用　常见的人际冲突主要有建设性冲突(也称积极冲突)、破坏性冲突(又称消极冲突)。建设性冲突的特点：双方目标一致，共同关心目标的实现；双方彼此愿意了解和听取对方的观点和意见，交换意见以讨论为主，不伤及感情；双方以争论的问题为中心来互相沟通意见，对事不对人；人际冲突能够凸显双方的问题症结，并促使双方努力寻求可能的解决途径；个人可以借由冲突，表达自己的需求或愿望，并增加达成需求或愿望的可能性；冲突也可以增进个人对自我以及他人的了解。透过引发冲突的事件，人们可以探索自己或他人内在的价值观及信念；冲突也可能让自己了解自己的地位，以及对方的立场；冲突也能够宣泄愤怒与敌意，避免过度累积各种负向情绪，最终导致不可收拾、关系破裂的地步。

2. 冲突(如果处理不好)的消极作用　① 影响组织成员的心理健康；② 造成组织内部的不满与不信任；③ 使组织内相互支持、相互信任的关系变得紧张；④ 导致成员和整个组织变得封闭、缺乏合作；⑤ 阻碍组织目标的实现；⑥ 破坏团体中的凝聚力。

二、解决人际冲突的三组策略

(一) 自我辩解

解决人际冲突的行为方式是自我辩解。自我辩解也叫申辩，是在真诚而坦率地表达自己的感情、信仰、意愿的同时，也让别人表达他自己的感情、信仰和意愿，其目的是通过沟通来表示自我尊重，也表示对他人的尊重。例如，患者不能向护士说明自己的病情，妻子不能对丈夫说明自己的想法，约会迟到的小伙子不能对女朋友做出合情合理的解释，同室居住的同学不能向室友说明自己的作息习惯，所有这些都是自我辩解无能的表现。

自我辩解是维护自己主张的行为，维护行为的极端形式就是侵略，另一方面就是服从或无力自我辩解，而维护行为正处于中间位置。

1. 侵略　一般认为，侵略行为是无缘无故的攻击、争吵的渴望、威胁。具有侵略性的人往往企图制服别人。侵略行为只以为侵略者的需要、思想和权利至高无上，别人的都无关紧要，甚至根本不存在。但是，争吵是一种人与人玩的游戏，然而它又是一种奇怪的游戏，没有任何一方曾经赢过。

2. 服从　这种行为与侵略行为形成鲜明对照，它认为别人的需要、思想和权利至高无上，而自己的却并不重要或无关紧要。实际上，这种行为可能是不诚实的，有时用来避免冲突，实为一种非维护行为。

3. 维护　这种行为风格常被认为是在侵略和服从两个极端之间的中间道路，这也正避开了这两个极端的偏颇。维护行为涉及到：表达个人的需要和愿望但不施加过度的压力；知晓自己的权利，但不取消或忽视别人的权力；以坦诚、直率的方式表达自我，但表达的方式与听众和情形恰好适应。

读一读

假设你从报纸上看到一家外资企业的招聘启事,并顺利地通过初试。你然后按照约定的时间到招聘办公室外面等候复试。15分钟后轮到你进行复试,突然从外面匆匆走进一位年轻人,看样子也是赶来参加复试的。当时秘书准时喊你的名字,你还没有回答,那年轻人却起身向秘书说他很忙,要先参加复试。这时,你该怎么办呢?

(1)你失望地重新坐下,一声不吭,忍受着不公平的待遇和不礼貌的举动,等候秘书再来叫你。

(2)你坦率而又礼貌地对秘书说,你已经在外面等候了一刻钟,只是为了如约准时参加复试,并不想抢到别人的前面。你相信现在走进办公室同经理面谈通过复试的应该是你,而不是别的什么人。

(3)你情绪激动,对秘书大声说,受到如此待遇令人难以忍受,并指责这家企业的工作作风不好,不要这个工作了。说罢,不等秘书答话,瞪了那位年轻人一眼,便愤然离去。

练一练

针对提供的实例,进行角色扮演,注意强化非语言的运用,深刻体会如何因应人际关系的三种心态和行为。

(二)处理人际冲突的三种角色,即父母角色、成人角色、儿童角色

读一读

角色变换小故事

英国著名的维多利亚女王,与其丈夫相亲相爱,感情和谐。但是维多利亚女王乃是一国之君,成天忙于公务,出入于社交场合,而她的丈夫阿尔伯特却和她相反,对政治不太关心,对社交活动也没有多大的兴趣,因此两人有时也闹些别扭。有一天,维多利亚女王去参加社交活动,而阿尔伯特却没有去,已是夜深了,女王才回到寝宫,只见房门紧闭着。女王走上前去敲门。

房内,阿尔伯特问:"谁?"

女王回答:"我是女王。"

门没有开,女王再次敲门。

房内阿尔伯特问:"谁呀?"

女王回答:"维多利亚。"

门还是没开。女王徘徊了半晌,又上前敲门。

房内的阿尔伯特仍然是问:"谁呀?"

女王温柔地回答:"你的妻子。"

这时,门开了,丈夫阿尔伯特伸出热情的双手把女王拉了进去。

同一对象在不同的环境里往往表现为不同的角色,彼此的关系也就跟着变化。这种变化往往是通过语言表示出来,语言形式一定要符合自己转换的角色身份。

议一议

请说说故事给你的启示。

加拿大和美国科学家经过大量实践分析,发现一种简单实用的人际相互作用心理分析框架,即每个人都有三种本性或三种意识,父母(Parent)角色、成人(Adult)角色、儿童(Child)角色,简称 PAC。

1. 父母角色　处于父母角色状态,以权威和优越感为特征。具有积极和消极的两方面作用。其行为表现为凭主观印象,独断独行,滥用权威。特有言语:"你应该……","你不能……","你必须……"。

2. 成人角色　处于成人角色状态,以客观和理智的行为为特征。既不会感情用事,也不至于以长者姿态主观地审时度势。其行为表现为待人接物冷静,慎思明断,尊重他人,知道行为的结果。特有言语:"我的想法是……","这可能是……"。

3. 儿童角色　处于儿童角色状态的特征是像婴儿般地冲动。其行为表现为无主见,遇事畏缩,感情用事,易激动愤怒。特有言语:"我猜想……","我不知道……","我高兴……"。

在人际交往中,我们每个人都应该注意自己正处在什么心态,在不同场合找出最为恰当的角色心态与人交往。单独发展自我的任何一种角色心态,都会使自己的性格发展不平衡,这又直接影响到我们的人际关系是不和谐。

读一读

我们必须了解自己在人际沟通中的三种角色心态的应用比重。如果你发现自己经常用家长心态与人交往,就应该注意客观地观察,学会聆听,少批评与挑剔别人,应采纳别人的正确建议。这样让你的生活多一点随意和感性,你定会快乐得多。如果你是个非常理性的人,你最好把自己的成人心态放低一点。可以试着让自己放松放松,允许自己的感情适当地宣泄。建议你经常看一些喜剧或笑话,让自己像孩子一样乐一乐。假如你经常处于孩童心态,那么你遇事最好能冷静分析,避免感情用事。最好能问自己"我想怎么做",而不必顾及别人的喜好,以免失去自我。最好多训练自己,对他人负责,而不是过多地依赖别人。

练一练

我们必须了解自己在人际交流中的三种角色心态的应用比重。请记录你在一周之内与人交往中的角色心态,集中起来考察,三种心态的比重便非常明朗了。了解到三种心态的比重后,便可以在与人交往中有意识地降低比重最高的那种心态,提高另外两种心态。

小贴士

在生活中，儿童的"首领"可以表现为"小大人"的父母角色；人们称老人"老小"，老人也就蜕化成儿童角色；一对热恋中的情侣或小夫少妻，往往向对方撒娇，表达挚爱柔情，此为故作儿童角色。在护患关系中，患者角色也易蜕化和多变。

（三）处理人际冲突的三种方法

读一读

一只小鸽子总是不断地换她的窝。新窝过了不长时间，就有一种强烈的气味，使她喘不上气来。她把她的烦恼向一只聪明而富有经验的老鸽子诉说，这只老鸽点着头说："你虽然换了许多次窝，其实是什么也没换。那种使你烦恼的臭味并不是从窝里发出的，而恰恰是从你身上发出来的。"

议一议

请说说故事所蕴含的哲理。

解决人际冲突，改善人际关系只有三种方法，换句话说，打开"人际关系问题"这把锁的最合适的钥匙只有三把：改变情势、改变他人、改变自己。关键在于你必须决定，哪一种选择最适合你。

第一，改变情势。例如在单位，你怎么也得不到领导的赏识，你要改变情势，于是，你辞职了；或者丈夫或妻子，对你不够体贴，不够温柔，惹你火冒三丈，于是，你们马上跑到法院离婚；又如，你与老师和同学交往水火不容，寸步难行，于是，你逃学；或者，你与父母互不信任，不愿进家门，于是，你离家出走。

第二，改变他人。几乎所有人都期待改变他人。这些人或出于本能，或由于冲动，希望通过他人的改变来解决自己的问题。试想，你有哪些试图改变他人的言辞和行为，产生的效果如何？当然，在你看来，他人有许多必须改变的原因或理由！

为何难以改变他人？他人有他人的理由！何况，防卫是人的本能。呈现在你面前的是一张附有"包不掉毛"的"保证书"的刷子，但是，从对方的角度却是"毛掉不包"！

改变别人来适应自己，其结局常常是众叛亲离，徒劳无功。

想一想，议一议

1. 在你家庭、单位，你曾发现试图改变他人并取得成功的事例吗？

2. "改变他人"、"改造他人"、"影响他人"最大的区别在哪？

3. 改变他人，是举着鞭子；夸赞他人，是带着梳子。要他人有所行动，你首先学会给他人挠挠痒。不要总以为，他人改变了所有缺点，就是完人；其实，让他人优点发挥到极致，就是最优秀的人。

第三，改变自己。改变自己去适应环境、适应别人，这对你绝对不公平，因为你是正确的! 这情形很多:你与家人、你与领导、你与 ABC,吵架,闹意见,结果谁对谁错? 对的不是你吗? 毫无疑问、说得更清楚些——你是完全对的! 既然你是正确的,为什么要改变自己呢?

改变自己,你首先必须克服心理障碍。这就像自己边打自己的嘴巴,还得边说"我不是东西"。这游戏太残忍了——自己跟自己过不去! 为什么必须改变你自己呢? 因为解决人际冲突的关键在于"你要改变!"试想:你对自己,说再难听的话,也无伤大雅;你自己的"伤疤"自己揭,再痛也能忍受。但是,如果对于来自别人的对你的言行,你就会勃然大怒,绝不"买账"。所以只要你改变,别人就会改变;只要你有所行动,别人就会配合。

🌷 读一读

医患关系似乎出现了一个怪圈,医生以为患者会"常怀感恩之心",患者以为医生总可以"妙手回春",当"神话"被打破后,"天使"就变成了"妖魔"。

跟吃饭穿衣相比,看病绝对是一笔高消费。得个感冒,输几天液,半个月的工资就没了。得个大病,做个手术,半辈子的积蓄就光了。即使不考虑钱,看病也不是件容易的事。基层医院的条件差,设备和人员力量薄弱,患者信不过,只好去大医院。到了大医院,人山人海,要提前几天排队挂号。好不容易轮到自己坐在医生面前了,医生三言两语就给打发了。想多问几句,医生一副不耐烦的样子,尊口难开,惜字如金。最让人不能接受的是,花了时间精力和大把的钞票,病还不一定能治好;砸锅卖铁住进了ICU,人还不一定能留住;东拼西凑借钱做上了手术,却死在了手术台上,人财两空!

网络和传统媒体上,几乎每天都在报道医疗领域的负面新闻,并且都把矛头指向了医护人员。所谓的"白衣天使",已经成为中国最受人痛恨的职业之一。患者死亡,人们会说,一定是被医生给"治死"了。手术没有达到患者术前预期,人们会说,一定是被医生给"做坏"了。医闹在医院里打砸物品、打骂医护人员,人们会认为"有冤情才会闹",支持"讨个说法"。歹徒杀害医护人员,人们会认为"杀得好""罪有应得"。

🌷 议一议

在护患冲突中,你对"病人永远是正确的"是如何理解的?

第二十一章 职业教育——护理教育的人文定位与人文路径

内容摘要

　　阐明护理教育的本质和目标，提出护理教育的人文路径。

◇ **认知目标**

1. 识记护理教育的目标。

2. 了解护理教育的本质。

◇ **能力目标**

1. 熟悉护理人文教育的路径。

2. 识别人文教育的核心内容。

◇ **情感目标**

初步建立在护理教育学习过程中凸显关注人文教育的理念。

读一读

美国职业化医学教育对中国医学教育改革的启示（摘录）

一、美国职业化医学教育的特征

（一）医学职业化的历史和意义

人们所理解的职业化的具体特征包括：相互信任、利他主义、尊重、诚实、正直、恭敬、廉耻、优秀和责任。在美国及西方发达国家，由于医学教育坚守对医学职业伦理的忠实，被社会赋予了很多特权，如决定谁可以进入医学职业行列；评判决断如何更好地培养未来医生；自主设置和执行医学职业标准。职业伦理的主题永恒不变，即病人利益优先，个人利益居后。因此，职业化是维护公众对医学职业信任的核心要素，也是医患关系的本质所在。

（二）美国的医学职业化

21 世纪初，由美国内科医学基金会、美国医学基金会学会、欧洲内科医学联盟委员会组成的小组着手为职业化界定一个反映时代现实的可操作的定义，联合委员会提出了支撑职业化的定义的 3 个基本原则：即病人利益优先、尊重病人的主权、实现社会公平。因此，美国医学教育的目标是培养高度职业化的医生和医学专业技师。其高度职业化体现在医学教育全过程，包括严格的医学生入学选拔，严格的医学生培养和毕业后培训以及伴随职业生涯的终生学习。

（三）医学教育在职业化中的作用

医学院是医学职业化教育的起点和基地，高质量的教育是医学院存在的基础。美国职业化医学教育的特点突出体现在：① 高门槛：医学生必须通过高中的平均分（grade point average，GPAs）和医学院入学考试（Medical College Admission Test，MCAT）；② 连续性：职业化教育贯串整个医学院教育阶段和住院医生培训阶段，并培养终生学习的能力；③ 公众化：通过白大褂仪式、荣誉奖励和誓言来庄严证实医学专业的基本信仰和责任。

二、对中国职业化医学教育的启示和建议

要维护人们对医学职业的信任，医学教育机构对未来医生的职业化教育承担着更大的责任和义务。界定职业化标准，培养终生学习的能力；改革未来医生的选拔办法，以学生志愿为基础，严进严出，多元化生源，逐渐注重非智力因素在医学生成长中的作用；改革职业化的教学方法，贯穿始终的人文教育；着重维护职业化的学习环境，施行白衣天使等仪式，侧重特定职业操守及道德的培养。进行多方位评价，评价医学生和住院医生的职业化水平，尤其要重视同行评价。

总之，在中国医学教育改革中，加强医学职业化的训练应是重要方向。加强医学院校在医学职业化教育中的作用，要维护人们对医学职业的信任，医学教育机构对未来医生的职业化承担着更大的责任和义务。

🌸 议一议

请说说你对中国护理职业化教育的看法。

为了护理教育的可持续发展，寻求护理教育中人文和科技的融合，凸显人文在护理教育中的引领作用，护理教育工作者必须明确护理教育的目标，确立护理教育的人文定位，探索适合中国护理事业科学健康发展的人文之路，责无旁贷完成时代赋予护理教育的历史使命。

第一节　护理教育的人文定位

一、护理教育的现状

1. 人文忧患——护理科学技术与人文冲突　人们不禁要问：我们为什么难以造就中国一流世界著名的护理大家，我们为什么难以建立中国特色的护理理论，我们虽然面临护理技术的突飞猛进，但护理服务的满意度始终不尽如人意，诸如此类。人们在探寻：其深层次的原因是什么。

教育部在第五次全国职业教育工作会议上提出，高等职业教育应以就业为导向。护理教育也要根据人才市场来定位，人才培养质量也要符合市场需求，在这个意义上，

"以就业为导向"的命题是正确的。但是,此命题不能无限扩大。在护理教育发展的目前阶段,"以就业为导向"的口号有可能被泛化为"以就业为本"。

于是乎,有权威人士主张,"职业教育就是就业教育。"因此,也有人认为,只需要致力于专业教育,不必在人文教育上浪费时间;或者仅需要与专业有关的人文教育。第一种观点混淆了"教育"和"训练"之间的差异;第二种观点是典型的功利主义通识教育观。

2. 育人是护理教育的本质特征　针对护理教育,有人认为,护理教育培养实用型技术人才是根本,技术就是技术,与人文性、伦理性、艺术性没有太大关系。有鉴于此,护理教育主要是传授知识、培养技能,是一种"技术教育"。诚然,培养技术型人才是护理教育目标,但是我们培养的不仅仅是一个只懂技术的"护理机器人"。固然护理教育与技术能力、适应就业等关系密切,但其终究是一种教育,而不是一种训练。这种认识忽视了护理的关爱本质。正如杜威所说:"训练不同于教育"。"训练"只意味着特定技能的获得,天然的才能可以训练得效率更高,而不可能养成责任感和态度。而后者才是教育的目的。

南丁格尔认为,护理是一门最精细的艺术。在我们看来,护理是技术、科学与艺术的有机统一体。技术追求的是工具性,给人以工具理性,使人聪明;科学追求的是真,给人以理性,使人理智;艺术追求的是美,给人以感性,让人富有情感。科学求真,人文崇善。护理的人文与科学的价值冲突,可以通过人文智慧达到和谐护理。

强调护理的科学与艺术的融通,突出护理技术的人文定位,特别强调护理人文关怀是护理教育的人文主题。护理人文关怀,既是一种理念,也是一种实践。因此,护理教育应始终把树立护生对生命的珍爱和敬畏放在首位。护理教育必须改变只注重技能训练的技术教育,而转向人的全面发展的教育。美国著名教育家赫钦斯指出:"教育应是主体的人的教育,教育的目的唯在发挥人性,使人达到完善的境界。"可见,育人是护理教育的本质特征。

🌷 读一读

大学生职业化应该在哪里完成

90后实习生"拒订盒饭"事件在网络上引发热议。多数人认为,大学生的职业化程度不够高。但谁来解决这一问题,主要责任不在大学,尤其是实行精英教育的大学,而应该由社会来完成大学生职业化的过程。如果把大学生职业化的责任全部交给大学,必然的结果是,大学变为职业培训所。这正是我国大学教育贬值、人才培养质量下降的根源所在。

熊丙奇:21世纪教育研究院副院长

似乎大家都比较赞同,就是现在的大学生职业化程度不高,不懂得职场的规则,呼吁大学重视学生的职业化教育。这是一种貌似正确,但既害大学教育又害学生成长还波及用人单位的观念。我赞成大学生应该有职业生涯规划的意识和能力,但并不认为大学生的职业化,要全部在大学完成。

确实,大学生的职业化程度是不高的。但谁来解决这一问题呢?我认为主要责任不在大学,尤其是实行精英教育的大学,而应该由社会来完成大学生职业化的过程。如果把大学生职业化的责任全部交给大学,必然的结果是,大学变为职业培训所。这正是我国大学教育贬值、人才培养质量下降的根源所在。

通常来说,大学教育应包含通识教育和职业教育。通识教育是基本的、非功利的、非职业的教育,重在培养学生的文理基础和人文素养。职业教育则是职业化、技能化、功利化的教育,培养学生的就业技能。对于实行精英教育的大学,主要实行通识教育;而对于培养应用型人才的技术本科、高等职业学校,则实行职业教育。

近年来,我国所有大学在统一的就业率要求下,都特别关注学生的就业,学校的办学和学生的求学极为功利。具体表现在:通识教育课程被认为是无用课程,被压缩甚至砍掉;学生们关注的是工具性、技能性课程学习;相当多学生一进大学,就开始逃课实习;在不少大学,毕业这一年全部成为"就业年"。这样的大学教育,显然严重缩水,学生们的某些就业技能或许提高了,可是,他们却没有打好一个大学生应该打好的基础,一走上社会,用人单位就会对他们很是不满。

如果用人单位能主动承担大学毕业生社会化、职业化的过程,而不是强调大学毕业生一出校园就特别"职业化"、"社会化",情况有可能完全不同。笔者接触过多家世界500强企业,他们对新进的大学毕业生都有"管理储备生"计划等帮助大学毕业生适应职业、适应社会的计划,如对新进大学毕业生进行职业培训,让有经验的经理带教,帮助他们了解企业价值观,并熟悉企业相关岗位的要求。

在我国,一个名校毕业生离开校园找工作,却去报一个技能培训班,会被嘲笑是"回炉",认为是大学教育的失败。可在国外这是很正常的事,名校本科生毕业之后,还有一段职业化过程。要么报考研究生,读一年或一年半课程(国外大学研究生,有相当部分是培养应用型人才);要么就去上职业培训班,考一个职业证书。这样,大学按照其特色和传统进行教育,为学生打好基础;社会再在这基础上,对学生进行进一步的职业化,就相得益彰。

议一议

在高等护理教育过程中,如果课程设置增加一门《护士职业化》,你是支持还是反对?为什么?

二、护理的本质

1. 关爱是护理的本质 护理机器人能替代护士吗?护理专业与机械制造修理等其他专业相比,机器的结构原理与维修类似于人的结构原理与健康维护,而机器是冷冰冰的,更强调技术至上;但是,护理的特点——护理服务的对象毕竟是活生生的人,虽注重药到病除,但更需要人性化服务。护理技能的不足通过设计技术程序可以替代,但是人文教育与人文修养的缺失是无法替代的。究其原因,是护理服务对象——具有热血和生命的人类所决定的。如果对护理有关的科学特别是人类文化没有彻底地了解,护理艺术将无法达到至善至美的境界。

2. **人文关怀是护理的灵魂**　护理科学技术的进步是源于人们对生命的敬畏和珍爱。人类对生存的渴望、对痛苦的畏惧、对死亡的恐怖,对健康的追求,是护理发展生生不息的原动力。护理评价的标准是多元的,不仅要从客观性、科学性去界定,而且要从实用性、有效性去衡量,更要从人文性、人道性去评判。究其根本,护理是关爱的艺术。无论今后护理科技如何发展,如果忽视了生命的社会和精神价值,忽视了对人本身的关怀,那么就违背了护理的本质和初衷。

🌸 读一读

寻找职业化中失落的"贵族精神"

中国医师协会近两年的调查显示,有 78.01% 的医生不愿意自己的子女学医、从医。

有人说,"贵族精神"是一种家族荣誉感、使命感,在内心中有一种超乎生命之外的精神追求,它在于自尊、传承、荣耀和骄傲,甚至在于乐意让自己的子女继承自己的事业。这种贵族精神可以在每一个普通人身上体现出来。例如一个下岗的三轮车夫,靠自己蹬三轮车的微薄收入,养活了几十个孤儿,一个一个送他们去上学。这种精神的"贵族化",或许恰恰是我们今天每一个阶层都缺乏的,因为有太多的人找不到自己的方向,有太多的人对自己从事的职业没有认同感、使命感和责任感。

李宁公司创始人、董事长李宁认为,"在工业化的过程中,整个社会的福利需要普及,很多人还是在提心吊胆地买房子,实际上是社会保障需要完善,这种社会环境和文化的改变比较难。结果,中国人在职业化过程中会出现'打工仔心态',同时,在这种迅速变革的社会条件下,在环境与机遇的冲击中,中国人的心态很难稳定下来,会比较难以恪守职业人的基本价值规范。"今天,当整个社会对职业化的理解并不深透,很多人面临外部诱惑的时候,不难理解,为什么人们会对自己所从事的职业没有认同感。

真正的贵族一定是富于自制力,具有强大精神力量的,而这种精神力量需要从小加以培养。即使在英国最著名的贵族学校——伊顿公学接受教育,也要睡硬床板,每天接受严格的管理,甚至比平民学校的学生还要苦。正是这种苛刻的教育,才让学生们领悟到真正贵族精神的气质——荣誉、责任、勇气、自律等。

周国平说过,高贵,曾经是许多时代最看重的价值,被看得比生命还重要,现在似乎很少有人提起了。要从一种职业中收获尊严感,我们首先得学会尊重自己,在自己从事的岗位上默默坚守,有一种荣誉感和自豪感。也许,在一个职业化程度尚且不高的社会中,寻求"贵族精神"无异于大海捞针、天方夜谭,但是,"贵族精神"本身就是一种呼吁和诉求。今天，我们就是要在没落中寻找那份缺失的"贵族精神"。

议一议

你认为，护士职业的贵族精神是什么？

三、护理教育的目标

1. 护理教育的人文定位　尼采曾将教育分为两种：一是生存教育，其目的是追求知识，赢得生存竞争；二是文化教育，其目的是追求人文精神，实现生命意义。护理教育显然属于后者。从某种意义上说，职业教育是饭碗教育，是谋生的手段，是使无业者有业、有业者乐业，是要具备必需的护理技能的；但是，社会的发展对人的要求是学会做人、学会学习、学会共处、学会生存，其选择是必须有先后序列的，首先强调学会做人。因此，护理技能教育与人文教育对于人的和谐发展，犹如车之两轮、鸟之两翼，忽视人文教育只是"半人教育"，是没有人性的。因此，护理教育的人文定位，应该偏重人文知识传播和人文精神养成，而不以人文学术的专深为目标。因为人文教育的实质是人性教育，核心是弘扬人文精神。

2. 确立育人的护理教育目标　这就要求护理教育真正树立育人的理念，转变护理教育的工具价值取向，实行品德与技能相结合、理论与实践相结合的全面发展的教育，培养"高素质"和"高技能"的人才。这就要求不仅要对学生进行"何以为生"的技能教育，而且要对其进行"为何而生"的人生理想教育，将"为学"与"为人"有机地融合起来。

读一读

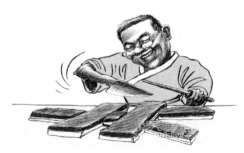

手起刀落，肋排、大排、小排、脊骨，清清楚楚。一场特别的考试兼毕业典礼在上海奉贤区"壹号土猪屠夫学校"举行，考官之一是曾引发热议的"卖猪肉的北大毕业生"陆步轩。

北大才子陆步轩的成功，让外界对"杀猪匠"这个职业少了一些偏见。

按理说，任何一种行业都需要高端人才，任何高端人才都可以从事任何职业。谁从事什么职业都不应成为新闻。然而，现实之中，"大学生回乡务农"、"硕士生承包荒山种树"、"清华毕业生当城管"居然成为新闻，而大学生当洗脚工、淘粪工的消息，也成为人们茶余饭后用来取笑或叹息的谈资。无论是期待就业的大学生,还是社会成员,都被固化而带有偏见的职业观所绑架,深陷其中不能自拔。

"屠夫学校"是一种职业化教育,其提升的不仅是一种行业经验、操作能力,更重要的是改变了职业观念以及行业偏见,使个人认识更趋于理性和理智。

🌸 议一议

请说说,你读了这则消息的感想。

第二节　护理教育的人文路径

护理教育要实现"自由而全面的教育",必须文以载技、技文一统。即护理人文教育不是先提高护理人文素养再接受护理技能培训,必备的人文素养与必需的护理技能必须有机地结合为一体,寻找护理人文和专业技能的结合点,使人文教育的全过程都能与护理和社会生活保持密切地联系。也就是说,人文教育应该主动与专业教育有机结合,利用人文的基础性、通识性,主动地向专业积极渗透、拓展延伸,营造护理氛围,发挥人文潜移默化的陶冶功能,发挥人文生成迁移可持续发展的效应,发挥人文引领专业的导向作用。

一、确立护理人文理念

确立护理技术与护理人文并重的现代护理教育理念。即将提倡护理人文教育,激发护理人员的人文精神,作为新世纪护理人文教育的主旋律。一方面,在现有的人文课程教学中强化应用性人文知识的传授与训练,例如护患沟通;另一方面,要有针对性地在各专业课程体系中开设灵活多样的人文应用性课程,或者将人文应用性知识与技能融入专业教学的相关环节,探索技术与人文的结合。例如在《基础护理学》教学中渗透人文教育,将专业学习与人文教育结合起来,正确引导学生把做人与做事结合起来。因为专业技术课本身承载着丰厚的人文价值,以人文精神传递专业技术,能对学生起到潜移默化的作用。

🌸 读一读

为适应现代医院和临床护理工作发展需要,解决中国高端护理管理人才匮乏现状。结合《中国护理事业发展规划纲要(2011—2015年)》中"建立和完善护理管理岗位培训制度,实现公立医院护理管理的科学化、专业化、精细化。"的要求。由中国医院管理研究中心主办,《医院管理》杂志社承办的第二期"现代护理管理(研究生课程)高级研修班"暨中国护理管理职业化培训,将于2012年9月12日～16日在北京大学医学部开班。

议一议

这则通知给您的启示是什么？护士职业化培训离我们还有多远？

二、构建护理人文核心内容

爱因斯坦说过："用专业知识教育人是不够的，通过专业教育，学生可成为有用的机器，但是不能成为一个和谐发展的人，要使学生对价值（社会伦理准则）有所理解并产生热烈的感情，那是最基本的。"一个人处在接受教育的阶段，除了各种基础的或专业的知识以外，最重要的是两个问题，一是价值观，二是思维方式和方法。但是，综观护理专业开设的人文课程，明显的存在：① 人文课程缺乏纵向逻辑联系；② 人文课程与生物课程横向的不相容性；③ 授课形式的不正规化；④ 人文课程不固定化的随意性。

构建护理教育的人文核心内容。1990年，美国护理教育联盟呼吁在护理教育改革中护理课程必须体现人文关怀这一核心价值观。根据全球医学生的核心能力和护士的核心能力的要求，结合中国的护理实际，从护理人文视野出发，构建护士人文核心能力群，主要包括关爱能力、批判性思维能力、创新能力、沟通能力，等等。例如：针对护理教育的专业特色，本书作者系统地开发语言类的《护士用语及写作技巧》、思维类的《护士思维及诊断技巧》、传播类的《人际沟通》、文化类的《护理文化》、德育类的《德育读本（1-6）》，试图突破传统的学科框框，即体现以文以载医、医文统一的理念，把语言、思维、传播、文化、德育从人文教育大一统的混合体中分离出来，使之自成护理人文教育的系统。

读一读

护理人文教育的意义

人文教育是帮助护士树立正确价值观的必要条件。在社会生活中，价值观起主要作用，全方位地影响着人的理念和实践活动。只有通过人文教育，才能更好地帮助护士转变服务观念，树立适应患者需求的全新护理理念，为患者提供全方位专业化护理，实现自己的人生价值。

人文教育是提高护士职业道德素质的基础。教育的根本目的是塑造人，护理教育不仅要培养护士从事临床工作的实际能力，更重要的是培养既有人性又有灵性的人。护士的人文素质首先要求护士必须具有优良的品德。因此，必须通过护理教育培养和提高护士的道德感和责任感，陶冶护士的职业情感。

人文教育是帮助护士建立健全心理素质的前提。培养护士人际沟通能力、抗御挫折的能力是人文素质的基本要求。临床护士心理压力大，容易对工作产生厌恶情绪，缺乏主动性，忽视人文教育又加剧护士的心理失衡。通过护理教育发挥人文教育在心理疏导、完善人格方面的作用，帮助护士在竞争压力环境中培养既有明确的生活目标又有高尚审美情趣的健全心理素质。

人文教育是培养护士人文素质的重要环节。21世纪的护理队伍应该是具有一流专业和一流素质的新型护理队伍。但是,目前我国护理教育体系中人文学科相关知识和技能的教学基础地位没有真正确立,护理人文教育相对滞后,人文社科类课程的开设随意性大,致使护理院校毕业生人文知识相对缺乏。

议一议

请根据你所接受的高等护理教育过程,谈谈你对护士职业化教育或护理人文教育的感想。

三、科学构建护理人文平台

师生创设仿真情境,搭建人文实践平台。教师淡出课堂,学生入主讲台。真正实现学生主体、教师主导的护理教育的新课堂。新一轮课改的最大特点在于,围绕以学生为中心,考虑学习者的多元因素:主动性、自主性、差异性、体验性、探究性、合作性,改革学习方式,激发学生的人文兴趣。有研究表明,护理教育人文兴趣的开发,对专业课的学习有定向、定性的固着效应。为此,人文教育的方法必须转变成以学生为中心、以情境为中心、以活动为中心;与之相对应的是自学、课堂辅导、计算机分析与仿真/实验研究、论文/设计或实验、社会实践等方式。这样,学习过程就转变成学习、应用、发展知识的过程。人文教育就是培养这种能力,而不只是告诉文化知识,更不在于背诵文化教条。在人文领域,情感体验永远比理论对人的影响更大。

读一读

暑假实习"职业化"才有含金量

大学生的暑期社会实践向来是媒体关注的焦点。中国青年报社会调查中心通过民意中国网和网易新闻中心,曾对1352人进行的一项调查显示,79.9%的人认为现在大学生过早职业化现象普遍。而对于"你周围的大学生什么时候开始实习"这个问题,选择大三的人占34.2%,选择大四的人占25.4%,23.1%的人表示不固定。值得注意的是,11.9%的人选择大二,5.3%的人选择大一。

但有批评者认为,大一新生暑假实习是"过早职业化",不应提倡。也有人不太赞同这个说法。李开复曾在其博客中说,在美国,学生打工是非常普遍的现象,他在哥伦比亚大学读书的时候,大约一半的学生都在"勤工俭学"。他上大一的时候因为没有工作经验,只能申请到家教的工作,到了大二以后又经历过不同的打工经历,回顾这些打工的经历,几乎每一次都会留给他不同的感受和经验,每次都会在不同的程度上增进他对社会的了解。无论是成功的喜悦、失败的挫折、被拒绝的悲壮、被夸奖的开心,都不知不觉让他调整着自己迈向社会的步伐。

有人以为,学生毕竟还是在校生的身份,离真正的职业人士还有很长的距离,大学生参与社会实践就是在不断地摸索,不断地尝试,探寻最适合自己的工作岗位,逐渐培养自己的"职业化",就需要这样的摸索过程。

在多元化时代,每个大学生的选择也越来越不同,我们不能强求每一个大学生都要稳坐象牙塔内,一心只读圣贤书。况且走进社会,多了解这个社会,获取书本之外的直接经验,无疑也是一个开阔眼界、认识社会、寻找到自己真正兴趣所在的好时机。大一新生暑假出去实习没什么可惊讶的。更现实的问题是如何保证大学生实践的有效性,而非流于形式。

当前,学校能够安排的暑期实践岗位少之又少,而大学生自己联系实践单位有困难,这就造成了很多社会实践没有规划性、目的性,大学生所学的专业与实践毫不相关,无法保证社会实践的含金量。

议一议

请提出你对暑期实习的建议。

四、创新护理人文教学

淡化人文考试结果,注重人文教学过程。搬走教师的法宝,打碎学生的枷锁。让学生做学习的主人,不做考试的奴隶,全身心地投入到学习过程中来。对于老师来说,要秉承"教是为了不教"的观念;对于学生来说,要坚持"考是为了不考"的信念。在以考试为中心的背景下,教师是"独白式教学",学生的任务是记诵并应答出老师给出的知识;在以学生为中心的氛围中,要求教师"对话式教学",加强师生互动——知识互动、情感互动,在人文氛围中体验人文知识,认同人文情感。教学方法辅之以角色扮演、影视欣赏、讨论、辩论、情景会话、临床见习、法庭旁听、模拟法庭,等等。只有这样,学生才能在护理情境中体认护理情操,把护理人文素养转化为护理行为,护理行为体现护理精神。

读一读

关注护士的人文阅读,基于对护士身心健康的关注,出于对护理职业价值的关注,出于对护理事业发展的关注。一个合格的护理工作者,不仅应有相应的职业信念、职业态度、职业责任、职业技能,更应该首先具备相应的职业情愫。人文作品不只是描绘人生,更重要的是分享书中之内容,当我们阅读或欣赏人文作品时能站在作者的立场或角度,去体会快乐与痛苦,并从多方面的角度去诠释它,人文阅读它提供我们更宽广阔的洞察力与敏锐度。因此,让护士通过非职业阅读来培养自己的人文情愫和艺术涵养,建立自己充满情趣的阅读生活与明亮的道德生活,最终达到知——信——行三者合一的境界。

推荐部分人文书目:任文杰等编《护士人文读本》、周国平著《妞妞——一个父亲的札记》、威廉·奥斯勒著《生活之道》、南丁格尔著《护理札记》等。推荐影视欣赏清单:《心灵点滴》、《对她说》、《再生之旅》以及附录提供的影视作品。

链一链

全国教育科学"十一五"规划教育部重点课题《职业教育校企合作中工业文化对接的研究与实验》子课题《护理职业教育校企合作中护理文化对接的研究与实验》(负责人贾启艾),课题成果被总课题组收录和命名:

1.《产业文化育人典型案例》(高等教育出版社,2012年)——《让文化为护理教育导航——淮阴卫生高等职业技术学校(医)院(学)校文化育人案例报告》被收录。

2.《职业教育选择什么样的文化培养人——访中国职业技术教育学会副会长余祖光》(《中国教育报》2013年7月9日第5版)被推荐和命名:产业文化育人典型案例——淮阴卫生高等职业技术学校模式。

第二十二章　职业规划——我的未来我做主

> **内容摘要**
>
> 　　简述职业规划的基本概念和基本原理,论述职业规划路径,阐述护士生涯规划。

◇ **认知目标**

　　1. 识记职业规划的含义、特征。

　　2. 了解职业规划的原则。

◇ **能力目标**

　　1. 理解职业规划的作用。

　　2. 识别职业规划的原则、步骤、方法。

　　3. 尝试制定自己的生涯规划。

◇ **情感目标**

　　初步建立规划生涯热爱职业的情感。

🌸 **读一读**

杨澜:人生需要规划

　　提起杨澜,很多人都说她太幸运了。从著名节目主持人到制片人,从传媒界到商界,一次次成功实现了她人生的转型。杨澜是幸运的,但这种幸运,并非是人人都有,也不是人人都能驾驭的,需要睿智的眼光、独到的操控能力。它是职业经历累积到一定程度厚积薄发而来的。就像杨澜自己说的那样:"一次幸运并不可能带给一个人一辈子好运,人生还需要你自己来规划。"

　　第一次转型:央视节目主持人

　　在成为央视节目主持人以前,杨澜是北京外语学院的一名大学生,还是一个有些缺乏自信的女生,甚至曾因为听力课听不懂而特别沮丧。直到后来听力水平提高了,才逐渐恢复了自信。她说:"我经常觉得,自己不是一个有才华和极端聪明的人。"可这一切并没有影响到杨澜后来的成功。勤勉努力的她,不仅大胆直率,看问题也通常有自己独特的视角。

　　1990 年 2 月,中央电视台《正大综艺》节目在全国范围内招聘主持人。杨澜以其自然清新的风格、镇定大方的台风及出众的才气逐渐脱颖而出。但是,由于她长得不是太漂亮,在第六次试镜时还只是在"被考虑范围之列"。杨澜知道后,就反问导演:"为什么非得只找一个女主持人,是不是一出场就是给男主持人做陪衬的? 其实女性也可以很有头脑，所以如果能够有这个机会的话，自己就希望做一个聪明的主持人。""我不是很漂亮，但我很有气质。"就是因为杨澜这些话，彻底打动了导演。毕业后，杨澜正式成为《正大综艺》的节目主持人。直到现在，杨澜也一直坚持主持人不一定非得漂亮，女人的头脑更重要。

四年央视主持人的职业生涯，不仅开阔了杨澜的眼界，更确立了她未来的发展方向：做一名真正的传媒人。

第二次转型：美国留学生

1994 年，当人们还惊叹于杨澜在主持方面的成就时，她又做出了一个令人惊讶的决定：辞去央视的工作——去美国留学。

在事业最明亮的时候选择急流勇退，这就意味着她要放弃目前所拥有的一切，包括唾手可得的美好未来。但资助她留学的正大集团总裁谢国民先生，说了这样一句话："我觉得一个节目没有一个人重要。"这给杨澜留下了很深的印象。

26 岁的时候，杨澜远赴美国哥伦比亚大学，就读国际传媒专业。有一次，杨澜写论文写到半夜两点钟，好不容易敲完了，没有来得及存盘，电脑就死机了。杨澜当时就哭了，觉得第二天肯定交不了了。宿舍周围很安静，除了自己的哭声，只有宿舍管道里的老鼠在爬来爬去。但最后，她还是擦干眼泪，把论文完成了。谈起这段生活，杨澜说："有些人遇到的苦难可能比别人多一点儿，但我遇到的困难并不比别人少，因为没有一件事是轻而易举的，需要经历的磨难委屈，一样儿也少不了。"

业余时间，她与上海东方电视台联合制作了《杨澜视线》——一个关于美国政治、经济、社会和文化的专题节目，这是杨澜第一次以独立的眼光看世界。她同时担当策划、制片、撰稿和主持的角色，实现了自己从最底层"垒砖头"的想法。40 集的《杨澜视线》发行到国内 52 个省市电视台，杨澜借此实现了从一个娱乐节目主持人向复合型传媒人才的过渡。

更重要的是，在这期间，她认识了她的先生吴征。作为事业和生活上的伙伴，在为她拓展人际关系网络和事业空间方面，吴征可以说厥功至伟。他总是鼓励杨澜尝试新的东西：宁可在尝试中失败，也不能在保守中成功！正是吴征的帮助，使得杨澜未来的道路越走越宽。

第三次转型：凤凰卫视主持人

1997 年回国后，杨澜开始寻找适合自己的机会。当时，凤凰卫视中文台刚刚成立，杨澜便加盟其中。1998 年 1 月，《杨澜工作室》正式开播。

凤凰卫视的两年，在杨澜的职业发展上起了重要作用。她不仅积累了各方面的经验和资本，也同时预留了未来的发展空间。

在凤凰卫视，杨澜不只是主持人，还是《杨澜工作室》的当家人，自己做选题，自己负责预算，组里所有的柴米油盐，她都必须精打细算。这种经济上的拮据，对杨澜来说是一个非常好的锻炼,使她知道如何在最低的经费条件下,把节目尽量完成到什么程度。

在随后的两年时间里,杨澜一共采访了120多位名人。这些重量级的人物也构成了杨澜未来职业发展的一部分,不少人在节目之后仍和她仍保持密切的联系。这种联系除了会给杨澜带来一些具体的帮助之外,精神上的获益也不可忽视。同时,与来自不同行业不同背景的嘉宾交流,也让她获得极大的丰富的信息量。

两年后,杨澜已经有了质的变化。她拥有了世界级的知名度、多年的传媒工作经验,以及重量级的名人关系资源,对于她而言,进军商界显然所欠缺的只是资本而已。而吴征,正是深谙资本运作的高手。

第四次转型:阳光卫视的当家人

1999年10月,杨澜辞去了凤凰卫视的工作。从凤凰卫视退出之后,杨澜曾一度沉寂。2000年3月,她突然之间收购了良记集团,更名为阳光文化网络电视控股有限公司,成功地借壳上市,准备打造一个阳光文化的传媒帝国。

与大多数商人的低调不同,杨澜选择了始终站在阳光卫视的前面。在报纸杂志网站上,经常可以看到关于杨澜的报道。她从一个做传媒出来的人变成了一个传媒名人。这种对传媒驾轻就熟的资源运用,使得她的阳光卫视一出生就有了许多优势。

但杨澜创业不久,就遇到了全球经济不景气,杨澜立刻感觉到了压力。她几乎天天都想着公司的经营。由于市场竞争的压力,杨澜将公司的成本锐减了差不多一半,并逐渐剥离了亏损严重的卫星电视与香港报纸出版业务,同时她还将自己的工资减了40%。

2001年夏,杨澜作为北京申奥的"形象大使"参加了在莫斯科成功申奥的活动。同年,她的"阳光文化"接手了中国最大的门户网站之——某网站网,开创了网络和电视相结合的时代,又与四通合作成立"阳光四通",开始进军网络业和IT业。

这一切都给公司所有员工带来了信心。终于,阳光文化在截止2004年3月31日的2003财政年度中取得了盈利,摆脱了近两年的亏损。之后,阳光文化正式更名为阳光体育,杨澜同时宣布辞去董事局主席的职务,全身心地投入到了文化电视节目的制作中。

第五次转型:重回电视圈

2006年底,杨澜正式宣布放弃从商,重回文化圈。回归之后,她又相继和东方卫视、凤凰卫视、湖南卫视合作,主持了《杨澜视线》、《杨澜访谈录》、《天下女人》等节目。从体制内到体制外,从主持人转变为独立电视制片人,从娱乐节目到高端访谈,再到探讨女性成长的大型脱口秀节目。这一次转型,又令人耳目一新。

2007年7月,杨澜不算完满的5年商业之旅画上了句号,开始了职业环境和职业路径的转换。杨澜宣布:将她与吴征共同持有的阳光媒体投资集团权益的51%无偿捐献给社会,并在香港成立非盈利机构阳光文化基金会。同时辞去了包括阳光媒体投资董事局主席在内的所有管理职务。此举意味着,杨澜已从商场抽身而退,重回她所熟悉擅长的文化传播和社会公益事业。这样的职业路径转换是社会大众未曾预料到的,这是杨澜结合自身的职场优势和职业环境分析进行的一个职业角色的转变。杨澜参与公益事业由来已久。曾担任过国内各种大型慈善活动的形象大使。在文化界杨澜获得过的荣誉不少——中国第一届主持人金话筒奖、泛亚地区 20 位社会与文化领袖之一、北京 2008 年奥运会形象大使,等等。但是商战显然不是她的强项。这是与她自身的职业性格相关的,职场上的风云多少要受到职业性格的影响。性格适应职业环境就有利于职业路径的发展,反之则对她的职业路径有负面作用。所以找准一个人的职业路径,要结合自身的职业性格和职业环境进行综合分析,得到的结论才是符合职业发展方向的。

有人说,杨澜是这个转型时代的一个符号,是一个"大智慧"的"小女人",是职业女性的完美典范。杨澜说:"在各种角色不断转换过程中,我就是想看看自己到底能飞多高。做好主持人,就想做好制片人,做好制片人,就想做传媒公司。这还不够,还想做一个好母亲、好太太、好媳妇、好女儿。当这些都加在自己身上的时候,身心会不堪重负的。不但我个人如此,这也是这一代都市女性的困惑。"杨澜的职业规划是建立在她自身所处的职业环境基础上的,针对未来职业方向作出的职业生涯规划。在职业发展二维图形中,存在飞多高和飞多远两个维度,飞多远是基础,是你的强项和兴趣,飞多高往往是个人努力和客观环境的综合结果,尤其是外界环境影响的结果。杨澜的故事告诉我们,职业发展必须要先认识自己,认识自己能力、兴趣和外界环境作用的关系,力争主导环境,而不是被环境所主导。

议一议

杨澜职业生涯规划对你有什么启示? 你准备如何科学地规划你的职业生涯?

第一节　职业生涯规划的性质

一、职业生涯规划的含义与特征

(一)职业生涯规划的含义

对于职业生涯规划,学者们有不同的认识。

1. 法国的权威词典　表现为连续性的分阶段、分等级的职业经历。

2. 美国学者罗斯威尔(Willian J. Rothwell)和思莱德(Hery J. Sredl)　人的一生中与工作相关的活动、行为、态度、价值观、愿望的有机整体。

3. 施恩　职业生涯分为内职业生涯和外职业生涯。

我们认为,职业生涯规划是指个人结合自身情况、眼前的机遇和制约因素,为自己确立职业方向、职业目标,选择职业道路,确定教育计划、发展计划,为实现职业生涯目标而确定行动时间和行动方案。

🌷**小贴士**

职业生涯包括四层含义:① 职业生涯是个个体的概念,是个体的行为经历,而非群体或组织的行为经历;② 职业生涯是个职业概念,实质是指一个人一生之中的工作任职经历或历程;③ 职业生涯是个时间概念,有广义和狭义不同的职业生涯期限的界定;④ 职业生涯是个包括职业发展、变更经历和过程的动态概念。

(二)职业生涯规划特征

1. **个性化** 因为每个人的成长环境、文化背景、个性类型、价值观、能力、职业生涯目标、对成功评价的标准等不尽相同,所以不同人对自己的职业生涯规划也必不相同。

2. **开放性** 一份有效的职业生涯规划,只有是在对客观环境审时度势的基础上,广泛听取领导、老师、朋友、家人以及职业顾问的意见之后,才能制定出来的。

3. **可行性** 规划要有事实依据,不是美好幻想或不着边的梦想。否则,将会贻误生涯良机。

4. **适时性** 规划是预测未来的行动,确定将来的目标。因此,各项主要活动何时实施、何时完成,都应有时间和时序上的妥善安排,用来作为检查行动的依据。

5. **适应性** 规划未来的职业生涯目标,牵涉到多种可变因素。因此,规划应有弹性,以增加其适应性。

6. **连续性** 职业生涯规划应该保持人生每个发展阶段的持续性、连贯性、动态性、长期性。

🌷**小贴士**

1. 舒伯的职业生涯发展观:① 职业是一种连续不断、循序渐进且不可逆转的过程;② 职业发展是一种有秩序、有固定形态,而且可以预测的过程;③ 职业发展是一种动态的过程;④ 一个人的自我观念在青春期就开始产生和发展,在青春期渐渐明朗,并于成年期转化为职业概念;⑤ 自青少年至成人期,随着时间及年龄的渐长,现实因素如人格特质及社会因素,对个人职业的选择愈加重要;⑥ 父母的认同,会影响个人角色的发展和各个角色间的一致与协调,以及对职业计划及结果的解释;⑦ 职业升迁的方向及速度与个人的聪明才智、父母的社会地位、本人的地位需求、价值观、兴趣、人际技巧以及经济社会中的供需情况有关;⑧ 个人的兴趣、价值观、需求、父母的认同、社会资源的利用、个人的学历以及所处社会的职业结构、趋势、态度等均会影响个人职业的选择;⑨ 虽然每种职业均有特定要求的能力、兴趣、人格特质,但却有一定的弹性,所以允许不同类型的人从事相同的职业,或一个人从事多种不同类型的工作;⑩工作满意度视个人能力、兴趣、价值观等个人特质是否能在工作中得到适当发挥而定;⑪工作满意度与个人在工作中实现自我观念的程度有关;⑫对大部分人而言,工作及职业是个人人生的重心。

2. 影响职业生涯的主要因素:① 个人条件的影响;② 父母的影响;③ 朋友、同龄群体的影响;④ 社会环境的影响;⑤ 学校教育的影响;⑥ 信息的影响;⑦ 其他因素的影响。

二、职业生涯规划意义

读一读,想一想

假如你准备去参加一次旅行,你会怎么办呢? 一般来说,你要考虑:我有多少钱?多少时间? 我最喜欢去的地方,我可能去的地方? 我是跟随旅行团还是自主旅游? 自主旅游我用什么交通工具呢? 旅游地的天气如何? 我出发前应做那些准备呢? 那么,对于我们自己人生的职业生涯,那可是我们每个人一生的重要的旅行啊! 我们是否应该进行认真的规划呢! 然而,我们当中又有多少人是没有经过认真思考,就茫然上路——出发了呢!

职业生涯规划能够帮助寻找适合自身发展需要的职业,实现个体与职业的匹配,体现个体价值的最大化。① 引导正确认识自身的个性特质、现有与潜在的资源优势,帮助重新对自己的价值进行定位并使其持续增值;② 引导对自己的综合优势与劣势进行对比分析;③ 引导前瞻与实际相结合的职业定位,探索或发现新的或有潜力的职业机会;④ 引导评估个人目标与现实之间的差距;⑤ 引导人才在市场上的合理配置;⑥ 树立明确的职业发展目标与职业理想;⑦ 学会如何运用科学的方法采取可行的步骤与措施,不断增强职业竞争力,实现自己的职业目标与理想(见图 22 - 1)。

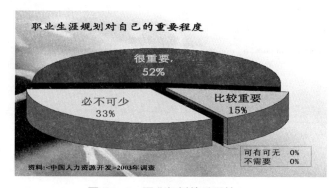

图 22 - 1　职业规划的重要性

读一读

哈佛大学的调查研究：3%：有自己清晰的长远目标；10%：有清晰但比较短期的目标；60%：只有一些模糊的目标；27%：没有目标。25年后——

那3%的人几乎都成为社会各界精英、领袖；那10%是各专业领域的成功人士，事业有成；那60%，成为社会大众群体，平凡地生活着；那27%的人生活不如意，工作不稳定，抱怨社会不公平；积极的人看到这个实验会想起自己的目标，更加坚定自己对未来事业成功的信心，从而以更多的激情投入到自己的工作中；消极的人看到这个实验会更相信命运，自认为不属于那3%有成就的人，于是可能对自己的工作更加缺乏动力。

练一练

认真思考，详细地写出你的1~10年的目标，并征求你所熟悉和亲近的人的意见。

三、职业生涯规划基本原则

职业生涯规划必须遵守四项基本原则。

（一）择世所需

社会的需求在不断演化，旧的需求不断消失，新的需求不断产生。新的职业也不断产生。所以在设计自己的职业生涯时，一定要分析社会需求，择世所需。最重要的是，目光要长远，能够准确预测未来行业或者职业发展方向，再做出选择

（二）择己所爱

从事一项你所喜欢的工作，工作本身就能给你一种满足感，你的职业生涯也会从此变得妙趣横生。兴趣是最好的老师，是成功之母。在设计自己的职业生涯时，务必注意：考虑自己的特点，珍惜自己的兴趣，择己所爱，选择自己所喜欢的职业。

（三）择己所长

任何职业都要求从业者掌握一定的技能，具备一定的能力条件，而一个人一生中不能将所有技能都全部掌握。所以，你必须在进行职业选择时择己所长，从而有利于发挥自己的优势。运用比较优势原理，充分分析别人与自己，尽量选择冲突较少的优势行业。

（四）择己所利

职业是个人谋生的手段，其目的在于追求个人幸福。所以你在择业时，首先考虑的是自己的预期收益——个人幸福最大化。明智的选择是在由收入、社会地位、成就感和工作付出等变量组成的函数中找出一个最大值。这就是选择职业生涯中的收益最大化原则。

练一练

反思你所选择的职业，符合职业规划的哪几项原则？

第二节　职业生涯规划路径

🌷 **读一读**

穿越玉米地定律

这是一片天空地旷的玉米地,果实累累,而又布满了大大小小、或明或暗的陷阱。你和你的对手们将要进行一场有趣的竞赛:看谁最快穿越玉米地,同时谁的手中的玉米最多。

速度、效益与安全——这就是"玉米地游戏"的三大要素,也是穿越玉米地的定律。穿越玉米地的过程,也似生涯规划的过程。我们每个人都有自己的玉米地。我们的一生都是在穿越玉米地!

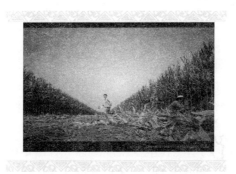

🌷 **悟一悟**

从穿越玉米地的过程,我们感受到职业生涯的困惑。例如:不知道自己能干什么? 不知道自己想干什么? 不知道自己适合干什么? 不知道社会需要什么样的人? 不了解自己所学专业未来的发展状况? 不了解到哪里找工作? 不知道现在该做些什么? 等等。

一、职业生涯规划的"四定"原则

概括地说,职业生涯规划的"四定"原则,就是要解决在职业生涯规划路径中存在的"干什么"、"何处干"、"怎么干"、"以什么样的心态干"的问题。例如王宝强走向成功有四把"钥匙",这四把"钥匙"正是职业生涯规划的"四定原则"——定向、定点、定心、定位。

(一) 定向

坚持梦想——定向。职业生涯规划,不能犯"方向性错误"。在通常情况下,职业方向由本人所学的专业确定。但是,现实的情况是相当多的学生毕业后,并不能完全按照自己所学专业来选择工作。"学非所用"、"用非所学"、"专业不对口"的情况在当今社会已不足为怪。在这种情况下,职业规划就需要认真考虑,选择适合自己的职业岗位。

王宝强5岁的时候,看到了正在热播的电影《少林寺》,正是这部电影,点燃了王宝强的梦想火焰,他期盼父母和乡亲们看到自己在电影中的表演,希望父母为他骄傲,渴望乡亲羡慕他。8岁那年,王宝强坐上火车,启程去少林寺习武。一天,王宝强问师兄:"咱练这么长时间,什么时候能看到自己拍的电影啊?"师兄感觉很好笑,说"什么拍电影啊,你想得还挺美。"这句话,让王宝强伤心了很长时间。

王宝强曾遗憾他的很多师兄,在深情顾盼自己的电影梦想以后,转身走向了另一条比较轻松的职业道路。不过,这没有影响王宝强的志向,他仍然坚持告诉自己,我的目标是演电影。"我一定会搞电影的!"王宝强对此毫不怀疑,坚持这一人生梦想,是王宝强走向职业成功的第一把钥匙。

(二)定点

放飞梦想——定点。确定职业发展的地点要综合考虑多方面因素,不可一时冲动、心血来潮、感情用事。一开始就选准方向,在一个地方,围绕一个职业长期稳定发展,对自己的资历和经验都会有益。频繁更换工作地点,对职业成长极为不利。

6年后,王宝强武术练得差不多了,却还是没能拍上电影。到哪里演电影呢?王宝强选定了北京,他坚信,北京一定是自己放飞梦想的最佳去处。于是,带着电影梦,王宝强去了北京,加入了北漂一族。北漂的日子真的很辛苦。迫于生活,王宝强不得不去工地拉砖。尽管很苦,但是他也要力争在北京,因为他清楚自己练武是为了什么?

王宝强咬定他的"电影梦"不放松。他一直想象着成为明星后的场景,鲜花、掌声、给粉丝的签名……所以王宝强在空闲时会练习写自己的名字,当他在住处墙上报纸的空白处歪歪扭扭地签下"王宝强"三个字时,他总是说:"我想,我需要记住我是谁。我也需要提醒自己,来北京的目标就是实现自己的电影梦。"

(三)定心

真诚待人——定心。"待人真诚,让人很有安全感,相处起来特别舒服。"这是见过王宝强的人给出的结论。一般剧组散伙,大家就不再记得谁了,但王宝强是个例外,他总让人惦记。即使没有片子,大家聚在一起,也常说,哎,这个孩子干嘛去了?正是这样真诚待人的人格魅力,使他迅速地接了《天下无贼》、《士兵突击》和《集结号》等多部大片。这是王宝强职业成功的另一把"钥匙"——真诚的力量比能力更大。幸运能让人抓住机会,但真诚能让人保持机会。

(四)定位

找准位置——定位。定位准确是王宝强通往成功的第四把"钥匙"。对自己的水平、能力、薪资期望承受度等进行全面分析,作出较合理的定位。在定位时,不可悲观,定位过低;也不能过高估自己,导致期望值过高。不要过分在意单位的名气、薪资的高低。只要这家单位、这个岗位适合你,是你所向往和追求的,就应该去试一试,确立从基层做起、循序渐进、谋求发展的思想理念。

按照王宝强原本的职业规划,他要做一个武打明星。武打明星是需要特殊条件的——武术造诣、演技、长相,等等,每一项都应该是行业第一。但是反观王宝强的实际情况,无论从武术造诣来看,还是从演技来说,他学得不错,可远远不是第一,相貌就差得更远了。可以想象,以他的整体素质,或许能成为一个中不溜的打星,或者成为一个成功的替身。设想,如果王宝强像他早年梦想的那样,把自己定位为一个武生,恐怕永远无法走到今天这个高度。

《盲井》里的角色,是给王宝强命运的一次良机。王宝强与生俱来的那种老实木讷、本色质朴的气质,在这个片子里得到了充分地发挥。王宝强一举成为了这种角色的第一。正因为如此,使他成为此类角色的第一人。

正是坚持梦想、放飞梦想、待人真诚和定位准确这四把"钥匙",引领王宝强走上了"星"光大道。

诵一诵,悟一悟

我的职业目标是:认识自我、肯定自我、悦纳自我、发展自我、完善自我、超越自我,做一名快乐自信健康的当代白衣天使!

二、职业生涯规划的步骤与方法

读一读

吴士宏,生于北京,满蒙汉三族血统,曾为北京椿树医院护士。1985 年获自学考试英语专科文凭后,通过外企服务公司进入 IBM 公司任办公勤务。一年后,获培训机会进入销售部门,因业绩突出不断晋升,直至 IBM 华南分公司总经理,1997 年任 IBM 中国销售渠道总经理。1998 年出任微软中国总经理,1999 年辞职,在 IT 界引起了震动。隐身一段时间后,吴士宏宣布加盟 TCL,出任 TCL 集团常务董事、副总裁,TCL 信息产业集团公司总裁,2006 年 4 月 19 日彻底告别 TCL。

1999 年 10 月吴士宏著作《逆风飞飏》出版,阐述了其职业生涯和在迅速发展的社会生活中个人的成长思路。

链一链

搜索"吴士宏"相关内容,进一步完善其相关资讯,建立和完善自我职业规划。

(一)职业生涯规划的步骤

职业生涯规划可分为自我评估、生涯机会评估、职业生涯目标与路线的设定、职业生涯策略的制定与实施、职业生涯规划的反馈与修正五个基本步骤。

1. 自我评估　指的是个体通过各种信息来确定自己的兴趣、个性、能力、价值观和行为取向的一个认识自我和了解自我的过程,其目的在于通过对自己进行全面分析而为自己做准确的定位。

自我评估是进行职业生涯规划的第一步,也是职业生涯规划中的一个重要环节。充分地认识自我是成功地进行职业生涯规划的前提和基础。因为只有正确地认识了自我,才有可能对自己的未来职业发展作出正确的分析,对自己的职业生涯目标做出最佳的选择,确定适合自己发展的职业生涯路线。

自我评估的内容主要包括四个方面:① 生理自我:相貌、身材和穿着打扮等;② 心理自我:个性、兴趣、能力、价值观等;③ 理性自我:思维方式、思维方法、道德水准、情商等;④ 社会自我:在社会中所扮演的角色、在社会中的责任、权力、义务和名誉,他人对自己的看法以及自己对他人的看法等。其中,重点分析价值观、兴趣和个性心理特征,而个性心理特征又包括性格、能力和气质。

2. 生涯机会评估 主要是指分析内外环境因素对自己职业生涯发展的影响。所要分析的宏观因素可以具体化四个因素:① 社会各行业对人才的需求情况;② 社会中各种人才的供给状况;③ 社会和法律政策;④ 社会价值观的变化。

对组织环境进行分析是职业生涯规划的核心问题。组织环境分析主要包括行业环境分析和企业环境分析。行业环境分析是指对目前所从事的行业和将来想从事的行业的环境分析。主要内容包括:行业的发展状况、国内外环境对行业发展的影响、行业存在的优势和劣势以及未来的发展趋势等。企业环境分析包括企业在本行业中的地位、现状和发展前景,具体包含:① 企业的发展战略;② 企业实力;③ 企业领导人;④ 企业的人力资源状况;⑤ 企业文化和企业制度。

3. 职业生涯目标和路线的设定 职业生涯目标的设定,是职业生涯规划的核心。

(1)职业生涯目标的设定。职业生涯目标的设定,必须充分认识自我,评估生涯机会,抉择职业发展方向。职业生涯目标的抉择依据是最佳才能、最优性格、最大兴趣和最有利环境等因素。职业生涯目标按时间段来划分,通常分为终生目标(贯穿一生)、长期目标(5~10年)、中期目标(3~5年)和短期目标(1~2年)。

(2)职业生涯路线的选择。职业生涯路线是指一个人选定职业后从什么方向实现自己的职业目标。职业生涯路线的选择取决于三个要素:① 我想往哪个路线发展?第一个要素是个人兴趣问题。通过对兴趣、价值观、理想、成就动机等因素的分析,确定目标取向。② 我能往哪个路线发展?这是个人特质问题。通过对自己的性格、特长、智能、技能、情商、学识和经历等因素的分析,确定自己的能力取向。即自己能向哪一条路线发展。③ 我可以往哪个路线发展?这是环境条件问题。通过对当前及未来的组织环境和社会环境等微宏观因素的分析,确定自己的机会取向。即内外部环境是否允许自己走这一条路线,是否有发展机会。

4. 职业生涯策略的制定与实施

(1) 职业生涯策略的制定。职业生涯策略是指为了实现职业生涯目标而采取的各种行动和个人资源配置措施。制定职业生涯策略既要决定"应该做什么和怎么做",也要决定"不能做什么",还要包括个人资源的配置计划。具体来讲,职业生涯策略包括:① 工作策略,即为达到工作目标,计划采取哪些措施提高工作效率;通过这些努力实现个人在工作中的良好表现与业绩;② 学习与培训策略,即在业务素质方面,计划采取哪些措施提高业务能力;在潜能开发方面,计划采取哪些措施开发潜能等;③ 人际关系策略,即如何在职业领域构建人际关系网络,为未来的发展寻找更广泛的支持与合作空间。

(2) 职业生涯策略的主要内容。职业生涯策略可以细化为具体计划和措施,同时还要明确每项计划的起讫时间和考核指标。① 具体计划:如果没有具体的行动计划,目标就不可能实现。所以,需要列出详细的工作和学习计划。每年学什么,要列出具体的科目。每年干什么,要列出具体的任务。② 具体措施:列出具体的计划后,还要列出实现每项计划的具体措施,并且措施要切实可行。如果没有具体的措施或者措施不可行,计划就都无法实现。③ 起讫时间:对每项计划列出切实可行的具体措施后,还要明确每项计划的起讫时间,即什么时间开始,什么时间结束。否则,你的计划也会落空。明确每项计划的起讫时间,是约束自己按计划行动的重要手段。④ 考核指标:在明确了具体计划和措施以及起讫时间后,还要确定拿什么指标来检查或衡量计划的完成。如果没有考核指标,计划就极有可能搁浅,生涯目标也就无法最终实现。

(3) 职业生涯策略的实施。职业生涯目标是职业生涯规划的关键,职业生涯策略和具体的计划与措施是实现职业生涯目标的保证。因此,要实现自己的职业生涯目标,就必须将策略和具体的计划转化成实际的行动。在生涯策略的具体实施中,一定要排除一切干扰目标实现的种种因素,坚持不懈地为实现自己的生涯目标而努力。

5. 职业生涯规划的反馈与修正　职业生涯规划需要经由实践的检验而不断完善。职业的重新选择、实现目标的时限改变、职业生涯策略和路线甚至整个职业生涯目标的调整,都属于修正范畴。反馈与修正的目的,是为了纠正最终目标与阶段职业目标的偏差,保证职业生涯规划的有效性,使通向最终目标的职业生涯道路一路畅通,更快更好地实现自己的人生目标。

总之,反馈与修正是职业生涯规划的重要环节,也是保障职业生涯规划能否实施的关键环节。只有通过不断的反馈与修正,才能保证目标的合理性和措施的有效性,也才能保证生涯目标的最终实现。

读一读

不同年级大学生可能的生涯发展任务

大一:深入了解大学生活与职业生涯的关系;

大二：了解生涯规划的基本理念，形成特定的职业取向；

大三：初步作出职业决策，并开始做前期准备；

大四：实习以获得初步经验，练习求职技能。

议一议

对于上述观点，你同意吗？

（二）职业生涯规划的方法

1. 五"what"归零思考法　　五"what"的归零思考的模式，共有如下五个问题。

（1）你是什么样的人？What are you？（定位）。只有通过对自己深刻地反思，才能清醒地认识优点和缺点。

（2）你想要什么？What do you want？（目的）。即对自己职业发展的心理趋向的检查。虽然每个人在不同阶段的兴趣和目标并不完全一致，但是随着年龄和阅历的增长而逐渐固定自己的终生理想。

（3）你可以做什么？What can you do？（能力）。一个人职业的定位最根本的还要归结于他的能力，而职业发展空间的大小则取决于自己的潜力。

（4）什么可以支持你？What can support you？（资源）。包括客观环境与主观环境。在客观方面，包括本地的各种状态，例如经济发展、人事政策、企业制度、职业空间等；人为主观方面，包括同事关系、领导态度、亲戚关系等，两方面的因素应该综合起来看。

（5）你最终可以成为什么？What can you be in the end？（结果）。明晰了前面四个问题，就会从各个问题中找到对实现有关职业目标有利和不利的条件，列出不利条件最少的、而且自己想做又能够做的职业目标，那么第五个问题有关"自己最终的职业目标是什么？"自然就有了一个清楚明了的框架。

只要回答了这五个问题，找到其最高共同点，就有了自己的职业生涯规划。

2. SWOT 分析法　　SWOT 分别是四个英文单词的第一个字母，即优势（strengths）、劣势（weaknesses）、机会（opportunities）、威胁（threats）。所谓 SWOT 分析，指的是在四个维度上进行分析，然后通过矩阵式交叉的分析，找出适合于自己的基本策略。SWOT 分析是检查自身的技能、能力、职业、喜好和职业机会的有用工具。一般来说，SWOT 分析应遵循四个步骤：

（1）职业优势。职业生涯设计的前提是：知道自身优势是什么，并将自己的生活、工作和事业发展都建立在这个优势之上。具体地说：① 你学了什么。在几年的学习生活中，你从学校开设的课程中学到了什么有价值的东西，社会实践活动提高和升华了你哪方面的知识和能力；② 你曾经做过什么。在学校期间担当的学生职务，参加过什么社会实践活动，工作经验的积累程度如何等。要提高自己经历的丰富性和突出性，你应该有针对性地选择与职业目标相一致的工作项目，坚持不懈地努力工作，这样才会使自己的经历有说服力;③ 最成功的是什么。你做过的事情中最成功的是什么? 如何成功的?

(2) 职业劣势。要指出你的劣势和你最不喜欢做的事情。具体内容:① 性格的弱点。人天生就都有弱点,这是我们与生俱来且无法避免的;② 经验或经历中所欠缺的方面;③ 你做过事情中最失败的是什么? 如何失败的?

(3) 职业机遇。环境为每个人提供了活动的空间,发展的条件和成功的机遇。有人说,在机会面前有五种人:第一种人创造机会,第二种人寻找机会,第三种人等待机会,第四种人错过机会,第五种人漠视机会。

(4) 职业威胁。在这个社会中,我们面对各种各样的挑战和威胁。这些因素包括就业还处于买方市场形势、所学专业过时或不符合社会的需要、来自同学的竞争、面对有更优的技能和更丰富的知识及更多的实践经验竞争者、公司不雇用你这个专业的人,等等。这些都是你可能遇到的挑战。

练一练

应用职业生涯规划方法,详细地列出你的相关情况,并进行客观分析。

第三节　护士生涯规划

读一读

南丁格尔生活在 19 世纪英国的一个富裕的家庭。父母希望她能具备文学与音乐素养进入上流社会,南丁格尔却不这么想,摆在我面前的路有三条:一是成为文学家,二是结婚当主妇,三是当护士。最后,她不顾父母的反对,毅然选择了当一名护士。

19 世纪中期的英国,医院肮脏不堪。南丁格尔的护士选择让父母觉得损害了家庭的名誉。南丁格尔发誓要改变这一切。她利用到欧洲旅游的机会,了解各地护理工作。1851 年她选定了凯瑟沃兹医院,参加 4 个月的短期训练班,终于实现了做护士的理想。1853 年,她在伦敦担任妇女医院院长。1854 年,克里米亚战争爆发,她接受政府的邀请和任命,带领 38 名妇女,离开伦敦,启程前往克里米亚担任战地护理工作。

一位年轻的护士白天协助医生进行手术,护理伤员替士兵寄信,给他们以慰藉;夜晚则提着一盏小小的油灯,沿着崎岖的小路,在 4 英里之遥的营区里一间病房一间病房的探视病员。

这位护士获得了士兵们的崇高敬意,并亲切地称她为"提灯女神"。每当她走过,士兵们就感到有一阵春风拂来,许多伤病员挣扎着亲吻她那浮动在墙壁上修长的身影……她,就是佛罗伦斯·南丁格尔。

这位出身富有移民家庭的小姐,不顾世俗的偏见,不顾父母的激烈反对,投身于当时只有最低层妇女和教会修女才担任的护理工作;为了投身这项事业,这位聪慧端庄的姑娘竟终身未嫁。

1860 年,南丁格尔用英国政府奖励的钱,创建了世界上第一所正规护士学校,他被誉为现代护理教育的奠基人。南丁格尔一生对现代护理和护理教育等做出了杰出贡献,是现代护理工作的奠基人,"白衣天使"的先驱。

1907 年,英王授予她功绩勋章,她成为英国历史上第一个接受这一最高荣誉的妇女。

这位曾照亮苦难人间的"提灯女神",在 81 岁时因操劳过度而双目失明;在 90 岁的一个夜晚,于睡梦中安然长逝。

她逝世后,为了表示对她的敬仰,世人把她的生日(5 月 12 日)定为了国际护士节。1912 年,第 9 届国际红十字大会的代表一致通过决议,设立南丁格尔奖。

想一想

科学规划人生,实现人生辉煌。

规划职业目标,努力志在必得。

一、护士职业通道

职业声望在世界排名前四位的是律师、医生、教师、护士。护士在世界许多国家和许多行业中是一个非常受尊重和受欢迎的,护理也是比较稳定的一个职业。总体来说,护士职业发展有 5 条路径。

(一)临床职称系列

护士职称由低到高分别是护士、护师、主管护师、副主任护师、主任护师和知名专科专家。

(二)护理管理系列

护理的管理岗位提升的过程:负责人(如专业组或者护理组的组长)、护士长、科护士长、高级护理干事、护理部主任、护理管理院长。

(三)国际护士系列

中国注册护士经过 3~5 年的精心准备和临床实践,可以申请境外注册护士资格,参加境外护士的资格考试,取得相应国家的注册护士的资格。

(四)专科护士方向

责任护士在某一专科发展提高可以成为一位专科护士,或者可以成为某方面的护理专家。例如造口护士、糖尿病护士或者是导管护士等,继续深造也可以成为专科的护理专家。

(五)边缘岗位

医院内的边缘岗位有康复、理疗、麻醉、导管等。医院外的边缘岗位有保险公司、医药公司、医疗器械公司、妇儿保健、健康管理、营养和心理咨询等。

二、护士生涯之路

设计护士生涯之路就是对护士职业生涯的完整系统规划,这一过程主要包括十二阶段。要求护士在不同阶段应该分别具备相应的能力,分别达到相应的职业目标。

(一)接受高等护理教育

选择护理专业接受高等护理教育,就应该明确护理专业目标、课程标准、专业实践能力,深刻认识护士职业,训练职业素质。强化护士角色的意识,尽快缩短护士学生到职业护士之间的距离。以护士的角色学习医学知识,以护士的标准规范自己的言行,以护士的眼睛观察身边的人和事,以护士的心态面对身边发生的一切。

(二)临床护理专业实习

临床护理专业实习是作为一名合格护士的准备和实践阶段。护生应该适应医院的工作环境,训练自己的综合职业素质,培养锻炼自己的职业情商,将理论知识转化为实践能力。积极参加医院的各种学术讲座,学习前沿的理论和技术。职业目标是具备护士素质,掌握护理技能,适应职业需要。

(三)参与应聘

必须收集信息,把握机遇,理智选择,沉着应对,选择适合自己的医院,一展芳华!职业目标应该是找到适合自己发展的岗位。

(四)见习护士

具有良好的职业形象,确保职业安全。虚心学习,积极工作,积累经验,以优秀的注册成绩注册成为中华人民共和国注册护士。职业目标就是成为注册护士。

(五)注册护士执业

每一项操作都要严谨认真,培养临床观察能力和护理文书书写能力。提升学历层次,提高外语能力和技术操作能力。职业目标是成为在任何岗位都受欢迎的护士!

(六)五年职业内

具有带教能力、掌握护理技术能力、监护危重病人能力、应变应急能力。职业目标是优秀杰出,博学多才,成为可塑造的护士,成为骨干护士。

(七)五年职业后

发展自我,完善自我,成为专业骨干。能够独立承担特护工作,准确判断正确解决护理工作中的问题。参与新的业务活动,承担教学科研任务,积极参加各项赛事等。丰富阅历,积累经验,增长才干。职业目标是成为可培养人才,有修养、有能力、有业绩人才。

(八)主管护师

成为稳重成熟的职业护士,胜任岗位工作。积极参与或独立承担科研、学术、教学、质控、查房、病例讨论。职业目标是成为年富力强、有业绩的护理人才。

(九)高年资护士

成为科室的骨干和专业学科带头人,成为护理会诊、护理病例讨论、护理指导的护理专家,善于培养年轻护士;主持科研工作、著书授课。职业目标是具有广博深厚的专业知识、精湛的业务技能和较高专业水平的护士。

（十）护士长

具有管理能力、决策能力、文字书写能力、语言表达能力、批判性思维能力、质量控制能力、人际沟通能力。具有专业的科研能力,对经常护理的病种进行科学的研究。护士长的职业目标是成为道德高尚、有凝聚力、高效率、受欢迎的护士长。

（十一）高级管理者或护理专家

具备学习运用知识及信息的能力,具有稳定的专业发展方向及显著的业绩,在本专科及岗位有深厚的影响力,具有开拓创新能力、培养人才能力、组织策划能力、著书授课能力。职业目标是成为优秀团队的创建人和领头人,具有专业的管理成就。

（十二）考虑退休

要思考自己的职业能力积累,要思考自己的职业定位,要适时的让出自己的岗位,要以良好的职业素质影响护理人,考虑到更需要的岗位发挥更大的作用。

🌸 读一读

1. 在这个世界上,只有这个工作适合我。

2. 如果找不到十全十美的工作,我一定不高兴。

3. 依靠别人,可以找到我合适的工作。

4. 选择职业,兴趣万能。

5. 我一定要在工作中成为专家;我一定要出人头地。

6. 只要努力工作,工作一定成功。

7. 如果没有适合我天赋的工作,那我一定做不好。

8. 我现在选择的工作,完全是为了迎合我的家人喜好。

9. 只要我找到好的工作,那就可以解决我所有的个人问题。

10. 既然自己选择了职业,那就绝对不要后悔。

🌸 议一议

上述命题正确吗？您有过类似的想法吗？

🌸 练一练

从杨澜、王宝强、吴士宏的职业生涯案例中,全面分析职业生涯规划的相关知识和原理,为自己制定一份科学的职业生涯规划书。

附录

附录 1 《护士职业化》课程标准

第一部分 导 言

一、课程性质和任务

职业化是自然人/社会人转化成职业人的过程和结果。职业化是自然人/社会人历练成职业人的过程(动态描述)。职业化是职业态度的科学系统化,即自然人/社会人通过工作状态的标准化、规范化、制度化的系统外化,通过情境性的自我内化,达成一套共同的职业认知、职业情感、职业行为的工作系统(静态描述)。

《护士职业化》作为高等教育的一门必修课程,是护士职业的体验历程,主要围绕职业态度主题,着重阐述职业认知、职业情感、职业行为的相关范畴,摘要论述职业化体系的重点环节。课程以调整护士职业心态为宗旨,诠释护士职业化成功之道,提升护士的职业化水平,为护士的职业生涯提供科学指南;通过职业化引擎,试图为护士提供调整职业心态的良方,提供打开通向职业幸福之门的钥匙,在就业问题上发挥专业的职业顾问功能。

二、课程特色

《护士职业化》课程的开设,为进一步探索并建立良好的职业化提供了便利。其要义在于确立"以人为本"的宗旨,全面推进人的职业化的综合素质进程。

本课程以职业体验者对护理职业的体验过程为主线,培养目标以护理职业素养为本位,课程设置以护理职业岗位分析为导向,课程设计以护理职业活动为核心,课程编制以项目设计为单元基点,课程实施以临床护理实践为基础,教学组织以学生为主体,考查考核以临床实际客观要求为标准。

本课程采用"三位一体"教学模式,即学生在课堂中既是观众、演员,又是导演,让学生置于"三位一体"的情境中,在学中做、做中学,做中教,这样,教学过程就是师生将教材这一"脚本"的艺术创作成果,定格于特定荧幕的"课堂";教材也就成为教本、学本、练本"三本合一"的综合体。"三位一体"教学模式的流程:课本阅读——体验活动——回顾渐悟——交流分享——反思顿悟——提升理念——实践检验。

"三位一体"教学模式是一种全新的学习方式和训练方式,以独特的典型的活动场景和专门设计的项目活动为学习道具,以亲身体验为学习方式,以学生为中心,运用分享交流的方法,是一种以结果为导向的训练方式。

1. 采用问题探究、头脑风暴、游戏活动、影视赏析、情境模拟、角色扮演、实际操作等方式,打破传统的学习方式,变被动接受为主动参与。鼓励学生借助互联网为载体,将相关的抽象理论案例化、影像化、具体化。

2. 护士职业化是护士职业的体验历程。重点做好四项训练:知道职业化是"怎么一回事"的知识训练,即动态的知识储备;与他人相比的"怎样做"的技能训练,即独特的动态竞争优势;"怎样做好"的态度训练,即人之存在意义,是职业化的源动力;"怎样持续做好"的精神训练,即人之存在价值,是职业化的核心驱动力。训练过程利用事件的表现形式为解析载体,挖掘产生现象背后的根本问题,探寻事物的规律,达到受益终身的效果。

3. 运用任务驱动项目方式,养成积极的心态,形成正向的思维模式,提升职业化能力,实现"目标"和"能力"的对接。

三、课程设计

全面科学构建学科框架、理论体系、知识体系、基本概念。

职业化的核心是职业态度。职业态度是个体对某一职业所持有的评价与心理倾向,包括职业认知、职业情感、职业行为等三方面因素。职业化是围绕职业态度三方面展开的,职业认知回答职业是干什么的、职业情感回答职业应该以什么样的态度干、职业行为回答怎样干。

课程以职业化视角为切入点,围绕职业认知、职业情感、职业行为范畴,分4篇(总论篇、职业认知篇、职业情感篇、职业行为篇),共22章,诠释护士职业化成功之道。其目的在于,反映护士的心声,化解护士的困惑,为护士的职业生涯提供科学指南,为护士职业化成长提供引擎。

职业认知回答护理是什么,护士是干什么的,涉及的论域为职业体认、职业选择、职业角色、职业文化、职业价值、职业和谐等。职业情感涉及以什么样的心态去完成职业使命,包含职业情愫、职业压力、职业情商、职业伦理、职业法规等。职业行为解决怎样干,包括职业能力、职业思维、职业关怀、职业职业化、职业服务、职业冲突、职业教育、职业规划等。

第二部分　课程目标

第一章　绪论

◇ **认知目标**

1. 解释职业、专业、职业化、专业化的含义。

2. 分析职业、专业和事业,职业化与专业化之间的联系与区别。

◇ **能力目标**

1. 举例说明职业化的价值。

2. 评估自身的职业化状况。

3. 明白提升职业化的途径和方法。

◇ **情感目标**

认识职业化的必要性和重要性,初步识别职业化的情感。

第二章　职业化

◇ **认知目标**

1. 解释职业化的含义和类型。

2. 分析护士职业化的特征。

◇ **能力目标**

1. 理解职业化因素的内涵。

2. 辨析职业化含义。

◇ **情感目标**

在护士职业化中体会职业化的情感。

第三章　职业态度——态度决定一切

◇ **认知目标**

1. 解释职业态度、忠诚、敬业含义。

2. 说明职业态度模式各因素的内在联系。

◇ **能力目标**

1. 正确运用职业态度模式,解读职业。

2. 应用忠诚、敬业品质,树立职场自我。

◇ **情感目标**

应用职业态度模式,初步建立职场的忠诚、敬业的品质。

第四章　职业体认——护士是天使还是魔鬼

◇ **认知目标**

1. 识别护士职业的现实是天使还是魔鬼。

2. 了解职业体认的含义。

◇ **能力目标**

1. 按照护理艺术的建构,尝试运用于护理实践。

2. 根据你对护士职业的理解,体会护理的艺术魅力。

◇ **情感目标**

在护士职业化中初步展示护理的艺术魅力。

第五章　职业选择——在选择护理时的考虑

◇ **认知目标**

1. 识记职业选择的含义。

2. 认识职业选择的理论。

3. 了解职业选择的作用。

◇ **能力目标**

正确进行职业选择。

◇ **情感目标**

初步建立选择护理选择快乐的职业信念。

第六章　职业角色——如何成功地角色转换

◇ **认知目标**

1. 了解角色转换的相关概念。

2. 认识角色转换的问题。

3. 理解由"学校人"到"职业人"角色转换的重要性。

◇ **能力目标**

1. 领悟角色转换的重点。

2. 识别角色转换的路径。

3. 制订针对性训练措施,强化训练,做好角色转换准备。

◇ **情感目标**

为"学校人"到"职业人"角色转换做好心理准备。

第七章　职业文化——让文化为护理导航

◇ **认知目标**

1. 了解护理文化的含义和特征。

2. 熟悉文化价值的内涵和核心。

3. 认识护理文化的重要性。

◇ **能力目标**

尝试做护理文化的倡导者、执行者、传播者、开拓者。

◇ **情感目标**

在护理过程中体现文化的价值。

第八章　职业价值——守护健康的使者

◇ **认知目标**

1. 了解护理价值的含义与特点。

2. 了解价值观含义与类型、职业价值观的含义与类型。

3. 理解职业价值观的作用。

◇ **能力目标**

1. 识别护士专业价值观。

2. 撰写一篇护士价值观的演讲稿。

3. 感受价值观对自己职业可能造成的影响。

◇ **情感目标**

1. 初步体会护士职业的价值,激发热爱护理职业的美好情感。

2. 培养对工作的健康合理的价值观。

第九章　职业和谐——和谐护理的文化意蕴

◇ **认知目标**

1. 了解文化和谐与护理和谐的关系。

2. 熟悉职业和谐的基本内涵。

◇ **能力目标**

1. 运用主体和谐与客体和谐理论,提升和谐的护患关系的品质。

2. 按照文化管理要求,提高护理管理水平。

◇ **情感目标**

初步养成和谐理念的文化氛围。

第十章 职业情感——工作着快乐着

◇ **认知目标**

1. 识记职业情感的含义。

2. 了解职业情感的特点。

◇ **能力目标**

说出乐业尽职的表现。

◇ **情感目标**

初步建立乐业的职业情感。

第十一章 职业压力——护士不可承受之重

◇ **认知目标**

1. 了解职业压力的相关概念。

2. 认识职业压力源种类。

◇ **能力目标**

1. 领悟职业压力。

2. 识别职业压力源。

3. 掌握应对职业压力的策略。

◇ **情感目标**

为应对职业压力做好心理准备。

第十二章 职业情商——决定是否升迁

◇ **认知目标**

1. 了解职业情商的含义与意义。

2. 了解护士情商的含义。

3. 理解护士情商的作用。

◇ **能力目标**

1. 熟悉提升职业情商的途径。

2. 掌握护士情商的管理。

3. 初步进行职业情商的四项训练。

◇ **情感目标**

初步体会护士职业情商,尝试建立职业情商。

第十三章 职业伦理——护士伦理准则与伦理实践

◇ **认知目标**

1. 识记伦理的相关概念。

    2. 认识职业伦理内涵。

    3. 了解建构职业伦理的指导思想。

◇ **能力目标**

    1. 熟悉中国护士伦理准则建构。

    2. 尝试对部分伦理案例进行解析。

◇ **情感目标**

    初步建立护士的职业伦理。

第十四章　职业法规——天使的守护神

◇ **认知目标**

    1. 了解护理法内涵与类型。

    2. 了解护士权利与义务。

    3. 理解护理法的意义。

◇ **能力目标**

    1. 识别护理法律责任等相关概念。

    2. 熟悉护理法律问题。

    3. 防范护理法律问题。

◇ **情感目标**

    1. 初步建立护理法制意识。

    2. 培养护理的法制观念。

第十五章　职业能力——职场生存之本

◇ **认知目标**

    1. 了解职业能力。

    2. 理解护士核心能力和护士人文核心能力。

◇ **能力目标**

    1. 识别职业能力等相关概念。

    2. 熟悉护士核心能力框架。

◇ **情感目标**

    初步建立职业能力意识。

第十六章　职业思维——行成于思毁于随

◇ **认知目标**

    1. 了解思维与职业思维的相关概念。

    2. 认识职业思维的特征。

◇ **能力目标**

    1. 领悟评判性思维。

    2. 识别循证护理与思维。

3. 尝试对护理案例进行职业思维分析。

◇ **情感目标**

初步建立在护理过程中强化职业思维的意识。

第十七章　职业关怀——责任制整体护理的人文关怀

◇ **认知目标**

1. 了解人文概念。

2. 认识人文与护理的关系。

◇ **能力目标**

1. 感受人文对护理的作用。

2. 识别护理过程的人文关怀。

3. 尝试对护理案例进行人文关怀。

◇ **情感目标**

初步建立在护理过程中对病人的人文关怀的情感。

第十八章　职业沟通——护患沟通艺术

◇ **认知目标**

1. 识记沟通的含义、作用。

2. 了解语言和非语言沟通的特点。

◇ **能力目标**

1. 熟悉护患沟通的主要内容。

2. 掌握护患沟通的基本方法。

◇ **情感目标**

初步体会沟通过程的人文关怀的情感。

第十九章　职业服务——优质护理服务工程的人文考量

◇ **认知目标**

1. 了解优质护理服务的核心内涵。

2. 了解优质护理服务的系统要素。

3. 理解优质护理服务的人文内涵。

◇ **能力目标**

1. 识别优质护理服务的各要素。

2. 撰写一篇护士优质护理服务的演讲稿。

3. 体会优质护理服务的魅力。

◇ **情感目标**

初步感受优质护理服务的价值,激发热爱护理职业的美好情感。

第二十章 职业冲突——和谐关系沟通有道

◇ **认知目标**

1. 识记人际关系的含义、因素。
2. 了解人际行为模式。

◇ **能力目标**

1. 熟悉冲突的原因。
2. 掌握解决人际冲突的策略。

◇ **情感目标**

强化职业和谐理念。

第二十一章 职业教育——护理教育的人文定位与人文路径

◇ **认知目标**

1. 识记护理教育的目标。
2. 了解护理教育的本质。

◇ **能力目标**

1. 熟悉护理人文教育的路径。
2. 识别人文教育的核心内容。

◇ **情感目标**

初步建立在护理教育学习过程中凸显关注人文教育的理念。

第二十二章 职业规划——我的未来我做主

◇ **认知目标**

1. 识记职业规划的含义、特征。
2. 了解职业规划的原则。

◇ **能力目标**

1. 理解职业规划的作用。
2. 识别职业规划的原则、步骤、方法。
3. 尝试制定自己的生涯规划。

◇ **情感目标**

初步建立规划生涯热爱职业的情感。

第三部分　课程实施建议

一、学时安排

第　章	内　容	学时	理论	实践
第一章	绪论	3	2	1
第二章	职业化	4	2	2
第三章	职业态度	4	2	2
第四章	职业体认	4	2	2
第五章	职业选择	4	2	2
第六章	职业角色	3	2	1
第七章	职业文化	4	2	2
第八章	职业价值	6	3	3
第九章	职业和谐	4	2	2
第十章	职业情感	4	2	2
第十一章	职业压力	4	2	2
第十二章	职业情商	4	2	2
第十三章	职业伦理	6	4	2
第十四章	职业法规	6	4	2
第十五章	职业能力	4	2	2
第十六章	职业思维	4	2	2
第十七章	职业关怀	4	2	2
第十八章	职业沟通	6	3	3
第十九章	职业服务	4	2	2
第二十章	职业冲突	4	2	2
第二十一章	职业教育	4	2	2
第二十二章	职业规划	6	3	3
合计		94	51	43

二、活动建议

　　本课程是一门实践性很强的课程。教学活动除理论讲授外,主要采取讨论、模拟、游戏、角色扮演、影视赏析等强化能力训练,并通过直接观察能力训练和职业化实践等方式做出评价。

三、评价和考核

　　1. 评价目的。

　　评价的目的在于体现快乐职业化、成功职业化的激励功能,既是为了确认学生学习进度和水平以及教师教学的效果,也是为调节和控制教学过程提供决策的依据。

2. 评价原则。

学习评价必须遵循本课程标准的基本理念。评价既注重结果，更注重过程，特别强调学生参与评价的积极性。

3. 评价方式。

在评价过程中，要通过学生自主评价、小组或班级的集体评价、教师的导向性评价等方式，充分发挥学生主体在评价中的作用。

4. 评价标准。

学生"学"的评价，分为认知评价、情感评价、能力评价。认知评价主要包括了解和理解两个层次。"了解"是指知道有关的知识和原理，能够再认或再现；"理解"是指对有关知识和原理能较全面、较深入地把握。情感评价主要是评价学生不良情感、观念的变化情况，正确情感观念的体验和内化情况，以引导学生积极进步。能力的评价分为"分析判断"、"参与践行"两个层次。其要求是在理解的基础上，能运用所学知识，分析判断社会生活有关职业化现象，并能在职业化实践活动中解决实际问题。

附录 2　职业化电影推荐

一、"影得"简介

1."影得"含义

"影得",顾名思义就是看电影,有心得。贯穿本课程的学习思想就是看电影,学心得。

"影得学习法"引自于西方的一种教育方式 case study(案例教学),这种方式最早起源于哈佛商学院。典型的做法就是拿着 A 公司的例子跟 B 公司一起比较,形象具体,效果更好。"影得"能够为困惑的职场人士奉献启迪和方法,为企业内部培训呈送工具和素材,为中小企业构建组织学习框架,为企业、学校配套精彩的内化课程。"影得"学习法是一种优秀的学习法。美国哈佛大学和宾夕法尼亚大学都在推广这一学习方法。

2."影得"的要素　两个理念、三个特点、四个因素、五个宗旨。

两个理念:在工作中看电影,在电影中看工作;让娱乐多一分思考,让工作多一分精彩。

三个特点:① 学习效率高,节省三分之二的学习时间理论讲解寓于电影,轻松讲透;② 图文并茂,学习轻松;③ 深刻理解,经久不忘,效果明显。

四个因素:实践证明,高效组织学习的四个关键要素是学习状态、学习内容、学习系统、学习技术。

五个宗旨:因生动而吸引、因吸引而思考、因思考而感悟、因感悟而行动、因行动而改变形成五个宗旨,形成一个学习、思考、行动的认识——实践循环,在这个循环当中掌握知识和理念,改变行为和习惯。

二、部分职业化电影简介与简评

1.《当幸福来敲门》

已近而立之年的克里斯·加德纳,是一名普普通通的医疗器械推销员。这种不安定的生活已经影响到家庭的和睦,最终妻子琳达忍受不了经济上的压力,离开了克里斯,留下他和 5 岁的儿子克里斯托夫相依为命。这时候克里斯银行账户里只剩下 21 块钱,因为没钱付房租,他和儿子被撵出了公寓。

费尽周折,克里斯赢得了在一家声名显赫的股票投资公司实习的机会,但是实习期间没有薪水,而且最终只有一人可以成功进入股票投资公司。为了通向幸福之路,克里斯决定走下去。为了省钱,每天晚上克里斯带着儿子去住收容所,吃饭靠领救济,但这些并没有摧毁父子间的亲情与他们的信念,他相信幸福总会落到自己的身上。

凭借过人的智慧,与勤恳的努力,克里斯终于迎来了那幸福的时刻。

职场启示:他能,我也能!

2.《肖申克的救赎》

肖申克,一座监狱的名字,无数的犯人关押在这里,在台湾版里这所监狱被翻译成鲨堡。这座监狱犹如鲨鱼,是一座黑狱,一座吃人的监狱。

一个貌似大姑娘的普通的银行家安迪,被冤枉杀害了自己的妻子以及妻子的情夫,在蹲监狱的19 年时间里,他为监狱图书馆集资,帮助罪犯求学,并且帮典狱长洗黑钱。在一个风雨交加的夜晚,他逃了出去。越狱的工具是一张偌大的海报以及一把仅仅被认为是可以雕琢小石子的小锤子。

典狱长瑞德怎么也想不明白，安迪是怎么逃出监狱的?! 瑞德望着办公室墙上挂着一副刺绣的圣经:"上帝的审判比预料的来得快!"当初瑞德曾开玩笑地和安迪说:"如果想用这把锤子逃出去，恐怕需要整整六百年"。

职场启示:告诉人们，无论如何，千万不要放弃。

3.《跳出我天地》

Billy Elliot 译名是《芭蕾之梦》或《跳出我天地》，讲述 11 岁小男孩 Billy Elliot 破除重重阻碍追求芭蕾之路的梦想。

在拳击课上，Billy 偶然看到女孩们在隔壁练习芭蕾，小小的 Billy 被深深吸引了。从此每个周末，Billy 用上拳击课的钱偷偷去学习舞蹈。他的父亲和哥哥知道此事后非常愤怒，芭蕾教师 Wilkinson 夫人的劝说也没有用，Billy 陷入了精神低谷。

在圣诞节的晚上，Billy 和伙伴在舞蹈教室里玩耍时被父亲发现。面对父亲的怒火，小 Billy 没有退缩，而是在父亲面前施展了自己这几个月以来学到的一切。最终，顽固的父亲被儿子的激情与舞蹈天分所震撼。因为 Wilkinson 夫人曾建议 Billy 到正规的芭蕾舞校(Royal Ballet School)学习，父亲回家后典当了妻子留下的手表和金饰，送 Billy 到伦敦参加入学考试。

考试结束后，Billy 完全没有想到自己会被录取。但是，录取通知书寄来了，父亲和哥哥为他送行。当 Billy 的列车远去，画面再次清晰，已是 14 年后，父子二人走下伦敦的地铁去看 Billy 演出。

职场启示:一个孩子都有这样的决心与勇气，那么你会怎么选择?

4.《阿甘正传》

阿甘是个智商只有 75 的低能儿。在学校里为了躲避别的孩子的欺侮，听从一个朋友珍妮的话而开始"跑"。他跑着躲避别人的捉弄。在中学时，他为了躲避别人而跑进了一所学校的橄榄球场，就这样跑进了大学。阿甘被破格录取，并成了橄榄球巨星，受到了肯尼迪总统的接见。

在大学毕业后，阿甘又应征入伍去了越南。在那里，他有了两个朋友:热衷捕虾的布巴和令人敬畏的长官邓·泰勒上尉。这时，珍妮已经堕落，过着放荡的生活。阿甘一直爱着珍妮，但珍妮却不爱他。在战争结束后，阿甘作为英雄受到了约翰逊总统的接见。在一次和平集会上，阿甘又遇见了珍妮，两人匆匆相遇又匆匆分手。在"说到就要做到"这一信条的指引下，阿甘最终闯出了一片属于自己的天空。在他的生活中，他结识了许多美国的名人。他告发了水门事件的窃听者。作为美国乒乓球队的一员到了中国，为中美建交立下了功劳。猫王和约翰·列侬这两位音乐巨星也是通过与他的交往而创作了许多风靡一时的歌曲。最后，阿甘通过捕虾成了一名企业家。为了纪念死去的布巴，他成立了布巴·阿甘公司，并把公司的一半股份给了布巴的母亲，自己去做一名园丁。阿甘经历了世界风云变幻的各个历史时期。但无论何时何处，无论和谁在一起，他都依然如故，纯朴而善良。

职场启示:成功，不只靠才能。善于把握机遇，你也能成就自己的传奇!

5.《美丽心灵》

一部关于一个真实天才的极富人性的剧情片。故事的原型是数学家小约翰·福布斯·纳什(Jr. John Forbes Nash)。英俊而又十分古怪的纳什早年就作出了惊人的数学发现，开始享有国际声誉。但纳什出众的直觉受到了精神分裂症的困扰，迫使他在向学术最高层次进军的辉煌历程中发生了巨大改变。面对这个曾经击毁了许多人的挑战，纳什在深爱着的妻子艾丽西亚(Alicia)的相助下,毫不畏惧,顽强抗争。经过了几十年的艰难努力,他终于战胜了这个不幸,并于1994年获得诺贝尔奖。这是一个真人真事的传奇故事,今天纳什继续在他的领域中耕耘着。

职场启示:千万不要气馁!即使严重的精神疾病也没能阻止纳什在事业上的成就,那么你还有什么困难克服不了的呢?成功的男人后面必然有成功的女人!不论发生什么都不放弃你的伴侣。

6.《穿普拉达的女王》

刚从大学毕业的天真朴实的女孩安迪来到纽约,鬼使神差地得到了一份许多时髦女孩梦寐以求的工作:世界著名时尚杂志的主编助理。然而,这是一份让人爱恨交加的差事——爱它,因为可以留在以 Chanel、Prada 等顶尖名牌构成的时尚帝国里;恨它,因为女强人主编玛琳达太难应付。她去找同事奈杰尔抱怨,奈杰尔对安迪说:"那就辞职啊!"安迪底气不足地嘟囔道:"我没想辞职,只是想诉诉苦……"奈杰尔一针见血地对安迪说:"你是在逃避,醒醒吧,她只是干了她该干的。"安迪好像顿然醒悟了,她换上了 Chanel 的套装,不再以抵触抱怨的态度去工作,而是以积极的态度去融入自己的工作环境,积极地应对那些看似不可能的任务。

职场启示:你可以辞职。否则,永远不要抱怨。

7.《面对巨人》

讲述一位教练如何重拾信心与勇气,并用信仰击败恐惧的故事。在泰勒的 6 年教练生涯中,他从未在赛季中获胜。当球队中最优秀的队员 Shiloh 决定转学后,他们连在新赛季中获胜的希望都随之而去了。赛季一开始便输了 3 场比赛之后,泰勒发现那些爸爸们决定解雇他,随之而来的一系列压力令他完全失去了希望。他将如何重拾勇气与信心,用信仰击败恐惧呢。

职场启示:当你的事业面对挫折时,不妨转换思维,从另一个角度来重新评估你的事业,没准会柳暗花明又一村呢!

8.《放牛班的春天》

世界著名指挥家皮埃尔·莫安琦(Pierre Morhange)重回法国故地出席母亲的葬礼,他的旧友送给他一本陈旧的日记,看着这本当年音乐启蒙老师克莱门特(Clement Mathieu)遗留下的日记,皮埃尔慢慢回味着老师当年的心境,一幕幕童年的回忆也浮出自己记忆的深潭。

克莱门特是一个才华横溢的音乐家。不过,在 1949 年的法国乡村,他没有发展自己才华的机会,最终成为了一间男子寄宿学校的助理教师。这所学校的外号叫"水池底部",因这里的学生大部分都是以难缠的问题儿童而闻名。到任后克莱门特发现学校的校长以残暴高压的手段管治这班问题少年。性格沉静的克莱门特尝试用自己的方法改善这种状况。

职场启示:抛开名利、金钱、权利这些世俗的东西,单纯的去享受工作带来的乐趣,那种更高尚的精神层面的东西是物质所不能带来的。不论职位的高低、薪酬的多少,用你所学来回馈社会,这就足够了。

9.《天使艾美丽》

艾美丽看来不是一个天使,她只是个平凡的咖啡馆招待。从小孤独自闭的长大,母亲意外死亡,父亲碌碌无为。她偶然发现一个藏在墙壁中的盒子,里面是一个 50 年前的孩子的全部"宝贝"——明星照片、卡通玩具、玻璃弹球,等等。又是在偶然中,她萌发了找到这个 50 年前的孩子——如今已是一位老人——并把"宝贝"还给他的想法。结果是完美的,老人找到了回忆,艾美丽找到了幸福。

艾美丽从此帮助周围每一个需要帮助的人。事实上周围的每一个人也都需要帮助。她精心准备每一个帮助的计划,始终不让别人发现是谁在帮助他们,艾美丽成了他们身边真正的"天使"。但艾美丽不是一个天使,她也有一颗需要帮助的心。艾美丽的白马王子出现了,一份奇怪的相册——专门收集被抛弃的自拍照片——成了她的"水晶鞋"。一位艾美丽的老邻居——默默注视艾美丽的一举一动——成了她的天使。艾美丽终于鼓起勇气,找到了属于她的幸福,她的心灵花园中也开满了鲜花。

职场启示:作为新人,想处好人际关系,你可主动关心别人,做一些小小的努力,哪怕换来的是一个微笑或一声谢谢。但是,你逐步建立起来的良好的人际关系会让你事半功倍。幸福是一种给予的快乐。

10.《白色巨塔》

第一内科的助教授里见是一个善良、单纯的医师,他在内科教授弟鸟饲手下做事。一天,里见发现一个胃癌的病人可能并发胰脏癌,他急忙向弟鸟饲教授报告,不过却被回绝了。这时他想到了好朋友财前五郎,这个罕见的病例对五郎来说无非是天赐良机,如果他能治愈成功,那么今后的外科主任非他莫属。于是,趁着教授不在时,他进行了一次紧急手术,结果……

职场启示:只要坚信,如果你既有精湛的技术又有高尚的医德,那么你就会成为一名出色的医生。这是任何潜规则也阻挡不了的。

11.《权利的迷醉》

本片的故事取材于法国最著名的 ELF 石油集团政治黑金丑闻,但导演把臭名昭著的贪腐大案弱化成为故事的背景,着力刻画了"权利"这把双刃剑对于一个成功女性的影响,人性的内省成了影片的重头戏。为了成功,为了至高无上的 power,热娜不仅牺牲了度假、休息,牺牲了正常的家庭生活,甚至不顾生命安危。然而,正在她一步步升职的时候,与丈夫的关系却越来越疏远,直到丈夫跳楼,热娜似乎才幡然醒悟。

职场启示:要成功就一定有牺牲。

12.《永不妥协》

影片取材于发生在美国的一个真实事件,影片充满激情、动人心弦。本片讲述了一个弱小女子如何在帮助他人的同时改变自己命运的动人故事,展现了人类捍卫正义的可贵精神。经历了两次离婚并拖着三个孩子的单身母亲埃琳,在一次十分无奈的交通事故之后,一贫如洗,既无工作,也无前途,几乎到了走投无路的绝境。但是,她用执著坚韧的毅力、矢志不移地坚守理想,敢于挑战权贵,勇于保卫弱者,不但捍卫了正义,帮助了他人,也重新认识了自己的价值。

职场启示:有些人并不强大,但是信仰赋予了他们超人的力量。

13.《拜金女郎》

艾娃和坦丝这对姐妹,曾经拥有年轻女郎梦想得到的一切——年轻、美貌、多金,是一家价值数百万美元的化妆品公司的继承人。然而,父亲突然去世,家族公司莫名其妙地卷入一场产品丑闻,公司濒临倒闭,信用卡里无钱可刷。她们过往的绚烂生活顷刻间成了泡影! 父亲白手起家创建起来的化妆品帝国将不复存在。在一个晚宴上,他们的对手曾经对当时还只知道打扮的两个无知女孩说:青春易逝,哪怕一个月也找不回来。只有智慧才是永存的! 失去了一切的时候,她们找回了自己的智慧。

职场启示:青春易逝,哪怕一个月也找不回来。只有智慧才是永存的!

14.《美国空姐》

唐娜是一个平凡的小镇姑娘,小镇的沉闷、闭塞,加上家庭不和,曾令她决心离开这一切。但是,与英俊男友的初恋让她忘了自己的目标,直到有一天,男友另觅新欢。失恋的唐娜绝望地跌入谷底,在酒馆借酒消愁。此时,她看到了电视上正在播放对著名空姐萨莉的访谈。从乡下姑娘变成空姐典范的萨莉在电视里说:"无论你来自何方,无论你是谁,你都能够梦想成真,但是你必须付诸行动,就在现在!"萨莉的话一下子把唐娜唤醒,她清醒地意识到:自己的目标是成为萨莉那样优秀的空姐!在历经各种挫折,甚至被同事偷梁换柱顶替之后,唐娜始终都没有气馁,没有放弃,因为有一个目标始终在支撑着她——"巴黎,头等舱,国际航线,这是通往幸福的捷径。"

职场启示:明确的目标就像一台发电机,足以激发难以想象的能量。

15.《蒙娜丽莎的微笑》

上世纪中叶,美国马塞诸塞州被誉为"没有男子的常青藤"的威斯理女子学院,新来了位名叫凯瑟琳·沃森的艺术史老师,她美丽、成熟、自信,拥有开放的自由思想,立志要把新思想传授给学生们。但在当时,美国封建保守思想仍非常严重。威斯理的教育不是教她们如何获得知识和智慧,而是把学生今后的婚姻定义为教育是否成功的标准。凯瑟琳来到这里后,没有像其他老师那样沿袭该校的传统教学风格,而是大胆地去挑战传统,鼓励学生发掘自己的兴趣,并且支持他们去实践自己的想法。她的做法不仅受到了一些大户人家女儿的挑战,而且受到家长、学校各方的质疑和责难。但是她凭借坚定的信念顽强地坚持了下来,最终赢得了学生们的尊敬和爱戴。

职场启示:只有坚持到底,才能笑到最后。

16.《伊丽莎白镇》

德鲁是一家国际顶尖运动鞋品牌的首席设计师,才华横溢的他是老板的宠臣。然而,他花费了8年的时间废寝忘食地研发的新产品,因致命问题被回收,公司顷刻间将承担近10亿美元的巨额损失!职场的幸运儿顿时跌入万丈深渊。德鲁彻底地绝望了,甚至准备一死了之。恰逢此时,妹妹来电话说,爸爸死了——回老家时突然心脏病发作而死!真是祸不单行,德鲁被突然降临的厄运打懵了。在去机场的路上,妈妈提醒他:你爸爸常说什么来着?德鲁和妈妈、妹妹齐声道:"假如这么做行不通,一定还有别的办法!"在飞机上,德鲁邂逅了乐观、开朗的空姐克莱尔。克莱尔对德鲁说:你想变得伟大吗?那就鼓足勇气去面对失败,让人们看到你还能笑得出来—那才是真正的了不起!

职场启示:这么做行不通,一定有别的办法。

17.《一往无前》

与其说电影《一往无前》是摇滚音乐名人强尼·卡什的传记片,不如说是他与一个女人的爱情篇章——影片不只展现了强尼·卡什从一无所有到成就非凡,展现了他与贫寒的出身抗争、与折磨人的毒瘾抗争的故事,更生动地演绎了那个改变他命运的女人与他之间曲折又感人的爱情。那个影响了强尼·卡什的瘦小、独立、坚强的非凡女人,正是著名的乡村音乐歌手琼·卡特。琼在上世纪五十年代,就能够不理会世俗的偏见,结两次婚,分别为两个丈夫生了孩子,甚至还独自一人坐在挤满了男乐手的车里到处巡演。她的思想和行动都超前于那个时代,可以说,没有她就没有功成名就的强尼·卡什。影片中,琼·卡特用自己的一生告诉人们:女人,你的名字不是弱者。

职场启示:永远记得,你的名字不是"弱者"。

18.《托斯卡纳艳阳下》

女主角法兰西斯·梅耶丝是一位美国大学教授兼作家,因为婚姻失败和灵感枯竭的双重打击,心灰意冷地来到意大利旅行。在阳光明媚的托斯卡纳乡间,满山遍野绽放着向日葵,空气中弥漫着葡萄的香气。梅耶丝心血来潮地买下了托斯卡纳乡下的一幢有着 300 年历史的老宅,而她当时的心境,恰如这栋破败阴霾、满目疮痍的大房子。在整修老宅别墅的过程中,梅耶丝结识了许多淳朴的朋友,体会到了都市里难得一见的乡间生活情趣。日复一日,老宅子整修一新,阶下铺满光滑圆润的鹅卵石,墙角遍布着各种花草,树桩搭建的葡萄架像一个拱门,露天的阳台更可以将周围的美景尽收眼底。梅耶丝爱上了这里的简单生活,心情像托斯卡纳的天气一样,变得明艳晴朗起来。

职场启示:天无绝人之路,世外桃源是存在的。

19.《天使的微笑》

《天使的微笑》是一部充满了正能量的励志片,同时也是首部护理事业(职业)的定制片。该剧生动描述两个年轻的女护士在经历了彼此误解、隔阂、矛盾到消除误解齐心协力共同救治病人过程中使心灵升华、使感情重新融合的曲折过程;生动展现了她们在共同经历一个个惊心动魄的曲折历程和护理事业的酸甜苦辣后逐渐成熟起来的迷人的性格和魅力;真实讲述了两个冰清玉洁纯真可爱的女护士最终冰释前嫌,成为一对生死之交的好姐妹并立志以南丁格尔为榜样,成为人人信赖和尊敬的好护士的心路历程。

《天使的微笑》打破以往众多影视剧的叙事结构模式,分别立足于几个不同性别、不同年龄、不同家庭背景的护士,展现了他们在治病救人过程中那一场场一幕幕惊心动魄的曲折经历,引领观众感悟不同的人生历程中那与众不同的酸甜苦辣,真实再现了每个护士在面对生死考验的瞬间那鲜为人知的抑或扭曲抑或升华的真善美和假恶丑,让每一位观众在欣赏的同时深深感受源自心灵深处的巨大冲击与洗礼。

职场启示:只要努力,每个护士都可以成为微笑的天使。

附录 3　练　习

不定项选择题(下列各题有一个或多个选项,请将你认为正确的选项填写在括号内)。

1. 您认为企业员工职业化对企业的生存与发展是否重要　　　　　　　　(　　)

　A. 非常重要　　　　　　　　　　　　B. 重要

　C. 可有可无　　　　　　　　　　　　D. 没有必要

2. 您认为企业员工职业化素质,取决于什么　　　　　　　　　　　　(　　)

　A. 社会大环境　　　　　　　　　　　B. 企业制度与文化

　C. 企业管理者　　　　　　　　　　　D. 员工自身

3. 您认为提升本公司员工职业化素质的紧迫性如何　　　　　　　　　(　　)

　A. 当务之急　　　　　　　　　　　　B. 尽快考虑

　C. 可有可无　　　　　　　　　　　　D. 将来条件具备再说

4. 您认为如何提升企业员工的职业化素质　　　　　　　　　　　　　(　　)

　A. 倡导职业化氛围　　　　　　　　　B. 培训提高

　C. 制定职业化的制度　　　　　　　　D. 管理者以身作则

5. 您个人对职业化素质的认识　　　　　　　　　　　　　　　　　(　　)

　A. 我是一名职业化的员工　　　　　　B. 职业化是教条主义

　C. 很难判断什么是职业化素质　　　　D. 没有什么认识

6. 您的企业领导对员工的职业化素质要求重视吗　　　　　　　　　　(　　)

　A. 非常重视　　　　　　　　　　　　B. 比较重视

　C. 不重视　　　　　　　　　　　　　D. 从来没有要求

7. 有些外企人士主张“8 小时以外是个人时间,有权自主决定”,您认为这种说法符合职业化原则吗　　　　　　　　　　　　　　　　　　　　　　　　　　(　　)

　A. 当然是　　　　　　　　　　　　　B. 肯定不是

　C. 根据企业具体情况判断　　　　　　D. 不置可否

8. 职业化的员工应该从以下哪种角度作为评价问题的标准　　　　　　(　　)

　A. 领导的角度　　　　　　　　　　　B. 客户的角度

　C. 竞争者的角度　　　　　　　　　　D. 同事的角度

9. 您认为作为企业领导者、中层管理者、员工对职业化的要求如何　　(　　)

　A. 对所有人都同样重要　　　　　　　B. 对领导者不作要求

　C. 对中层和员工很重要　　　　　　　D. 只要求员工职业化

10. 如果企业管理者缺乏职业化意识,对员工的影响会怎样　　　　　(　　)

　A. 当然是上行下效　　　　　　　　　B. 难以推行

　C. 没有共同规则缺乏影响力　　　　　D. 不受影响

11. 您认为哪种培训形式比较适合您　　　　　　　　　　　　　　(　　)

　A. 讲授式　　　　B. 互动研讨式　　　C. 多媒体　　　　D. 情景模拟

12. 您认为哪些人员应该参加职业化培训　　　　　　　　　　　　(　　)

A. 企业领导　　　　B. 中层管理者　　　C. 骨干员工　　　　D. 全部参加

13. 您对企业员工职业化的理解有哪些　　　　　　　　　　　　　　　（　　）

A. 职业化是企业经营管理的价值观之一

B. 是国际化的通用语言与行为准则,是企业员工必须学习与遵守的职场规则

C. 是工作效率与事业价值观的结合

D. 职业化是企业生存与发展的必由之路

14. 对您企业内部的评价　　　　　　　　　　　　　　　　　　　　（　　）

A. 企业领导者缺乏职业化意识

B. 中层管理者职业化素质普遍不高

C. 大多数员工没有职业化的素养

D. 企业大多数管理者和员工都比较职业化

15. 以下对职业化的工作态度描述正确的有　　　　　　　　　　　　（　　）

A. 坚持产品和工作的品质和认真的态度

B. 看起来像您那行的样子

C. 像个做事的样子

D. 做事情力求完美,把事情尽量做到最好的态度

16. 以下对导致员工不够职业化的描述正确的有　　　　　　　　　　（　　）

A. 客户越来越挑剔,努力的速度跟不上他们要求的速度,就容易让他们看起来不够专业化

B. 员工自己觉是否职业化无所谓

C. 公司觉得员工的职业化程度如何无所谓,能干一天就干一天

D. 社会对职业化的教育和要求不到位

17. 对强化职业化而做的培训中,以下哪些做法见效较慢　　　　　　（　　）

A. 分级培训法　　　　　　　　　B. 辅导员法

C. 考核培训法　　　　　　　　　D. 委托学校教育法

18. 影响到职业化的工作形象有要素有　　　　　　　　　　　　　　（　　）

A. 名片　　　　　B. 所穿的衣服　　　C. 走路的样子　　　D. 说话的方式

19. 关于职业活动中的"忠诚"原则的说法,不正确的是　　　　　　　（　　）

A. 无论我们在哪一个行业,从事怎样的工作,忠诚都是有具体规定的

B. 忠诚包括承担风险,包括从业者对其职责本身所拥有的一切责任

C. 忠诚意味着必须服从上级的命令

D. 忠诚是通过圆满完成自己的职责,来体现对最高经营责任人的忠诚

20. 古人所谓的"鞠躬尽瘁,死而后已",就是要求从业者在职业活动中做到（　　）

A. 忠诚　　　　　B. 审慎　　　　　C. 勤勉　　　　　D. 民主

21. 职业化包括三个层面内容,其核心层是　　　　　　　　　　　　（　　）

A. 职业化素养　　　　　　　　　B. 职业化技能

C. 职业化行为规范　　　　　　　D. 职业道德

22. 下列关于职业化的说法中,不正确的是　　　　　　　　　　　　（　　）

A. 职业化也称为"专业化",是一种自律性的工作态度

B. 职业化的核心层是职业化技能

C. 职业化要求从业人员在道德、态度、知识等方面都符合职业规范和标准

D. 职业化中包含积极的职业精神,也是一种管理成果

23. 职业化是职业人在现代职场应具备的基本素质和工作要求,其核心是　　　　(　　)

A. 对职业道德和职业才能的重视　　　　B. 职业化技能的培训

C. 职业化行为规范的遵守　　　　　　　D. 职业道德的培养和内化

24. 按照既定的行为规范开展工作,体现了职业化三层次内容中的　　　　　(　　)

A. 职业化素养　　　　　　　　　　　B. 职业化技能

C. 职业化行为规范　　　　　　　　　D. 职业道德

25. 下列关于职业技能的说法中,正确的是　　　　　　　　　　　　　　　(　　)

A. 掌握一定的职业技能,也就是有了较高的文化知识水平

B. 掌握一定的职业技能,就一定能履行好职业责任

C. 掌握一定的职业技能,有助于从业人员提高就业竞争力

D. 掌握一定的职业技能,就意味着有较高的职业道德素质

26. 下列关于职业技能构成要素之间的关系,正确的说法是　　　　　　　　(　　)

A. 职业知识是关键,职业技术是基础,职业能力是保证

B. 职业知识是保证,职业技术是基础,职业能力是关键

C. 职业知识是基础,职业技术是保证,职业能力是关键

D. 职业知识是基础,职业技术是关键,职业能力是保证

27. 职业技能总是与特定的职业和岗位相联系,是从业人员履行特定职业责任所必备的业务素质。这说明了职业技能的(　　)特点　　　　　　　　　　　　　　　　(　　)

A. 差异性　　　　B. 层次性　　　　C. 专业性　　　　D. 个性化

28. 下列选项中,(　　)项是指从业人员在职业活动中对事物进行善恶判断所引起的情绪体验

　　　　　　　　　　　　　　　　　　　　　　　　　　　　　　　　　　(　　)

A. 职业道德认识　　　　　　　　　　B. 职业道德意志

C. 职业道德情感　　　　　　　　　　D. 职业道德信念

29. 下列选项中,(　　)既是一种职业精神,又是职业活动的灵魂,还是从业人员的安身立命之本　　　　　　　　　　　　　　　　　　　　　　　　　　　　　　　　　(　　)

A. 敬业　　　　B. 节约　　　　　C. 纪律　　　　　D. 公道

30. 下列关于职业选择的说法中,正确的是　　　　　　　　　　　　　　　(　　)

A. 职业选择是个人的私事,与职业道德没有任何关系

B. 倡导职业选择自由与提倡"干一行、爱一行、专一行"相矛盾

C. 倡导职业选择自由意识容易激化社会矛盾

D. 今天工作不努力,明天努力找工作

31. 对于一个企业的员工来说,企业的"高压线"、"禁区"指的是　　　　　　(　　)

A. 职业良知　　　B. 上级命令　　　C. 群众要求　　　D. 职业纪律

32. 职业化也称为"专业化"它包含着的内容有　　　　　　　　　　　　　(　　)

A. 职业化素养　　　　　　　　　　　B. 职业化行为规范

C. 职业化技能　　　　　　　　　　　　　　D. 职业理想

33. 职业化行为规范是职业化在行为标准方面的体现,它包括的内容有　　　　　（　　）

A. 职业思想　　　　B. 职业语言　　　　C. 职业动作　　　　D. 职业理想

34. 职业技能的认证内容包括　　　　　　　　　　　　　　　　　　　　　　　（　　）

A. 职业资质　　　　B. 资格认证　　　　C. 社会认证　　　　D. 单位嘉奖

35. 关于职业化的职业观的要求,下列选项中内容理解正确的有　　　　　　　　（　　）

A. 尊重自己所从事的职业并愿意付出,是现代职业观念的基本价值尺度

B. 树立正确的职业观念,要求从业人员承担责任

C. 即使职业并不让人满意,也要严格按照职业化的要求开展工作

D. 从业者要满足"在其位谋其政"的原则,在工作职责范围内负责到底

36. 下列选项中,关于职业化管理的理解,正确的有　　　　　　　　　　　　（　　）

A. 职业化管理是使从业者在职业道德上符合要求,在文化上符合企业规范

B. 职业化管理包括方法的标准化和规范化

C. 职业化管理是使工作流程和产品质量标准化,工作状态规范化、制度化

D. 自我职业化和职业化管理是实现职业化的两个方面

37. 职业化管理是一种建立在职业道德和职业精神基础上的法治,这个法制化的管理制度包括

　　　　　　　　　　　　　　　　　　　　　　　　　　　　　　　　　　　（　　）

A. 战略管理和决策管理　　　　　　　　　B. 职业文化

C. 科学的生产流程和产品开发流程　　　　D. 评价体系和纠错系统

38. 职业技能包含的要素有　　　　　　　　　　　　　　　　　　　　　　　（　　）

A. 职业知识　　　　B. 职业责任　　　　C. 职业能力　　　　D. 职业技术

39. 对于从业人员来说,说法正确的是　　　　　　　　　　　　　　　　　　（　　）

A. 职业技能是就业的保障　　　　　　　　B. 职业技能高,综合素质就高

C. 职业技能是实现自身价值的重要手段　　D. 职业技能有助于增强竞争力

40. 下列说法中,隐含敬业思想的有　　　　　　　　　　　　　　　　　　　（　　）

A. 鞠躬尽瘁,死而后已　　　　　　　　　B. 戏比天大

C. 业精于勤荒于嬉,行成于思毁于随　　　D. 百事之成也,必在敬之;其败也,必在慢之

参 考 文 献

一、书 籍

[1] 王前新,卢红学.高等职业教育学.汕头:汕头大学出版社,2004.

[2] 李宏飞.职业化——21世纪核心竞争力.北京:新华出版社,2008.

[3] 贾启艾.护理文化.北京:人民卫生出版社,2005.

[4] (日)大前研一.专业主义.北京:中信出版社,2004.

[5] 刘春生,等.职业教育学.北京:教育科学出版社,2002.

[6] 靳博翔.职业化——纵横职场第一准则.北京:金城出版社,2008.

[7] 饶征,彭青峰.任职资格与职业化.北京:中国人民大学出版社,2004.

[8] 余世维.职业化团队.北京:机械工业出版社,2007.

[9] 宋振杰.第一步:新员工职业化六大关键.北京:北京大学出版社,2008.

[10] 唐渊.职业化员工.北京:中华工商联合出版社,2008.

[11] 沈雁英.医院院长职业化.北京:人民卫生出版社,2008.

[12] 姜荀.职场人士生存与发展的必备素养.北京:经济管理出版社,2009.

[13] 贾启艾.人际沟通(第3版).南京:东南大学出版社,2012.

[14] 郭航远.医生职业化培养.杭州:浙江科学技术出版社,2012.

[15] 张英.医生的影响力:医生如何扮演好自己的职业化角色.广州:广东人民出版社,2010.

二、杂志文献

[1] 刘涛,等.34篇关于我国护生职业态度研究现状的文献回顾及展望.护理学,2009,12(23)(综合版).

[2] 齐晓娟.从人文角度看护士职业化养成的一点思考.中国中医药现代远程教育,2010,8(20).

[3] 杨永娟.高等职业教育职业化人才培养方案设计.职业技术教育,2007(13).

[4] 王宇苓.高职院校师资队伍的职业化建设.职业技术教育,2001(26).

[5] 张翔云.高职院校学生职业化素质培养体系构建.职教论坛,2010(1).

[6] 崔丽.关于职业化建设的思考.中国计划生育杂志,2006(8).

[7] 魏万宏.国内外医院管理队伍职业化比较与分析.中国卫生事业管理,2011(2).

[8] 江历明.国内外职业化研究现状综述.漳州师范学院学报(哲学社会科学版),2011(4).

[9] 张春梅.国外护士职业认同研究评述与启示.中国医院管理,2011.

[10] 贾祥瑞.护理本科生职业素养的现状与培养.中国卫生产业,2012(4).

[11] 孟莛. 护理管理培训点燃护理职业化引擎. 中国卫生人才,2011(3).

[12] 杨爱华. 护理技能项目教学职业化改造方法与成效. 齐鲁护理杂志,2011(15).

[13] 闯艳. 护理人员职业化素养教育与管理. 中国实用神经疾病杂志,2010,13(4).

[14] 秦志华. 护理专业机能实验职业化教学改革的研究. 中国高等医学教育,2012(4).

[15] 郝玉梅. 护理专业学生职业化训练的研究. 现代护理,2006,12(21).

[16] 赵光红. 护士职业态度现状分析及对策. 护理学杂志,2008,23(1).

[17] 梁莹. 将职业化素质教育纳入高校学生综合素质教育体系的思考. 中外企业家,2011(22).

[18] 杨海英. 论医院管理队伍的职业化建设. 中外医疗,2010,05.

[19] 王明旭. 论职业化卫生管理队伍的含义及基本要求. 卫生软科学,2001,15(2):33-34.

[20] Jordan J. Cohenl. 美国医学教育中的职业化问题:从证据到责任. 魏芬编,译. 复旦教育21论坛,2007,5(1).

[21] 姚聪. 培养护士职业素质若干途径比较. 卫生职业教育,2009(19).

[22] 李丽芳. 社会职场视角下大学生职业化素质培养的思考. 湖南中学物理·教育前沿,2008(11).

[23] 庞旭东. 试论职业教育教师的职业化. 新校园(上旬刊),2010(8).

[24] 孟莛. 探寻护理管理职业化. 中国卫生人才,2011(3).

[25] 李鲁. 卫生管理干部的现状与职业化培养途径研究概述. 中华医院管理杂志,2004,20(9).

[26] 董四平. 卫生管理职业化研究进展. 卫生软科学,2007,21(1).

[27] 史济纯. 医学生医德教育与职业化素质. 中国医学伦理学,2010,23(6).

[28] 范艳存. 医药卫生管理队伍职业化:概念、内容与特殊性. 医学与社会,2011(2).

[29] 郭俊艳. 中日两国护士职业态度的小样本比较研究. 中国护理管理,2008,8(3).

后　记

　　从 1986 年 7 月到江苏省淮阴卫生学校担任护理专业相关的文化基础教学，这一机遇，让我能够聆听诸多护理大师的教诲，让我真切地感受护理职业，让我与一批批准护士们共同成长。其间，我对护理的理解，对护士的认识，是在因为亲人们的健康原因直面护士以后，才有刻骨铭心的认识的。虽然之前也曾从护士语言、护士观察、护士思维、护士传播、护士文化等不同侧面有过较系统和较独到的阐述，但是，现在看来，总感觉"隔靴"挠痒。只有经过在医院与护士相处的亲身经历，才大彻大悟什么叫"临床"护理。

　　源于此，于 5 年前萌生写作与护士职业相关的著作的冲动，在国内护理高端论坛上，有幸交流这方面的观点，得到了与会专家与学者的首肯。特别是 2010 年 8 月在《护理研究》杂志编委会太原会议上，我的 10 分钟专题发言，与会者的热烈反响更坚定了我写作的信心。数十年耳濡目染护理前辈的为人楷模与学术风范，促使我必须加快速度写作，全面展现作为代表护士的职业风貌和传承护士职业精神的作品。这一论域只能用护士职业化来概括。

　　研究发现，在国内医疗卫生系统中，有提及"医院院长职业化"的相关学术论文和部分论著；近年也出版了"医生职业化"的相关论著。对护理教育的执著热爱，对护理人文研究的痴迷不悟，对护士群体的一见钟情和近 30 年的相处，这一切的一切，迫使我必须完成历史赋予我的这一神圣而光荣的使命。在 5 年间，我动摇过，也有写不下去的感觉。一方面，国内没有与护士职业化相关的学科框架与理论模型可循，可以参照的学术文献也不多见。最主要的是自身的护理学术功底和护理人文修养捉襟见肘，之所以能够封笔，完全是对护士的热爱和对护理人文研究的执著使然。

　　现在《护士职业化》呈现在你面前，如果能为你的职业释疑解惑，如果能为你的职业生涯提供成功之道，如果能为你的职业幸福盛上一碗心灵鸡汤，那也就足矣。

贾启艾

2013 年 12 月